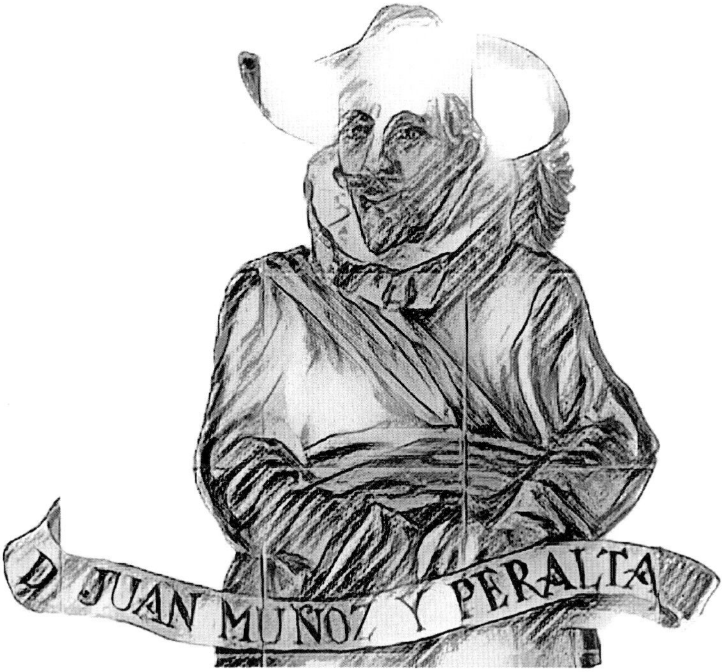

UN MÉDICO ARAHALENSE EN LA CORTE DE FELIPE V

Francisco Morillas Caro

José Antonio Martínez Rodríguez

ISBN: 978-84-124523-3-4

Depósito Legal: SE 155-2022

AUTOR: Francisco Morillas Caro y José Antonio Martínez Rodríguez

De esta edición: Ediciones Pangea, 2022
41720 Los Palacios y Villafranca (Sevilla)
www.edicionespangea.com

Diseño y Maquetación: Manuel Jesús García Amador

www.unpaseoporarahal.com

PRÓLOGO.

Juan Muñoz y Peralta arahalense de cuna y uno de los más destacados hijos de la historia de nuestro pueblo. Hombre culto, preparado e innovador que se codeó no sólo con la realeza y la corte españolas, ya que fue médico de cámara del rey Felipe V, sino también con sus homónimos franceses, en la corte de Luis XIV, el *Rey Sol*, donde ejerció también el noble arte de la Medicina. Un personaje que durante muchos años ha permanecido semioculto entre las brumas de la Historia para los arahalenses. Gracias a este libro conoceremos al médico, al científico, al cortesano, al rebelde, al innovador y al hombre, porque en él se conjugan muchos *Juanes*. Conforme las páginas vayan siendo hojeadas por los lectores éstos se irán introduciendo en el personaje y en su época, porque ante todo, fue un hombre de su época y, al mismo tiempo un adelantado a la misma. No podemos extraerlo de su entorno temporal ya que los seres humanos no somos hechos puntuales sino que somos el resultado de todo un proceso, en el cual han intervenido múltiples factores: culturales, sociales, históricos, psicológicos, económicos, religiosos...

Lo que han pretendido los autores con la realización de este libro no es otra cosa que rescatarlo para nuestra historia, para la Historia de Arahal, aunque ya la Casa de la Cultura lleva su nombre, es preciso que nuestros paisanos hagan suyo al personaje, lo conozcan y lo sientan como propio. Arahal ha dado a lo largo de la Historia famosos a nivel deportivo e intelectual; la continuidad de sus memorias en el tiempo es fundamental para que los hechos, vida y obras de los mismos no sean fagocitados por el tiempo y el olvido, ellos y ellas son nuestros principales activos; como es el caso de Juan Muñoz y Peralta, dieron y dan brillo y esplendor a Arahal, con su vida y hechos se engrandecieron a sí mismos y al lugar en el que nacieron.

Fue este hijo de Arahal, el que fundara y fuera su primer presidente, la Regia Sociedad de Medicina y Demás Ciencias de Sevilla, considerada como la hoy, si hacemos caso a la placa que está instalada en el que fue su domicilio en la calle San Isidoro de Sevilla, la más antigua Academia de Medicina del mundo.

Conociendo la vida de nuestro protagonista nos daremos cuenta de la dimensión del personaje y de su importancia, cuya existencia corrió a caballo entre los siglos XVII y XVIII, época convulsa a nivel político, religioso, económico y social tanto en España como en el resto de Europa.

Es una obra en la que se conjugan Historia, Medicina y sentimientos, el hombre, el científico y el ser humano. En fin, un trabajo metódico para el conocimiento profundo de uno de nuestros más célebres paisanos, él se lo merece y Arahal se lo debía; esta afrenta histórica se repara hoy.

Nada está escrito,
la rebeldía, motor del mundo.
Las dudas, locomotora de las Ciencias
y del avance de la Humanidad.

¡Juan! tú fuiste pionero,
humanista, la Medicina
pusiste al servicio del hombre
y tus dudas en base del progreso médico se convirtieron.

Francisco Morillas Caro
José Antonio Martínez Rodríguez

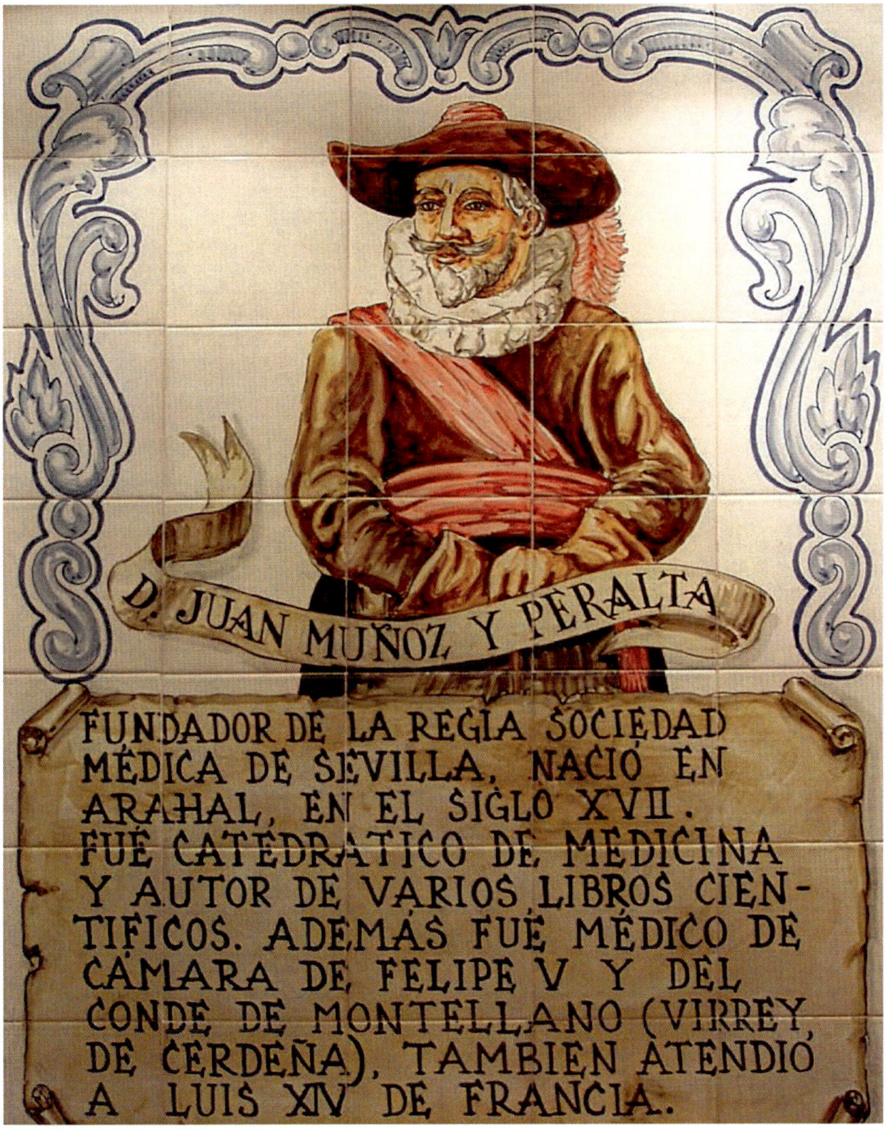

Retablo de cerámica sito en la Casa de la Cultura de Arahal, en recuerdo a Juan Muñoz y Peralta, nacido en Arahal el día 3 de febrero de 1668. Existe controversia en la fecha de nacimiento situada hasta ahora entre los años 1655 y 1678, sin embargo, la Doctora Carolin Schmitz del European University Institute (EUI) de Florencia, ha aportado la fecha del 3 de febrero de 1668, la misma consta en documentos que se hallan en el Archivo Histórico Nacional de Madrid relativos al proceso inquisitorial contra Muñoz y Peralta. Datos recogidos de la ponencia que esta Doctora presentó en la Fundación Ramón Areces el 28/11/2017: "La Regia Sociedad de Medicina y otras Ciencias de Sevilla a la República de las Letras, Juan Muñoz y Peralta 1668-1746". Falleció en Madrid el 13 de septiembre de 1746.

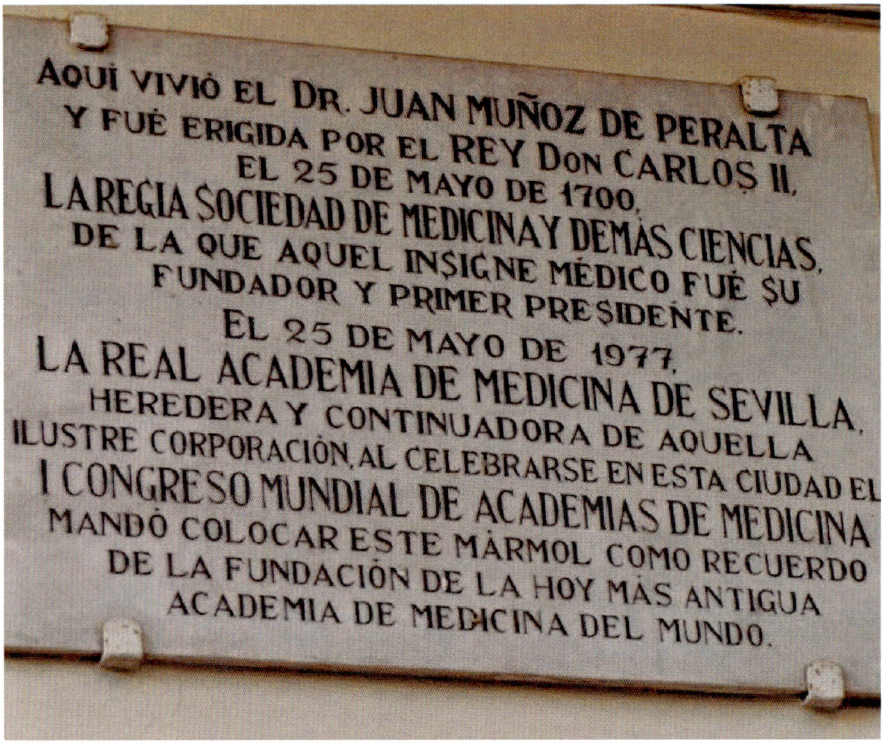

Placa conmemorativa dedicada a Juan Muñoz y Peralta, situada en la fachada del actual número 19 de la calle de San Isidoro de Sevilla, el que fue domicilio de nuestro paisano en la capital hispalense. En ella se puede leer que la Regia Sociedad de Medicina y demás Ciencias es la hoy más antigua Academia de Medicina del mundo.

Arahal, albo punto
rodeado por un océano de olivos resplandecientes.
Maravilloso cielo azul radiante de sol.
El blanco nuclear de tus paredes irradia historia.

Tus hijos de ayer y de hoy
te tuvieron siempre en su pensamiento
aunque estuvieran lejos de ti.

Los arahalenses de hoy
siempre se acordarán de los de ayer,
es una deuda histórica.

Arahal, cuna de héroes,
de héroes de lo cotidiano y de lo laborioso
pero también de próceres y artistas.

Francisco Morillas Caro

NOTA: existen en este libro palabras, textos y cartas que pertenecen al castellano del siglo XVIII y anteriores, por tanto, en los mismos no se siguen las reglas ortográficas actuales (tildes, palabras, etc.).

DEDICATORIA.

Este libro está dedicado a la memoria de Alfonso Arahal Caro, un buen hombre. Sobradamente conocido por todos los arahalenses y recientemente fallecido.

La humildad y la sencillez eran tus principales tesoros, a través de ellas has sido grande. Porque para ser grande primero hay que hacerse pequeño.
Has sido un ejemplo a seguir por tus hijos, Alfonso y Reyes, para tu esposa Rocío, para tus hermanas y para nuestra familia, en general. A todos ellos los has honrado.
Alfonso, mientras viva tendré en mi corazón un rinconcito para recordarte.
¡¡¡Primo, hasta siempre!!!

Francisco Morillas Caro.

AGRADECIMIENTOS.

A Manuel Jesús García Amador
que ha maquetado este libro
de forma totalmente altruista.

A José Carlos Mena Sánchez,
que ha colaborado con los autores
también de forma desinteresada.

ÍNDICE.

CAPÍTULO 1.
Introducción. Sociedad, política, economía, religión y cultura en la época de Juan Muñoz y Peralta.

1.1.-La sociedad española a caballo entre los siglos XVII y XVIII.

Para los autores de esta obra, todos ellos amantes de la Historia, sería imperdonable no comenzar la misma sin realizar una introducción, relativa a la sociedad en la que vivió nuestro personaje, Juan Muñoz y Peralta (1668-1746). Seguidamente estudiaremos aspectos sociales, políticos, religiosos, económicos, culturales... los mismos nos irán dando una idea de la España y de la Europa de esta época. En Historia los personajes no se pueden desligar de la franja temporal en la que vivieron, ya que en muchos aspectos son un producto de la misma.

Como bien queda reflejado en el gráfico plasmado en la página siguiente, la sociedad del Antiguo Régimen en la España de entre mediados del siglo XVII y mediados del XVIII, era una sociedad estamental, la dividida en privilegiados y no privilegiados (él pertenecía a los privilegiados); en este tipo de estructura el lugar que cada uno ocupaba en la escala social lo determinaba la cuna en la cual se nacía. En la cúspide de este entramado estaba la Corona, el Rey, luego venía la nobleza (alta y baja), debajo de ella se encontraba el clero (alto y bajo) y en último lugar nos encontramos con el estamento de los no privilegiados, constituido por el llamado Pueblo Llano o Tercer Estado, integrado por la burguesía y los campesinos.

Paradójicamente, el estamento más numeroso, el de los no privilegiados era el que mantenía con su esfuerzo y sus impuestos a los estamentos superiores con lo cual, la desigualdad social era palpable y evidente.

La sociedad estamental comenzaría a fenecer en Europa con el estallido de la Revolución Francesa en 1789, gracias a la cual, gradualmente se fue sustituyendo en el continente este tipo de sociedad por la sociedad de clases en la que la burguesía sería el estamento preponderante; debido a la desaparición progresiva del Antiguo Régimen.

Si bien el pueblo llano mejoró en la forma, en el fondo casi todo siguió igual para ellos, se sustituyeron unos señores por otros. Los cambios se produjeron muy lentamente, en España, por ejemplo, el Antiguo Régimen comenzó a morir cuando expiró Fernando VII, en 1833; más de cincuenta años después del estallido de la Revolución Francesa. ¡Paradójico! ¿Verdad?, vemos como el tradicional atraso español con respecto al resto de la Europa Occidental no viene del siglo XX, venía de mucho más atrás. *La Historia es fascinante, el presente no es más que el reflejo del pasado.*

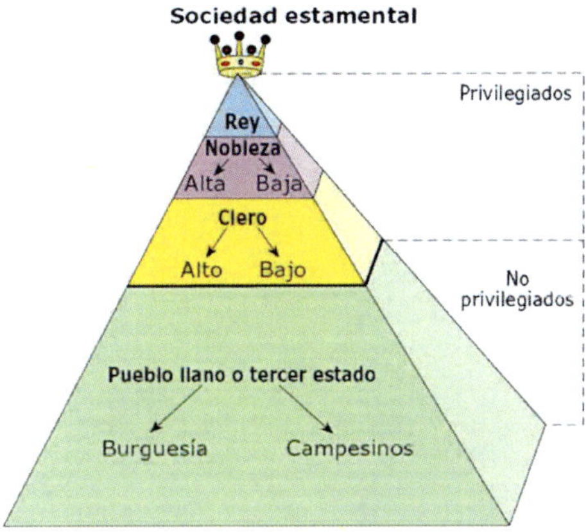

Pirámide social del Antiguo Régimen.

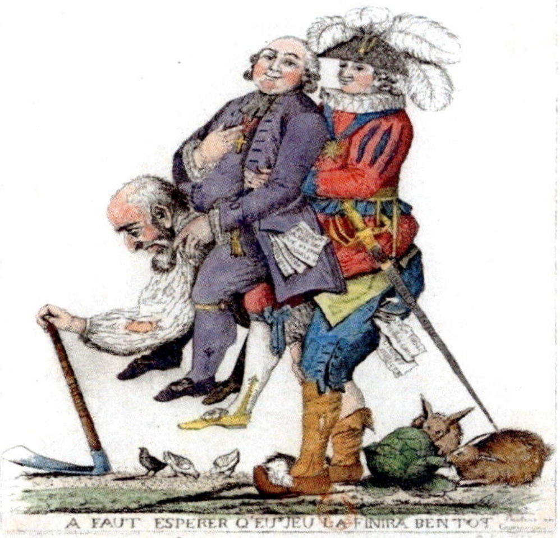

Caricatura que representa al pueblo llano sosteniendo con su esfuerzo, impuestos y duro trabajo al clero y a la nobleza. Es la alegoría del Antiguo Régimen.

Ya en el siglo XVIII los más confesos reformistas estaban convencidos de que uno de los obstáculos principales para conseguir el crecimiento económico que debía proporcionar felicidad a los súbditos, procedía de la mentalidad conformista y de las actitudes poco renovadoras de la mayoría de la sociedad hispana. Eran los estorbos sociales que tantas veces denunciara el lúcido Jovellanos.

La estructura social dificultaba más que facilitaba el fomento económico del país. Desde luego, es evidente que para las autoridades del absolutismo ilustrado el objetivo no era subvertir el orden estamental y corporativo vigente desde hacía siglos, sino limar las aristas e inconvenientes que en el mismo había creado el paso del tiempo. Lo que debía evitarse era la existencia de una desigualdad social extrema que impidiera el crecimiento económico y pudiera suponer, en determinadas condiciones, un peligro para el mantenimiento del orden social establecido.

De lo que se trataba era de aminorar las diferencias sociales y de provocar una fecunda colaboración entre los distintos grupos sociales bajo la eficaz batuta política de una nobleza renovada, la dirección moral de un clero regenerado, la existencia de una laboriosa mesocracia (rural y urbana) capaz de tamizar los enfrentamientos de clase y, finalmente, una incuestionada fidelidad a los designios de la Corona. La mejora del tejido social era, pues, el perfeccionamiento de los hábitos de cada una de las partes que lo componían.

Las autoridades reformistas, procedentes en su mayoría de los estratos medios de la nobleza, apostaron por una sociedad en la que una minoría de notables ilustrados gobernase a una mayoría de acomodados ciudadanos medios. Un Gobierno que serviría para conseguir la felicidad de todos en nombre del bien común y para mayor gloria de la Monarquía. Con este alto ideal, una tríada de objetivos concretos estuvo siempre presente en los planes gubernamentales de política social: clases privilegiadas minoritarias, pero bien preparadas para ser socialmente dirigentes, clases medias abundantes y laboriosas para aumentar la renta nacional y, finalmente, guerra declarada contra la marginalidad social.

En definitiva, la mayoría de los reformistas aspiraron a crear una sociedad estamental progresiva que pudiera reunir en su seno los viejos ropajes jurídicos del estamentalismo con las objetivas realidades económicas de clase que iban avanzando inexorablemente a medida que el siglo consumía su cronología.

No estamos refiriéndonos, desde luego, a una sociedad de clases capitalista sino a una sociedad de clases feudal, es decir, en la cual el reparto desigual del excedente globalmente producido tenía bases políticas y jurídicas particulares y diferentes a las que se instaurarían más tarde en el capitalismo. El *Setecientos* fue precisamente el tiempo histórico en que empezó a sustanciarse la transición de una forma a otra. Una época en que las teorías funcionales de los tres órdenes, elaboradas en plena Edad Media para enmascarar las realidades de clase, fueron quedando cada vez más en evidencia como meras producciones ideológicas fabricadas con la pretensión de justificar y disimular las diferencias sociales[1].

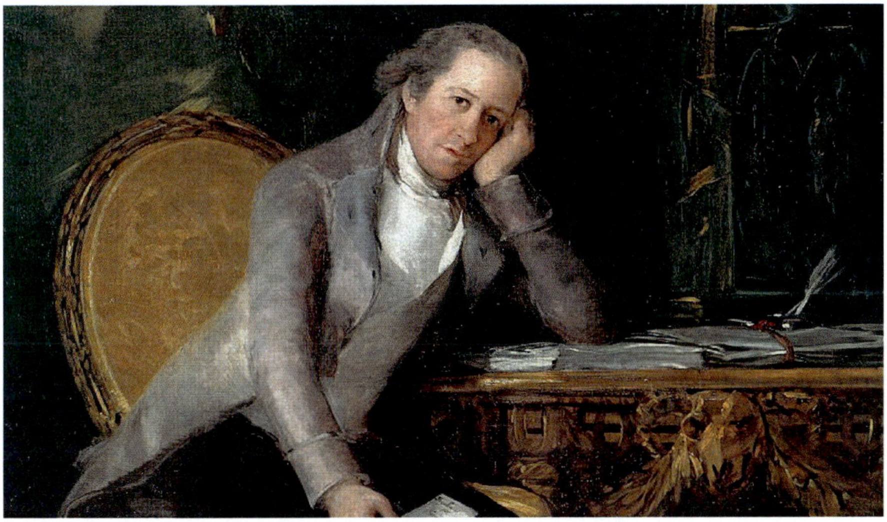

O sea, que lo se pretendía era maquillar a la sociedad, es decir, no cambiarla en el fondo sino en la forma (dentro de esta concepción podemos encuadrar la figura de Juan Muñoz y Peralta, un renovador); la Revolución Francesa de 1789 produjo la ruptura de este ideal de cambio continuista.

[1] Contenido de las páginas 16 a la 19 extraído de la Sociedad española del siglo XVIII. Arte Historia.

1.2.-El reinado de Carlos II (1661-1700), rey de España desde 1665 a 1700.

Cuando nació Juan Muñoz y Peralta en 1668, la que otrora fuera potencia mundial dominadora de los mares y en cuyos territorios jamás se ponía el sol, sufría una crisis profunda, una devastación en toda regla provocada por una nefasta burocracia y una falta de solidez de los monarcas. A Carlos I (1500-1558) y a su hijo Felipe II (1527-1598), verdaderos constructores del imperio español, carismáticos, comprometidos y dispuestos a dejarse la piel en la empresa, les sucedieron Felipe III (1578-1621) y Felipe IV (1605-1665), más pusilánimes abstraídos de las cuestiones de estado y que confiaron en validos a la hora de tomar decisiones.

Agonizaba el imperio cuando Juan Muñoz vino al mundo. Felipe IV ostentaba el poder de manera desdeñosa, sin saber afrontar la crisis, firmando acuerdos de paz vergonzantes, cediendo ante Francia territorios antaño pertenecientes a la corona hispánica y mostrando una vulnerabilidad flagrante. Todo eso hizo que Europa pusiera sus ojos en España, con la intención aviesa de desmembrar el imperio y poder coger tajada.

En los primeros diez años de vida de Juan, España entró en guerra con Portugal, en 1657 en un intento de recuperarla para la corona, una vez perdida tras la rebelión de Juan IV (1604-1656). Con las Paz de los Pirineos, en 1659, se cede a Francia el Rosellón, Vallespir y parte de la Cerdeña, Foix, Artois y otras plazas europeas. La economía estaba maltrecha, la flota se había abandonado y los tercios españoles, que habían sido temidos por todos los lugares, eran vencidos sin piedad. El imperio se desmoronaba y nuestro protagonista, a lo largo de su vida sería testigo de hechos cruciales para el futuro y que, aún hoy, marcan el devenir de esta noble nación.

Cuando Felipe IV fallece, triste, melancólico y abatido por la muerte de su hijo Baltazar Carlos (nacido en 1629), en 1646, tiene la esperanza de que su hijo Carlos, fruto de su matrimonio con su sobrina Mariana de Austria (1634-1696), revertiría la situación pero, nada más lejos de la realidad pues se mostrará incompetente, débil y siempre estará a la sombra de su madre, todo eso movido por el padecimiento del síndrome de Klinefelter[2].

De todos es sabido los problemas que puede causar la endogamia, es decir el matrimonio entre personas que tienen un ascendente común. Los Austrias eran afines a estos matrimonios y era común un enlace entre primos, tíos y sobrinas o, incluso entre hermanos. Tales uniones dieron paso a graves problemas genéticos, con unos niveles de endogamia cada vez más altos, de ahí los trastornos que Carlos II (1661-1700) sufría, siendo portador de numerosos genes recesivos y alteraciones genéticas, entre ellas el mencionado síndrome Klinefelter, que se caracteriza por un grupo de trastornos que afectan, sobre todo a los varones, que nacen con un cromosoma X adicional. De ahí las malformaciones y demás deficiencias que lo llevaron a que se le apodara "El Hechizado"[3].

Carlos II nació el 6 de noviembre de 1661 y cuando fallece su padre, en septiembre de 1665, apenas tiene 4 años de vida[4], con lo que tiene que ejercer la regencia su madre hasta 1675, quien confío el gobierno en diferentes validos. De constitución enfermiza, débil y de poca capacidad mental, padecía raquitismo debido a la carencia de vitamina D, puesto que no salía al exterior por temor a contraer un leve catarro que lo empeorara. Padeció epilepsia tanto en su infancia como al final de su corta vida, incluso tuvo episodios de cólera desproporcionados[5].

El rey, debido a su enfermedad y afecciones, era una persona influenciable y maleable que gobernó a través otras personas. El embajador del Papa en Madrid dijo de Carlos II cuando éste contaba

---

[2] El síndrome de Klinefelter es una afección genética bastante frecuente que sólo afecta a las personas de género masculino.

[3] TARRÉS, Antonio Simón / CONTRERAS, Jaime y GARCÍA CÁRCEL, Ricardo, "Historia de España. La España del Siglo XVII", en Los Austrias Menores, Política y Cultura en la Edad Moderna, Editorial ESPASA CALPE S.A, Madrid, 1999, pág. 65. Carlos II, nacido el 6 de noviembre de 1661, era fruto de la unión entre Felipe IV y su sobrina, Mariana de Austria. La endogamia de la dinastía de habsburguesa pasaba factura con un rey niño que dio signos, desde su más tierna infancia, de una débil salud física y mental.

[4] TERRERO, José, "Historia de España", Biblioteca Hispania. Editorial Ramón Sopena, S.A, Barcelona, 1983, pág. 293. Carlos II tenía cuatro años cuando heredó la corona, encargándose de la tutela y gobernación, según disposición testamentaria de Felipe IV, su madre Mariana de Austria, asistida de una Junta de Gobierno para evitar que surgiera un valido.

[5] Personajes de la Historia de España, ESPASA CALPE, S.A, Volumen 3, año 1999, pág. 355.

con veinte años: *"Su cuerpo es tan débil como su mente. De vez en cuando da señales de inteligencia, de memoria y de cierta vivacidad, pero no ahora; por lo común tiene un aspecto lento e indiferente, torpe e indolente, pareciendo estupefacto. Se puede hacer con él lo que se desee, pues carece de voluntad propia"*.

Como hemos comentado Carlos II gobernó mediante validos que hicieron y deshicieron a su antojo. Su madre, Mariana de Austria, al principio le confíó el gobierno al jesuita alemán Nithard, que lo ejerció hasta 1669, y posteriormente a Fernando de Valenzuela. De 1677 a 1679 gobernó Juan José de Austria (1629-1679) hijo ilegítimo de Felipe IV, enemigo de la reina madre y, posteriormente, el duque de Medinaceli y el conde de Oropesa, que lo hicieron hasta 1685. Como se puede apreciar Carlos II no tenía las condiciones óptimas para ser rey, no podía gobernar y todo se lo daban hecho. La máxima prioridad era que contrajera matrimonio para intentar engendrar un heredero. Se temía por la vida del monarca y lo mejor era buscar perpetuar la dinastía.

Cuando contaba con dieciocho años, se casó con María Luisa de Orleans (1662-1689), hija del Duque Felipe de Orleans (1640-1701), hermano de Luis XIV (1638-1715) y de Enriqueta Ana de Inglaterra (1644-1670). Desde el principio, y con el empeño de María Luisa, intentaron engendrar un sucesor, pero fue imposible. Incluso la reina realizó peregrinaciones y veneró reliquias santas con el objetivo de quedar embarazada. Todo fue inútil y María Luisa falleció sin descendencia en 1689.

Dada la delicada situación que tenía el reino, sin que el propio rey diera descendencia, sus consejeros, pocos días después del sepelio de María Luisa, instaron con urgencia a Carlos II para que tomara nueva esposa. La elegida en esta ocasión fue Mariana de Neoburgo (1667-1740), hija del elector Felipe Guillermo del Palatinado, duque de Neoburgo. De igual forma, el nuevo matrimonio no logró engendrar descendencia y la nueva reina se dedicó a intrigar sobre la sucesión de su marido. Todo aquello supuso un enorme problema sucesorio, que tendría como consecuencia el final de los Austrias.

Carlos II heredó de su padre un reino desastroso movido por la horrible situación económica, así como por la crisis política y social que imperaba por aquel entonces. Todo eso, unido a la ineficacia e incapacidad de los gobernantes, acrecentaron la crítica situación de España. Especialmente grave fue el caso de Castilla donde se dieron una serie de devaluaciones monetarias, las cuales llegaron a causar la deflación de la moneda de vellón en 1680, así como la posterior caída de la actividad económica. Todo estaba en su contra.

Los validos encargados del gobierno y que ejercían como reyes, no contribuyeron con sus actos a mejorar la situación descrita, y sólo el conde de Oropesa (1635-1707) realizó una política firme de reducción de impuestos y contención del gasto público. Y aunque la crisis económica fue endémica en España, Aragón y la zona del mediterráneo experimentaron un movimiento de recuperación, debido a la descentralización de los territorios de la Corona de Aragón, con un programa neoforalista y el desarrollo de estructuras económicas, aprovechando su situación y recursos naturales.

Durante el reinado de Carlos II tuvieron lugar dos guerras contra Francia. En 1684 se firmó en Ratisbona una tregua de veinte años con Francia que, sin embargo, fue rota en 1690 al concluirse una alianza entre España, Inglaterra, los Países Bajos y el Sacro Imperio Romano Germánico, lo que daría lugar a un tercer enfrentamiento que duraría hasta 1697. Las tropas francesas llegaron a ocupar una serie de plazas catalanas e, incluso, se apoderaron de Barcelona en 1697. En esta guerra España luchó en el bando de la Liga de Augsburgo, junto al Sacro Imperio, Austria, Suecia y el Papado. La guerra finalizó con una derrota seria para Luis XIV y se concretó en la Paz de Ryswick, cediendo Francia plazas en Cataluña, Flandes y Luxemburgo.

Los últimos años de Carlos II estuvieron marcados por su locura, fruto de las intrigas palaciegas y las presiones políticas, y por el problema sucesorio, ya que no había hijos que heredaran la corona del reino, antaño más poderoso y extenso de la tierra. Y ante este panorama, creció una pugna por hacerse con el trono de España. En un primer momento el candidato elegido fue José Fernando Maximiliano, hijo del elector de Baviera, pero al fallecer éste en 1699, volvió a presentarse el problema. Ahora se estaba entre dos candidatos: uno era el archiduque Carlos, hijo del emperador Leopoldo y biznieto de Felipe III, y el otro era Felipe de Anjou, nieto de Luis XIV y biznieto de Felipe IV. Esta disyuntiva provocó una enorme disputa por el trono español en la que participaron las principales potencias europeas.

Ante aquella contienda, la propia corte se dividió en dos bandos: por un lado, la misma reina apoyaba al candidato austriaco y, por otro Carlos quien pensaba que sólo el apoyo de Francia le daría la seguridad de que su reino conservara todos sus territorios. Estos detalles hicieron que Carlos II se decidiera por Felipe, incluso, sin ceder a presiones, mantuvo su elección hasta el final, cuando lo nombró sucesor en su testamento, el 2 de octubre de 1700, justo un mes antes de morir[6].

Con un reino a punto de entrar en una terrible guerra por la sucesión al trono y con una crisis económica absoluta que azotaba a sus súbditos, Carlos II fallecía en Madrid a la edad de 40 años, siendo el último rey de la dinastía de los Austrias, que se inició con Felipe el *Hermoso*, esposo de *Juana la Loca*, hija de los Reyes Católicos.

Tras la Guerra de Sucesión, accedería al trono español Felipe de Anjou, nieto de Luis XIV, con lo que comenzaba una nueva dinastía: la de los Borbones. Con este nuevo rey, nuestro protagonista alcanzará sus mayores hitos y logros. De todo ello hablaremos en apartados posteriores.

---

[6] FERNÁNDEZ DÍAZ, Roberto, "Historia de España". La España de la Ilustración. Los Borbones y el Siglo XVII, Vol. 7, pág. 11. El día de Todos los Santos de 1700 moría Carlos II. Su falta de descendencia iba a facilitar que la Corona de España recayese en la dinastía de los Borbones a través de Felipe de Anjou, nieto del monarca francés Luis XIV.

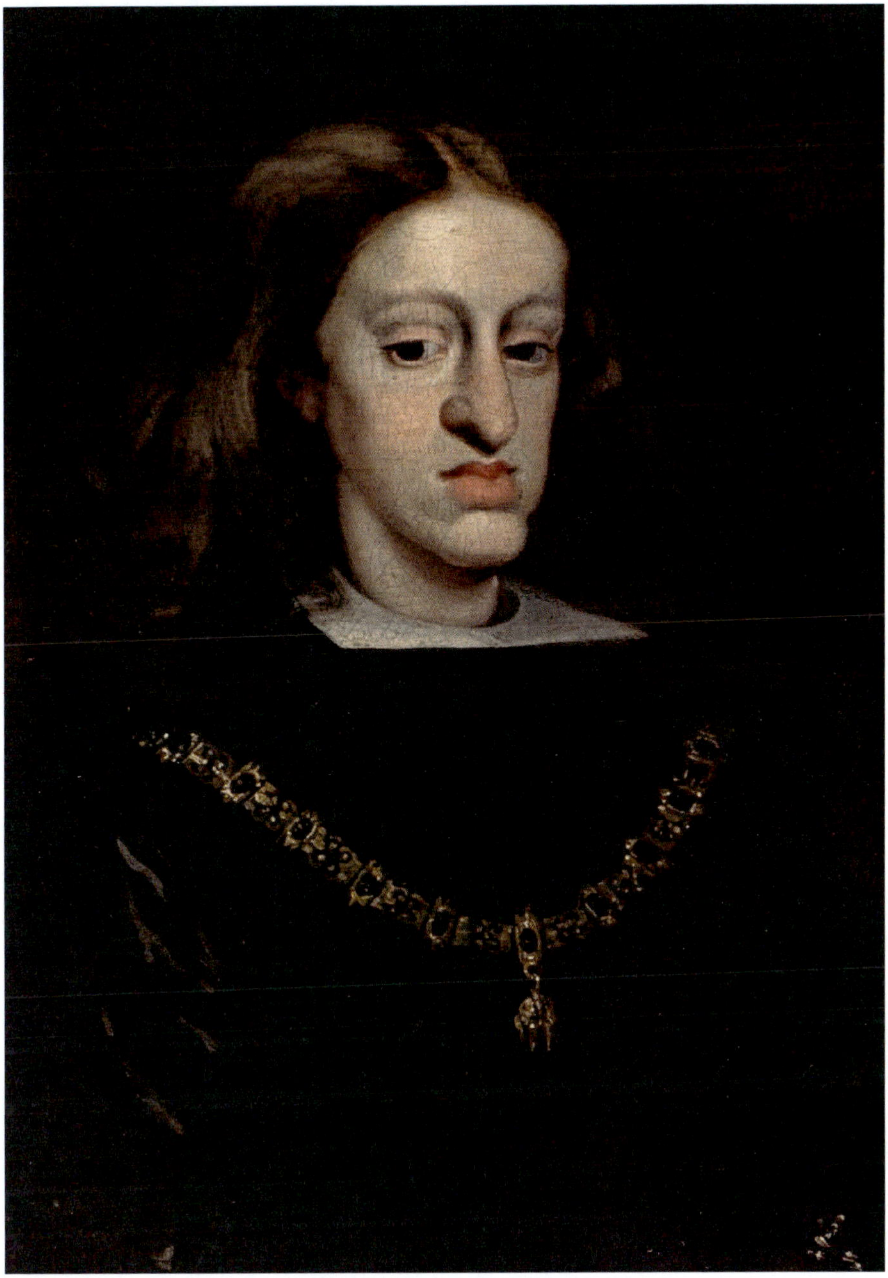

Carlos II el *Hechizado*.

1.3.-El Reinado de Felipe V. Cambios y nuevos aires para España.

Felipe V[7] de España nació en Versalles (Francia), el 19 de diciembre de 1683; llamado con el seudónimo de *"El Animoso*[8]*"*, reinó en España desde el 16 de noviembre de 1700 hasta su fallecimiento en Madrid el 9 de julio de 1746. Felipe V, duque de Anjou, hijo segundo del delfín de Francia y nieto de Luís XIV y de María Teresa, hermana mayor de Carlos II, heredó la corona española a los 17 años, en virtud del último testamento del monarca hispano, llegando el 18 de febrero de 1701 a Madrid. Se instaló en el Palacio del Buen Retiro y tomó el nombre de Felipe V.

Este reinado tuvo una breve interrupción debido a que abdicó en su hijo Luís I, desde el 16 de enero hasta el 5 de septiembre de 1724 pero aquella abdicación fue fugaz, debido a que su primogénito falleció prematuramente el 31 de agosto 1724[9], así que tuvo que coger de nuevo las riendas del reino.

Carlos II (último Rey de la Casa de Austria o Habsburgo en España)[10] fallece sin descendencia, a pesar de sus dos matrimonios[11], nombró, en su testamento, a Felipe V como sucesor de la corona española, estrenándose la dinastía borbónica en el trono hispánico. La única condición que se le impuso al soberano francés es que nunca jamás podría unirse a ninguna dinastía francesa.

---

[7] FERNÁNDEZ DÍAZ, Roberto, "Historia de España". La España de la Ilustración. Los Borbones y el Siglo XVII, Vol. 7, pág. 11. El día de Todos los Santos de 1700 moría Carlos II. Su falta de descendencia iba a facilitar que la Corona de España recayese en la dinastía de los Borbones a través de Felipe de Anjou, nieto del monarca Francés Luís XIV.

[8] TERRERO, José, "Historia de España", Biblioteca Hispania. Editorial Ramón Sopena, S.A, Barcelona, 1983, pág. 330. Este monarca, al que la adulación palaciega llamó con el sobrenombre el Animoso, fue juguete de la de la influencia francesa.

[9] Luís I de España, llamado "el Bien Amado" o "el Liberal" (Madrid, 25 de agosto de 1707), fue rey de España desde el 15 de enero de 1724 hasta su muerte 229 días después, lo que convierte a su reinado en el más efímero de la historia de España. Era el hijo mayor de Felipe V y María Luisa de Saboya.

[10] FERNÁNDEZ DÍAZ, Roberto, "Historia de España". La España de la Ilustración. Los Borbones y el Siglo XVII, Vol. 7, pág. 11. El día de Todos los Santos de 1700 moría Carlos II. Su falta de descendencia iba a facilitar que la Corona de España recayese en la dinastía de los Borbones a través de Felipe de Anjou, nieto del monarca francés Luís XIV.

[11] RUIZ ORTIZ, Miguel Ángel, "La Guerra de Sucesión Española: 1701-1715", Revista de Clases Historia, publicación digital de Historia y Ciencias Sociales, Articulo núm. 178, 15 de diciembre de 2010, pág. 2. Para este autor tres eran los posibles sucesores al trono de España, el archiduque Carlos de Austria, segundo hijo del emperador Leopoldo I y de su segunda esposa, Leonor de Neoburgo, representaba la continuidad de la dinastía de los Habsburgo y de la alianza con la corte de Viena. Felipe de Anjou, nieto de Luís XIV, basaba sus derechos en el matrimonio de su abuelo con la infanta María Teresa, hermana de Carlos II, pero ésta había renunciado a sus derechos. El príncipe José Fernando de Baviera era el que se aseguraba el mejor equilibrio europeo. Éste era hijo del elector Maximiliano Manuel de Baviera y de María Antonieta de Austria, hija a su vez del emperador Leopoldo I y de su primera esposa, la infanta española Margarita de Austria, hermana de Carlos II.

El ascenso al trono español por parte de Felipe V, no fue visto con agrado por los miembros de la Casa de Austria porque consideraban que el legítimo derecho para ser Rey de España lo tenía el Archiduque Carlos, lo que supuso que Luís XIV, abuelo del nuevo monarca, tuviese un grave enfrentamiento con el Emperador de Austria y sus países aliados. Esta contienda bélica originó la llamada Guerra de Sucesión de España (1701-1715), una gran guerra europea que enfrentó a dos facciones, interesadas en hacerse con la corona española, y a la que se fueron uniendo países europeos con intereses contrapuestos. Esta guerra, larga y cruenta, desembocó en una solución pactada que se plasmó en los Tratados del año 1713, en Utrecht, por el cual se reconocía a Felipe V como Rey de España, con el compromiso de cederse a Gran Bretaña la isla de Menorca y Gibraltar.

La política del Rey *Animoso*[12] tuvo un marcado carácter de renovación en la cultura de España y así lo llevó a efecto en cuestiones de ciencia, literatura, filosofía, arte, política, religión y economía. De hecho, cuando aún no había terminado la Guerra de Sucesión, se fundó, en el año 1712, la Biblioteca Nacional, y posteriormente, justo un año después, se fundaron también las Academias de la Lengua, de Medicina y de Historia.

Tras el fallecimiento de la primera esposa de Felipe V, María Luisa de Saboya (1688-1714), el monarca español contrajo nuevas nupcias, en el año 1714, con Isabel de Farnesio (1692-1766). Fruto de este enlace matrimonial tuvieron siete hijos, entre ellos por su importancia histórica, Carlos III (1716-1788) y Felipe, Duque de Parma (1720-1765). El 9 de julio de 1746 fallece en Madrid Felipe V le sucedió su hijo Fernando VI (1713-1759).

La primera mitad del siglo XVIII fue una época de cambios importantes. La Guerra de Sucesión y la llegada de una nueva dinastía no sólo implicaron reformas esenciales en las estructuras de gobierno, sino que dieron paso a una política reformista,

---

[12] Este rey, era popularmente conocido como "El Animoso" porque tenía muchos cambios de humor, desarrolló comportamientos de un maníaco depresivo. Además de tener un trastorno bipolar se le añadió el delirio de negación de Cotard: "A veces se creía una rana".

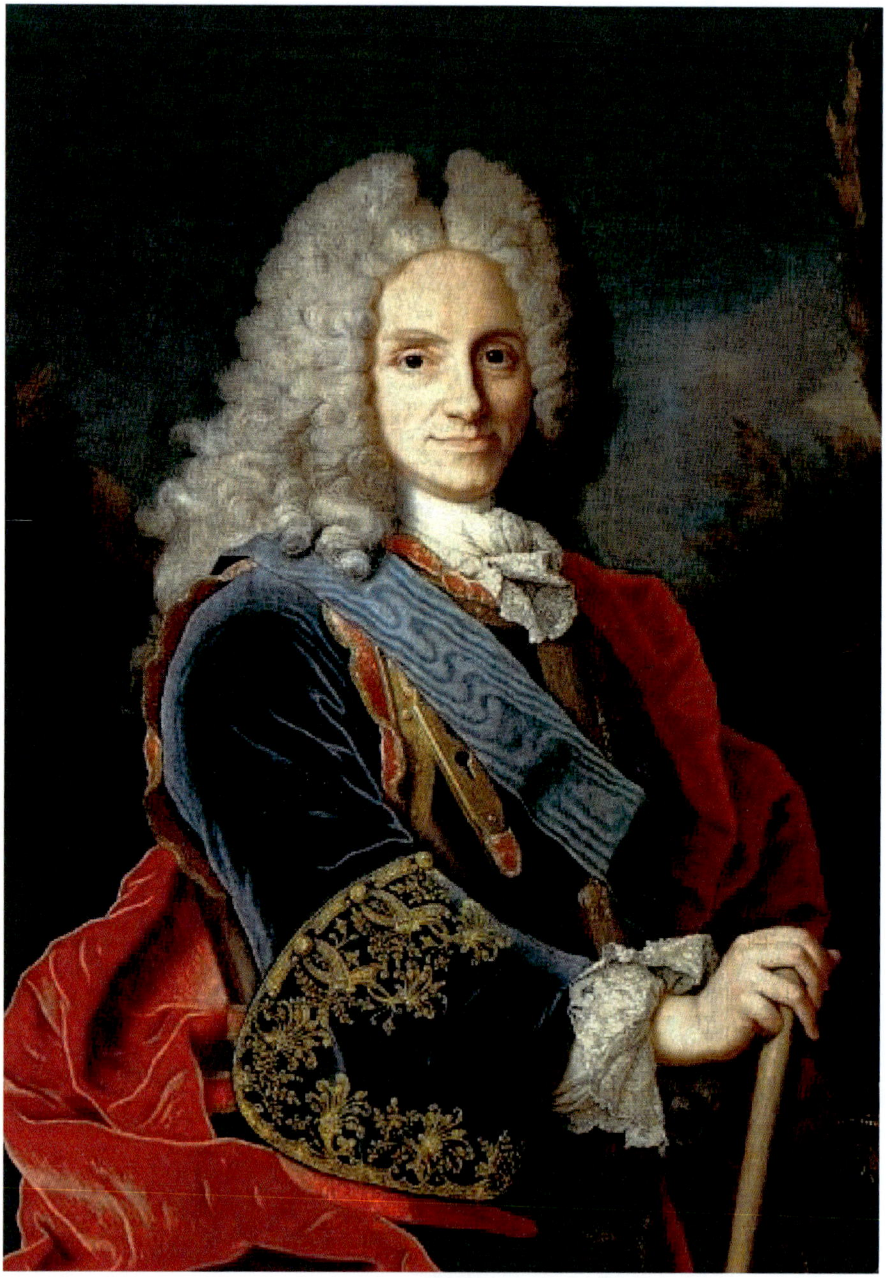

Felipe V el *Animoso*.

particularmente en el terreno económico y hacendístico. Junto a las medidas destinadas a promover la industria y el comercio -con una atención especial hacia la relación mercantil con América- merece la pena destacarse la reorganización hacendística y el mayor control de los ingresos, que permitirían, ya en tiempos de Fernando VI, iniciativas tan interesantes como el Catastro del marqués de la Ensenada. Los modelos que se adoptaron fueron los propios del mercantilismo, presente en iniciativas como las fábricas estatales o las compañías privilegiadas de comercio; pero junto a la impronta extranjera -sobre todo francesa- hubo también una huella autóctona nada desdeñable. El reformismo hispano del siglo XVIII -no lo olvidemos- hunde sus raíces en iniciativas e ideas de las últimas décadas del XVII, la más interesante de las cuales fue la Junta de Comercio y Moneda creada en 1679, que habría de protagonizar muchas de las medidas de política económica de la centuria posterior.

El largo reinado de Felipe V se caracterizó por un notable aumento de la población española, la cual alcanzó cifras hasta entonces desconocidas, llegando a mediados del siglo a unos 9,4 millones de habitantes. Aunque todo el siglo fuera de crecimiento, en los primeros cincuenta años la población creció a mayor ritmo que en el período siguiente, a lo que contribuyó sin duda una coyuntura económica generalmente favorable. Desde un punto de vista social hubo novedades importantes, como el acceso al poder de una nobleza de extracción hidalga o burguesa, y el desarrollo de diversos tipos dentro del sector emergente de la burguesía: funcionarios, militares, profesiones liberales, financieros o comerciantes. Otras figuras sociales interesantes fueron los técnicos extranjeros atraídos a las nuevas manufacturas e industrias, o los trabajadores industriales, germen de la clase obrera.

No debemos olvidar los aspectos políticos o la figura del monarca, un personaje con una tendencia progresiva al desequilibrio, afectado en sus últimos años por una evidente enfermedad mental. Como tantas otras veces en el Antiguo Régimen, las condiciones del rey no impidieron que el reinado en su conjunto presentara numerosos aspectos positivos[13].

[13] González Enciso, Agustín. "Felipe V. La renovación de España". El Cultural. 31-07-2003.

1.3.1.-Guerra de Sucesión Española (1701-1713. Aunque los últimos rescoldos no concluirían hasta la capitulación de Barcelona en 1714 y de Mallorca en 1715).

España, durante el siglo XVI, era considerada una las potencias mundiales más poderosas ya que, desde la península, se dominaban grandes extensiones de territorio que iban desde las inmensas extensiones americanas hasta las Islas Filipinas, pasando por los Países Bajos, Milán, Nápoles, Sicilia y Cerdeña. Con razón afirmaba Felipe II que en su reino jamás se ponía el sol.

A pesar del deficiente estado en el que creían que se encontraba el reino español todavía resultada muy apetitoso para las demás potencias europeas debido a las riquezas que se generaban en sus posesiones americanas[14].

En un principio todas las potencias europeas consideraban que el archiduque Carlos, hijo de Leopoldo I, emperador de Austria, era el favorito para trono español, al reunir las mejores condiciones por pertenecer a la familia de los Habsburgo, dinastía que había gobernado España durante los dos últimos siglos; a todo ello se unía a que la reina madre era austriaca y la reina consorte alemana.

Por el contrario, las ambiciones francesas eran más difíciles de conseguir toda vez que el testamento de Carlos II prohibió la unión de ambas coronas en una misma persona. La preocupación de Leopoldo I de Austria radicaba en que no se fiaba de esta sucesión por el temor de que si los reinos de España y Francia se unían formarían un estado muy poderoso y difícil de vencer.

[14] CELIEN GILARD, "Héroes y guapos: La Guerra de Sucesión española en los pliegos de cordel", Revista de Literatura Populares, año V, número 2, Julio-Diciembre de 2005, pág. 310. Cuando Carlos II murió sin heredero en 1700, su último testamento designaba como tal a Felipe de Anjou, nieto de Luís XIV de Francia y biznieto de Felipe IV de España. El imperio germánico, donde reinaba la otra rama de la Casa de los Austria, no aceptó el testamento, que la despojaba del dominio español a favor de un príncipe de la Casa de Francia, tradicional enemiga de los Habsburgo.

El comienzo del reinado de Felipe V no iba a resultar muy cómodo ya que estaba condicionado tanto por las aspiraciones austriacas al trono español como por los deseos hegemónicos de su abuelo Luís XIV de Francia. De hecho, en el marco de esa disputa dinástica, en mayo de 1701 los ejércitos austriacos invadieron Italia sin hacer declaración de guerra con el objetivo de ocupar todas las posesiones españolas.

En septiembre de 1701, tanto el emperador austriaco como Inglaterra y los Países Bajos firmaron el Tratado de La Haya y formaron una Gran Alianza contra Francia y España, a las que se les declaró formalmente la guerra, en el mes de mayo del año siguiente, dando comienzo oficialmente la Guerra de Sucesión Española.

Esta guerra fue considerada un conflicto bélico internacional desarrollándose tanto dentro como fuera de España. La contienda se internacionalizó porque con la llegada de los Borbones al trono español se consideraba que se alteraba el equilibrio europeo contenido en la Paz de Ryswick de 1701, mediante la cual coaligaba a los defensores de Carlos como legítimo heredero al trono: Austria, Holanda, Inglaterra, Portugal y Saboya.

Según RUÍZ ORTIZ[15], a excepción del emperador, todos los estados europeos, incluidos Inglaterra y Holanda, reconocieron a Felipe V como rey de España, pero quizás por una torpeza inusual en aquellos parlamentos, Luis XIV provocó un cambio en la decisión adoptada por estos dos estados, pues el monarca hizo registrar en el Parlamento de Paris la petición para que se mantuvieran los derechos dinásticos de Felipe V a la corona francesa, así como que también se le concediera el gobierno de los Países Bajos. Todo esto provocó aún mayor ira en la Gran Alianza de La Haya, cuestión que se agravó con la concesión a los comerciantes franceses del Asiento de Negros, asunto que siempre había estado en manos de los holandeses.

---

[15] RUIZ ORTIZ, Miguel Ángel, "La Guerra de Sucesión Española: 1701-1715", Revista de Clases Historia, publicación digital de Historia y Ciencias Sociales, Articulo núm. 178, 15 de diciembre de 2010, pág. 4.

La Guerra de Sucesión abrió dos frentes; por un lado, el ascenso al trono español de Felipe V representaba un peligro importante, ya que podía provocar la unión de España y Francia bajo un mismo rey, de ahí que Inglaterra y Holanda no dudaran en apoyar al candidato austracista, con el único fin de acceder al trono español. Por otro lado, como Felipe V representaba un modelo centralista francés, indudablemente fue apoyado por la Corona de Castilla, mientras que la Corona de Aragón, incluida Cataluña, apoyó a Carlos de Habsburgo por personalizar el modelo foralista.

Además de que la Guerra de Sucesión fue internacional[16] no es menos cierto que también fue una guerra civil española, al quedar España dividida en dos bandos antagónicos[17]. Por una parte los territorios de la antigua corona de Aragón, que comprendían Cataluña, Valencia y Mallorca, que eran partidarios del archiduque, y el resto de España, es decir las coronas de Castilla y Navarra se manifestaron a favor de la nueva dinastía borbónica, representada por Felipe V. Debido al hecho de que Valencia, Aragón y Cataluña apoyaran durante la guerra al pretendiente austríaco, el primer monarca borbónico, al acceder al trono, suprimió los fueros particulares de dichos territorios e introdujo en ellos la normativa castellana, a través de los Decretos de Nueva Planta, promulgados entre los años 1707 y 1716, lo que supuso una gran política reformista, que tenía como objetivo aumentar la eficacia de las instituciones y el poder del Rey.

[16] CELIEN GILARD, "Héroes y guapos: La Guerra de Sucesión española en los pliegos de cordel", Revista de Literatura Populares, año V, número 2, Julio-Diciembre de 2005., pág. 310. La guerra estalló el 15 de mayo de 1702, entre el bando borbónico (las coronas de Francia y España) y el austriaco o carlista (el imperio germánico y sus aliados, los Países Bajos e Inglaterra, a los que se sumaron Portugal y Saboya).

[17] CELIEN GILARD, "Héroes y guapos: La Guerra de Sucesión española en los pliegos de cordel", Revista de literatura populares, año V, número 2, Julio-Diciembre de 2005, pág. 310. El caso de la sucesión española dio lugar no sólo a una guerra europea, sino también a una guerra nacional, dividiendo a España en dos zonas: el Este, favorable al archiduque Carlos de Austria, y el resto del país, fiel al heredero designado.

1.3.2.-Tratado de Utrech.

Como consecuencia de los casi nueve años de confrontaciones bélicas en la Guerra de Sucesión Española, los países intervinientes en este enfrentamiento estaban muy desgastados, tanto militar como económicamente. De ahí, que los dos bandos se plantearan proponer la paz. En esta cruenta guerra librada para hacerse con el trono español, debido al desgaste continuado y a la pérdida de vidas, la peor parada fue Francia. Este debilitamiento de las potencias implicadas provocó una reunión en 1709 en la ciudad holandesa de La Haya, donde se redactaron hasta 42 puntos con el objeto de poner fin a la cruenta guerra por la sucesión española.

En un principio se exigía que Felipe de Anjou desistiera del trono de España en compensación con algunos territorios de la monarquía hispánica. Pero el monarca francés Luis XIV hizo llegar un emisario donde puso de manifiesto su total desacuerdo con que su nieto renunciara a su derecho a la monarquía española. Tras los intentos fallidos de paz, tanto en el bando francés como en el inglés estaban cansados de las intransigencias que mostraba Holanda. Los ingleses tenían mucho interés en alcanzar un acuerdo de paz, al tener noticias de la derrota del archiduque Carlos frente a las tropas de Felipe V y al tener constancia de que en España sólo se mostraban fieles al heredero austriaco los condados catalanes y Mallorca.

Aunque fueron muchos los contactos de paz entre los beligerantes durante el año 1709, no fue hasta finales de 1711 cuando los británicos emprendieron las negociaciones con el país galo. Los franceses y holandeses procedieron a negociar el día 11 de abril de 1713 en la ciudad holandesa de Utrecht un armisticio entre España y Francia, las Provincias Unidas e Inglaterra.

Como consecuencia de la Paz de Utrecht se estableció un nuevo mapa territorial europeo. Felipe V había dado plenos poderes a su abuelo para firmar los "Preliminares de Londres" mediante una carta de 6 de septiembre de 1711. Sin embargo, en la citada carta Felipe V prevenía a su abuelo que cualquier otra exigencia debía consultársela antes de concederla. A pesar de ello, Luis XIV aumentó la concesión del Asiento de Negros hasta los 30 años y un territorio en La Plata para la venta. Dos años más tarde, el 11 de abril de 1713 Francia ratificó los Preliminares mediante la firma del Tratado de paz entre Francia por un lado e Inglaterra, Holanda, Portugal, ducado de Saboya y Prusia por otro en la ciudad de Utrecht. Por su parte, España había firmado el Tratado en Madrid el 27 de marzo del mismo año, actuando como plenipotenciarios el marqués de Bedmar y sir Lexington.

El 1 de julio se ratificó la firma del Tratado en Utrech, actuando como plenipotenciarios el duque de Osuna y el marqués de Monteleón por parte de España, y el obispo de Bristol y el conde de Strafford por parte británica. El 13 de julio es la fecha oficial del tratado entre España e Inglaterra. Tras la firma del tratado, Felipe V fue reconocido como rey de España y de sus Indias, una vez aceptadas las condiciones impuestas por Inglaterra respecto a sus intereses comerciales y consideraciones políticas: renuncia a los derechos al trono de Francia, y cesión de los Países Bajos españoles al emperador Carlos VI (1685-1740), el pretendiente austriaco al trono español.

Austria fue la mayor beneficiaria al quedar con la mayor parte del territorio europeo de la monarquía, el ducado de Milán, Flandes, Nápoles y Sicilia. Sin embargo, Inglaterra obtuvo Gibraltar, Menorca y Terranova, además del monopolio del tráfico de esclavos con la América española.

En este acuerdo de paz la más perjudicada fue la monarquía española que perdió casi por completo sus posesiones europeas, que unido a las concesiones económicas, hizo que España jamás recuperase su predominio europeo, situándose siempre a merced de británicos y franceses. Con la llegada al trono de España de Felipe V se introdujo la forma de gobierno del absolutismo monárquico, al estilo de la corte francesa de Versalles, pasando todos los poderes del Estado a las manos del Rey (ejecutivo, legislativo y judicial).

En este nuevo reinado se inició una reorganización del sistema administrativo unificado y centralizado con la finalidad de que el monarca fuera el único depositario del poder político y los funcionarios con grandes cargos fuesen los máximos representantes de la monarquía[18].

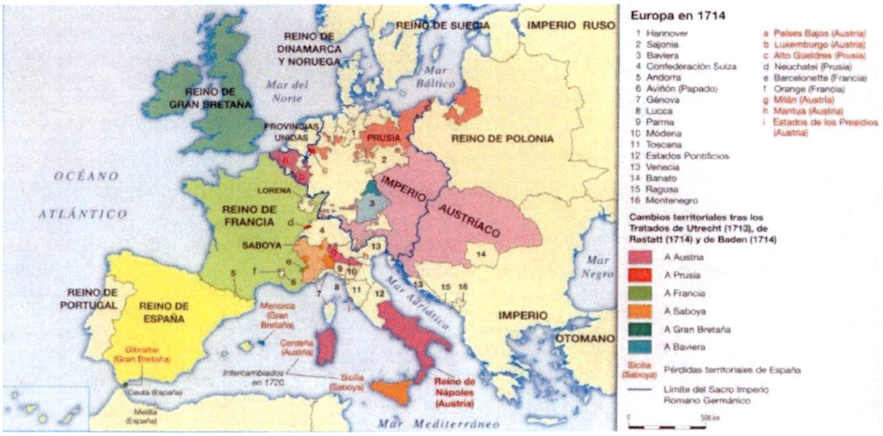

Mapa de Europa tras el Tratado de Utrech.

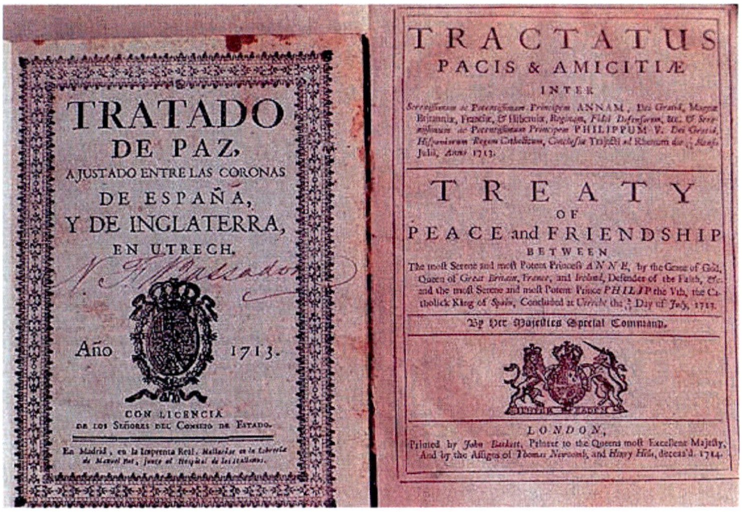

TRATADO
DE PAZ,
AJUSTADO ENTRE LAS CORONAS
DE ESPAÑA,
Y DE INGLATERRA,
EN UTRECH.

Año 1713.

CON LICENCIA
DE LOS SEÑORES DEL CONSEJO DE ESTADO.

En Madrid, en la Imprenta Real. [illegible]

TRACTATUS
PACIS & AMICITIÆ
INTER
[illegible] ANNAM, [illegible] PHILIPPUM V. [illegible] Anno 1713.

TREATY
OF
PEACE and FRIENDSHIP
BETWEEN
The most Serene and most Potent Princess ANNE, by the Grace of God, Queen of Great Britain, France, and Ireland, Defender of the Faith, &c. and the most Serene and most Potent Prince PHILIP the Vth, the Catholick King of Spain, Concluded at Utrecht the [illegible] Day of July, 1713.

By Her Majesties Special Command.

LONDON,
Printed by John Baskett, Printer to the Queens most Excellent Majesty, And by the Assigns of Thomas Newcomb, and Henry Hills, deceas'd. 1714.

Documento original del Tratado de Utrech firmado entre España e Inglaterra.

---

[18] FERNÁNDEZ DÍAZ, Roberto, "Historia de España". La España de la Ilustración. Los Borbones y el Siglo XVII, Vol. 7, pág. 24. En el plano internacional, los tratados firmados suponían la consolidación de un nuevo mapa y el triunfo de un ideario novedoso en las relaciones intereuropeas.

1.4.-La Religión.

Después de la Paz de Westfalia (1648), la curia romana comprendió que la Iglesia debía mantenerse independiente de los asuntos políticos y liberarse de la influencia de las grandes Monarquías europeas que tenían establecidas redes clientelares de cardenales en Roma. En consecuencia, se trató de buscar la independencia de la Iglesia con respecto a los poderes europeos de manera especial en sus relaciones con la Monarquía Católica.

Los propios dirigentes de la Monarquía hispana se percataron de la falta de utilidad de esta idea ya desde finales del reinado de Felipe IV. Por consiguiente, la corte hispana se persuadió de que se imponía una reestructuración de la constitución de la Monarquía y comenzó a realizar una serie de cambios (mucho más intensos durante el reinado de Carlos II), de acuerdo a los principios que interesaban a la propia Monarquía en cuanto organización política sin tener en cuenta las justificaciones religiosas.

Las reformas que se produjeron en esta época y que manifiestan la nueva orientación política que iniciaba la Monarquía resultan abrumadoras en los diferentes campos de su actuación. El profesor Ribot afirma que «El problema de la sucesión estuvo presente durante todo el reinado. En realidad se inicia en tiempos de Felipe IV, cuando comienza a haber serias dudas de que un heredero varón pueda sobrevivir al envejecido monarca».

Antes de que naciera Carlos II, Luis XIV había dado instrucciones a su embajador en Madrid, el arzobispo de Embrun, para que reivindicara sus derechos. En cuanto al Imperio, Leopoldo I (1640-1705) siempre aspiró a la sucesión de España y, en buena medida, su política estuvo condicionada a este proyecto; de hecho, en 1668, a instancias de Luis XIV, firmó un tratado secreto de reparto de la Monarquía. Si aplicamos este planteamiento al análisis del proceso inquisitorial del padre Froilán Díaz encontraremos, en medio de tanta confusión, que los personajes que defendieron la autoridad y preeminencia de la jurisdicción eclesiástica del Santo Oficio fueron los que optaron por la dinastía de los Austrias en el relevo al trono, mientras los que querían una reforma de la institución, reduciendo sus privilegios y limitando su actuación al campo religioso, mayoritariamente se decantaron por los Borbones[19].

Vemos como la influencia del Santo Oficio fue disminuyendo ya desde el reinado de Carlos II y, aún más dentro del reinado de Felipe V.

Este hecho es muy importante para el proceso inquisitorial que se le abrió a Juan Muñoz y Peralta, que ya estudiaremos más adelante. Esta pérdida de influencia de la Inquisición hará que los procesos sean mucho más laxos que en épocas anteriores, sobre todo, los relacionados con los avances científicos promocionados por la intelectualidad de la época en la que vivió nuestro personaje.

---

[19] Martínez Millán, José: Los problemas de la Inquisición en tiempos de Carlos II (UAM-IULCE). Libros de la Corte. Monográfico 6. Año 9. 2017. Págs. 15-16.

1.5.-Demografía.

El siglo XVII se caracterizó por una clara crisis demográfica en todos los territorios de la Monarquía Hispánica, siendo más evidente en la Corona de Castilla. Se calcula que la población total no creció en toda la centuria, manteniéndose en unos ocho millones. La crisis demográfica no afectó a todos los territorios por igual, ni al mismo tiempo, y algunos remontaron antes que otros. El norte cantábrico y el área mediterránea se recuperaron antes que el interior castellano, que fue la zona donde las crisis económica y demográfica fueron más profundas y duraderas.

Por su parte, en el siglo XVII comenzó un cambio en la distribución de la población. El interior se fue despoblando a favor de las periferias marítimas. Las crisis demográficas fueron debidas a las crisis agrícolas y de subsistencia con incidencia virulenta de epidemias, combinación típica de las sociedades preindustriales. El inicio del siglo coincidió con varios años de malas cosechas y con la llegada de la denominada peste atlántica. Esta epidemia se extendió desde la costa cantábrica hasta Andalucía, entre 1596 y 1602.

En muchos aspectos recordó a la antigua peste negra por sus efectos, ya que es fácil que murieran medio millón de personas en la Corona de Castilla. Hubo otras dos oleadas de peste durante el siglo. La segunda se dio entre 1647 y 1652, en plena crisis general de la Monarquía Hispánica y que afectó más a los reinos mediterráneos de la Corona de Aragón. La tercera oleada de peste tuvo lugar entre 1676 y 1685, incidiendo en el noreste de Andalucía y en Murcia. Las malas cosechas, por su parte, se repitieron de forma periódica durante gran parte del siglo.

Un tercer factor a tener en cuenta para entender el descenso demográfico tiene que ver con las continuas guerras que se dieron por la intensa política exterior de los Austrias para intentar mantener la hegemonía en Europa y que terminó perdiéndose en beneficio de Francia. Pero, además, en la propia península Ibérica se dieron importantes guerras: la sublevación de Cataluña y la guerra de Portugal. Las guerras inciden en la demografía no sólo por las muertes que producen directamente sino por los niños que dejan de nacer al disminuir la población joven masculina que está en edad de procrear. Por último, las levas de jóvenes incidieron en la crisis de la agricultura, ya que restaron mano de obra.

La expulsión de los moriscos en tiempos de Felipe III, entre 1609 y 1614, contribuyó a una importante pérdida demográfica, más aguda en los reinos de Valencia y Aragón. También debe tenerse en cuenta la emigración a América, con especial incidencia en Castilla[20].

Como ya hemos visto en el apartado del reinado de Felipe V, durante el mismo se produjo progresivo y sostenido crecimiento demográfico.

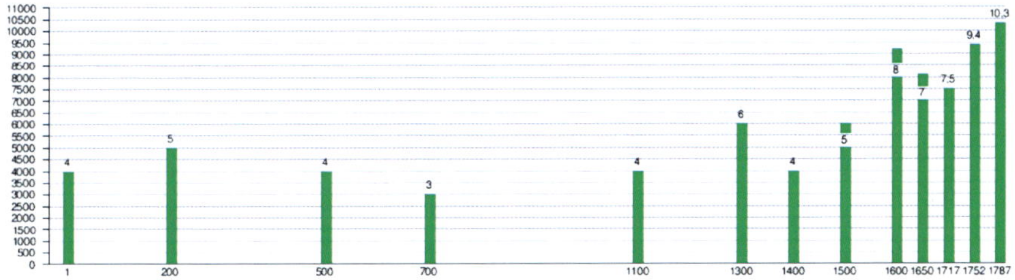

Cuadro de la evolución de la población española en la época precensal. Observamos un continuo aumento de la población a partir del año 1717.

[20] Montagut Contreras, Eduardo: Doctor en Historia Moderna y Contemporánea. "La crisis demográfica del siglo XVII en España". Revista cultural losojosdehipatia. 25 de noviembre de 2014.

1.6.-La Economía.

Desde principios del siglo XVII la economía en España, en especial en la Corona de Castilla, se hundió en una profunda decadencia:

1. *Problemas agrarios*: la actividad agraria quedó muy afectada por el descenso de población (sobre todo con la expulsión de los moriscos), que provocó despoblamientos y abandono de tierras cultivadas. Los nobles vieron disminuir sus rentas debido al descenso de la producción y el aumento de los salarios ante el descenso demográfico.

2. *Actividad artesanal y comercial*: la actividad artesanal quedó paralizada debido a los efectos de la revolución de los precios y al descenso demográfico. La competencia de los productos extranjeros, más baratos que los productos nacionales, afectó a la rentabilidad de estos sectores. Estos extranjeros actuaban a través de agentes españoles para burlar el impedimento legal que el monopolio castellano imponía en América. De esta manera, se produce el acaparamiento del comercio con América por extranjeros. En estas condiciones la actividad mercantil disminuyó tras el descenso demográfico. Además, el mercado interior seguía siendo pequeño y difícil. Las aduanas interiores y el aumento de los impuestos sobre las mercancías no incitaban a la inversión. El capital buscaba inversiones más seguras como la deuda del Estado. Por otro lado, la decadencia de la minería americana provocó un notable descenso de estos minerales; y, además, siguieron utilizándose para compensar el déficit comercial y para financiar las continuas guerras de la Monarquía.

3. *La Hacienda pública*: el esfuerzo bélico realizado durante los siglos XVI y XVII para el mantenimiento del Imperio provocó en la Hacienda Real un fuerte endeudamiento, que se financió con el oro y plata americanos. La disminución en el volumen de metales preciosos al inicio del siglo XVII empeoró aún más la situación. Ello originó hasta seis suspensiones de pagos de la Corona a sus acreedores

por falta de medios. A ellas seguía siempre una negociación con los banqueros afectados, que solía consistir en sumar a la deuda principal los intereses no pagados, con lo que el endeudamiento de la monarquía era cada vez mayor. Para resolver esta situación se recurrió a la búsqueda de nuevas fuentes de ingresos que afectaron sobre todo a Castilla:

1. Las alteraciones monetarias como la acuñación de las monedas de vellón de cobre puro (sin contenido en plata). Así se reducía su contenido metálico pero se aumentaba su valor legal. La Hacienda se beneficiaba de la diferencia entre el valor legal de la moneda y el valor (muy inferior) de su contenido metálico. Esto produjo una inflación galopante que desorganizó toda la economía del país.

2. El aumento de impuestos tradicionales y la creación de nuevos impuestos, lo que desincentivaba la inversión en sectores productivos.

3. La venta de cargos públicos, en especial los municipales; o la venta de títulos nobiliarios (que eran adquiridos por burgueses que, en el momento de convertirse en nobles, dejaban de pagar impuestos).

Todos estos recursos sólo sirvieron para poder afrontar las necesidades inmediatas de la Corona, sobre todo los gastos militares y el pago de los crecientes intereses a sus acreedores, pero no fueron suficientes para atajar el progresivo endeudamiento de la Hacienda Real.

En suma, la crisis económica que se produjo en el siglo XVII supone el traslado del centro de gravedad económica desde el centro (Castilla) a la periferia. Castilla quedó agotada en su mantenimiento del Imperio[21].

[21] Principales factores de la crisis demográfica y económica del siglo XVII, y sus consecuencias. Geografía e Historia.org. Bloque 3 siglos XVI y XVII.

En cuanto a economía, la llegada al trono de Felipe V significó todo en revulsivo para la economía española. Se urdió un nuevo sistema impositivo que saneó las cuentas del Estado. Se promocionó e implantó el proteccionismo, que no es más que prohibir importar algunos productos con la finalidad de que no compitieran con los productos nacionales. Se fundaron las manufacturas reales, una de ellas ha pervivido en el tiempo como es la Real Fábrica de Tapices.

Se promocionó la agricultura, las ciencias, la construcción naval y las obras públicas. En fin, España tomó una nueva cara, más optimista en consonancia con el denominado Siglo de las Luces, el XVIII que se estaba dando en el resto de Europa Occidental.

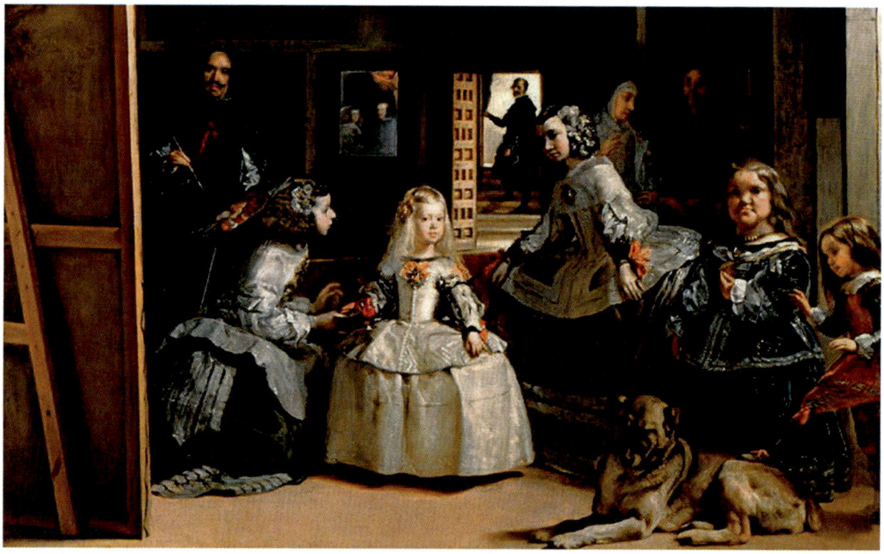

Las Meninas (1656) de Diego Velázquez

1.7.-La Cultura.

La España del siglo XVII, es la España del Barroco, la del llamado Siglo de Oro. El Barroco no fue más que un medio propagandístico de la Contrarreforma, algo así como hoy en día el poder o los poderes utilizan a los medios de comunicación.

La técnica y la ciencia, entran en declive al quedar relegadas de los avances científicos que se estaban dando en Europa. En el campo del pensamiento destacaron los arbitristas, críticos antecedentes de los ilustrados del siglo XVIII, con escaso peso e influencia sobre el poder político hasta finales del siglo XVII.

La Literatura vive su Siglo de Oro. Se inicia con la prosa del *Quijote* de Cervantes, y se cultivó también la novela picaresca como *El Buscón* de Quevedo. En poesía son dignos de mención por sus grandes dotes Góngora y Quevedo, el Teatro alcanzó grandes cotas con Calderón de la Barca, Tirso de Molina y Lope de Vega.

El arte barroco, expresa la España de la época, centrándose más en la apariencia que en la esencia. Ejemplo de la arquitectura fue Gómez de Mora (Plaza Mayor de Madrid). En escultura destaca Gregorio Fernández. En pintura se alcanzan las más altas cotas de perfección en el Barroco, destacando Zurbarán, Velázquez y Murillo.

El siglo XVII es un siglo en el cual el ser humano tiene muy cerca a la muerte, epidemias, guerras, etc. Todo ello, se refleja en la vida cotidiana y también en el arte, ya que éste no es más que la proyección de la sociedad en la cual se desarrolla.

Dentro del reinado de Felipe V el Barroco va perdiendo fuelle y aparece el Neoclasicismo hacia 1751, una nueva vuelta a las formas clásicas[22].

[22] Ideas recopiladas por los autores.

1.8.-Reflexión sobre la sociedad española y a nivel mundial de ésta y otras épocas.

Después del estudio de la Introducción nos hemos hecho una idea clara de lo que fue España en la época en la cual vivió Juan Muñoz y Peralta, pero los autores quieren ir más allá, ver más allá de lo que se tiene ante sí, nos gusta profundizar en el estudio de las sociedades no sólo de la que acabamos de estudiar sino de todas las que en el mundo han sido. Ellos están convencidos de que desde que la Humanidad entra en la Historia, con leyes, con gobernantes, con ciudades, con escritura, es decir, desde los sumerios, hace aproximadamente unos 5.500 años, esto ocurre en el llamado Creciente Fértil, en la desembocadura de los ríos Tigris y Éufrates en el actual Iraq.

Desde esa época hasta la actualidad, siempre en todas las sociedades humanas independientemente de la forma de gobierno que las haya regido: monarquía, tetrarquía, triunvirato, diarquía, imperio, teocracia, gerontocracia, tiranía; democracia, oligarquía, república... o regímenes de cualquier color político: nazismo, comunismo, fascismo, socialismo... a nivel básico, siempre han existido tres niveles de división social, unos son los que están arriba, otros son los que están en medio y otros son los que están abajo. Eso ha permanecido inalterable a lo largo de la Historia de la Humanidad, lo único que ha fluctuado es el número de personas que ha integrado cada estamento en cada momento puntual de la historia.

El poder o la superestructura como lo denominaba Karl Marx en el Materialismo Histórico es inteligente, piensa mucho, tiene que tener contentos a los de en medio para que no se unan a los de abajo para que no derroquen a los de arriba. NADA NUEVO BAJO EL SOL. Tras la cara amable de la Historia, tras los tratados, tras las guerras, tras los avances científicos, tras los grandes personajes siempre estaba el pueblo llano, los que estaban abajo, fundamentalmente trabajadores agrícolas por cuenta ajena y trabajadores urbanos, los no privilegiados que cuando se producían crisis, como en la época que estudiamos, no tenían ni para comprar una hogaza de pan para sus hijos. Los autores de este libro quieren acordarse de ellos ya que la Historia grandilocuente, generalmente no lo hace, eran verdaderos supervivientes en un mundo hostil y duro desde que nacían, justo es acordarse de ellos y de ellas.

Y volviendo a la Superestructura de la cual hablábamos anteriormente, es preciso dejar bien claro que tras las grandes revoluciones que en el mundo han sido: la Francesa de 1789, la Rusa de 1917 o a nivel doméstico, en España la II República Española (1931-1939), es decir, siempre que el pueblo ha tenido la esperanza de mejorar, de que en sus vidas entrara un soplo de aire fresco para salir de su oscura y monótona vida, siempre ha venido detrás un dictador, en el caso de Francia, Napoleón, en el caso de Rusia, Stalin y en el caso de España, Francisco Franco. Estos dictadores son los que "ponen las cosas en su sitio", para que nada cambie en profundidad, para que la Superestructura sea la que dirija nuestros destinos.

Todas las revoluciones tienen un origen burgués, los que están en medio "calientan" a los que están abajo para derrocar a los que están arriba, pero al final, los que están abajo se desmadran y quieren terminar tanto con los que están en medio como con los que están arriba. Aquí es el punto en el cual entra en juego el dictador de la Superestructura. Como vemos, en Historia todo encaja como en un macro puzle. Y lo peor es que la represión, el exilio, el hambre y la muerte, las han sufrido con mayor crudeza, generalmente, los que estaban abajo[23].

[23] Reflexión de Francisco Morillas Caro.

CAPÍTULO 2.
Creencias y Medicina antes del Renacimiento.

Para hacer un recorrido por las "creencias" que el ser humano ha tenido a lo largo de la Historia hasta llegar aquí, me viene a la memoria la metáfora que hace el filósofo Paul Grice: *"La Historia es demasiado conocida como para contarla de nuevo, así que me contentaré con la siguiente somera descripción del caso"*.

Desde el siglo VI-V a.C. y hasta el Renacimiento, no existe en la Historia de la Medicina una eclosión como la de Grecia y sus Colonias. El pueblo griego, un conjunto de tribus de diverso origen, se había establecido posiblemente a finales del segundo milenio a.C. en los territorios y costas de la parte Oriental del Mediterráneo. En un principio los griegos, como gran parte de otras culturas, estuvieron en la creencia del mito y de la magia (Hesiodo y Homero). Pero, a partir del siglo VI-V a.C., logran romper las ataduras de la magia y son capaces de crear una nueva creencia, una explicación racional de la naturaleza (physiologia); cambiar el sentido de la concepción mítica del origen del mundo y de las cosas por el estudio científico de las leyes que rigen dicho mundo. Se pasa de la cosmogonía mítica a la cosmología científica.

Una vida sedentaria, la paz de sus polis, un comercio próspero, multitud de esclavos para realizar las faenas más onerosas y, sobre todo, una lengua que le han aportado los indoeuropeos, en donde pueden realizar el método de la abstracción, pasar de las palabras "fuerzas" que denotan, presentan y evocan, a las palabras "signos" que definen o pueden crear conceptos mentales y encauzar en las teorías aquello que están pensando (el uso racional de la lengua). Lo que se proponen es explicar el mundo en todos sus aspectos. Las ciencias sólo fueron posible alrededor de las preguntas de los filósofos sobre cuestiones fundamentales: el tremendo descubrimiento de que la Naturaleza nada hace en vano.

Las ciudades jónicas del Asia Menor, con su capital Mileto, en contacto marítimo con Egipto y por tierra con Mesopotamia, crea en el siglo VI-V a.C., la ciudad más próspera y avanzada del mundo griego. Los filósofos milesios descubrieron que la razón del hombre podría encontrar principios generales que vincularan fenómenos aparentemente inconexos, y redujeran la diversidad a la unidad.

Más tarde, en la Magna Grecia, Sicilia y la isla de Cos, surgirá el acontecimiento más grande de la Historia de la Medicina, la constitución de ésta como un saber técnico (*Teckné*) fundada en el conocimiento científico de la naturaleza (*physiologia*).

Y como estamos en el mundo de las creencias no será Hipócrates el "padre de la Medicina" sino sólo el héroe del epónimo el que dará nombre al quehacer de los médicos de la Grecia Clásica. Es en estos momentos cuando cambia el concepto mágico de la nosogonía mítica al concepto científico de lanosología; es decir, de la enfermedad como castigo de los dioses a la enfermedad sobre una base científica del conocimiento de la Naturaleza.

La medicina griega, no teúrgica ni mágica, es un oficio más o menos artesanal (*Teckné*) considerado como servicio público, y que podía aprenderse en ciertas escuelas profesionales. Pero una *Teckné*, no sólo es saber practicar, con mayor o menor habilidad, un determinado oficio, sino una exigencia esencial de la naturaleza del hombre para poder pasar de un saber meramente empírico y rutinario, a otro saber que merezca ser llamado *Teckné*, en donde se articulen la razón (*logos*) y la obra (*érgon*), el pensamiento (*phronein*) y la operación (*poiein*), la inteligencia (*dianota*) y la mano (*kheio*).

Junto a los elementos primarios de la *Physis Universal* de Empédocles (agua, fuego, aire y tierra), los hipocráticos introducen un nuevo concepto, el *Humor*. Podemos decir que el *Humor* es un elemento secundario que actúa como soporte o sustrato material de las cualidades elementales.

Cada uno de los humores, (la sangre, la pituita o flema, la bilis amarilla y la bilis negra) serían una mezcla en proporción variable de los cuatro elementos empedocléicos.

La vida biológica del hombre (Zoé) es un permanente movimiento (*kinesis*) de su naturaleza individual, desde el nacimiento hasta la muerte, cuyo buen orden exige que la mezcla (*krasis*) de los humores sea armoniosa y que sea mantenida por dos agentes: uno simple y congénito, que es el calor implantado, y otro externo y complejo que es el alimento. La *Krasis humoral* en profunda armonía es la salud; La *Diskrasia humoral* es la enfermedad. En resumen sólo se conoce una enfermedad, la *Discrasia Humoral* y, según Aristóteles, la *Teckné* consiste en "Saber hacer algo, sabiendo porqué se hace, eso que se hace". Estamos usando palabras que aún persisten en la terminología médica con el mismo fonema, aunque el semantema sea distinto.

Una vez que hemos establecido la base científica de la enfermedad (*pathos*) como alteración de la *krasis* entre los humores, tenemos que esperar hasta el año 130 d.C., no para hacer realidad una nueva creencia, sino para asentar esas bases científicas de los hipocráticos.

Galeno, nacido en Pérgamo, en el año 130 d.C., quien seguirá a ultranza las teorías hipocráticas, dio la espalda a las nuevas tendencias de la medicina latina, pero supo sistematizar toda esa medicina creada por los hipocráticos.

El mundo antiguo termina en el siglo V d.C., surgiendo una Nueva Creencia en el ser humano: Dios como ser infinitamente sabio que soluciona a los humanos todas sus necesidades. Este cambio coincide, cronológicamente, con la caída del Imperio Romano de Occidente, y se alarga hasta la caída del Imperio Romano de Oriente, con la toma de Constantinopla por los turcos, el 29 de mayo de 1453.

En Europa, la invasión de los visigodos, suevos, ostrogodos y francos, va a formar comunidades políticas inconexas, que será el origen de lo que se llamará Europa. Los escritos de los "antiguos" quedan desperdigados y, por lo tanto, la labor de los intelectuales de esta época no podrá ser creadora, sino recopiladora.

San Isidoro de Sevilla (570-646), recoge en sus "Etimologías", no sólo las Siete Artes Liberales, sino todos los conocimientos religiosos, históricos, científicos, médicos, técnicos, etc. En Italia será Boecio, con un libro en prosa y en verso "De Consolatione

Philosoficas", Marciano Capella con su "Las bodas de Mercurio" y "La Filología" en donde sistematiza los estudios de la Edad Media, el Trivium (gramática, retórica y dialéctica) y el Quatrivium (aritmética, geometría, astronomía y música).

En toda esta época de transición, del siglo V al siglo IX d.C., el saber antiguo de los escritores profanos y el de los padres de la Iglesia se conservan sin rigor intelectual, desordenadamente, y sin distinción de disciplinas.

A partir del siglo IX d.C., con el Imperio Carolingio, surgen las Escuelas, y un cierto saber cultivado en ellas, que se conoce como Escolástica. Va a aparecer un cuerpo unitario de doctrina, que se conserva como un bien común. Sus textos guardan una estricta relación docente, primero como Escuelas, después como Universidades.

La *PHILOSOPHIA ANCILLA THEOLOGIAE* será el lema de la Escolástica. La Filosofía será una disciplina auxiliar para el estudio de la Teología. En la Edad Media el hombre es un Ente finito, una criatura, un *ENS CREATUM.* Pero al mismo tiempo, el hombre es logos, el hombre está hecho a semejanza de Dios.

La creencia del hombre está en un Ente infinito (infinitamente poderoso e infinitamente bueno), que le descubrirá todo lo necesario para conducirse por la vida, inclusive el sentido mismo de la vida.

Es a partir del siglo XV, cuando el hombre cambia de Creencia, cuando empieza a fermentar la duda. El estar en la duda es un modo de estar en una nueva Creencia, es el estar... inquieto. Durante los dos siglos de Renacimiento, se vive en esa inquietud. Muerta ya la antigua Creencia y sin posesión aún de la nueva, el hombre se finge Creencia, hace como que cree, mediante una resolución de la voluntad. En la medida en que no se cree se quiere creer. Las crisis son épocas de resoluciones y voluntarismo. Por eso el lema más típico del Renacimiento es "vivere risolutamente" (Ortega y Gasset. "La Razón histórica").

Factores que determinan el Renacimiento científico:

1. Económicos. Surge la nueva clase de mercaderes y manufactureros, que se opone al predominio de la nobleza.

2. Proliferación de los sabios seglares que pueblan las aulas de las Universidades. Las Academias, fuentes incipientes de la ciencia experimental, rivalizan con la Universidad.

3. Invención del arte de imprimir (Hans Gutemberg-Lorens Coster).

4. En 1453 Constantinopla, heredera cultural de Atenas, cayó en manos del Islam. Millares de fugitivos se dirigen hacia Italia, llevando consigo preciosos manuscritos griegos, guardados hasta entonces en los Monasterios de Bizancio. Así se realizaron ediciones de los textos originales de la antigüedad grecorromana.

5. Los descubrimientos de nuevas tierras, con el perfeccionamiento en la construcción naval, mejores brújulas, los éxitos, en la Astronomía náutica, adelanto en la preparación de mapas...[24]

[24] Todo lo contenido en las páginas de la 48 a la 52 extraído de los médicos "Novatores" y sus polémicas con la Medicina tradicional (segunda mitad del siglo XVII-primera mitad del siglo XVIII). Don Félix Pacheco Ortiz, Médico de la Ciudad de Trujillo, "Novator" y polemista. José Abril Torres e Isabel Elena Abril Fernández.

CAPÍTULO 3.

La Medicina. Evolución desde el Renacimiento al siglo XVII. La Espagiria. El Tribunal del Protomedicato.

El Renacimiento fue un movimiento cultural y artístico que situó al hombre en el centro del Universo y que fue llamado cultura antropocéntrica, y en especial su núcleo neurálgico fue el Humanismo, la imprenta y una nueva ciencia.

En el Renacimiento también tiene lugar la transición entre la medicina medieval y la moderna. En este período de cambio hubo muchas críticas a las medicinas tradicionales, y concretamente surgió una doctrina científica que era partidaria de la disciplina médica basada en la anatomía humana descriptiva, en contraposición con la teoría de Galeno.

Esta nueva corriente de pensadores preconizaba la enseñanza y la investigación anatómica del ser humano, basada en la disección de cadáveres, por lo que consideraban que la enseñanza médica debía de consistir en bajar a la mesa de disección para anatomizar personalmente el cadáver, para que fuera observado por los alumnos que estudiaban la ciencia médica.

En este período renacentista se desarrollaron hábitos nuevos en la ciencia de la Medicina, donde se produjeron importantes avances científicos, sobre todo en la práctica de autopsias anatomopatológicas a los cadáveres, la conversión de la historia clínica en observatorio y la enseñanza junto al lecho de la propia persona fallecida. La realización al cadáver de la autopsia tenía como objetivo fundamental complementar las observaciones clínicas.

Fue durante el siglo XVI cuando la medicina tradicional fue parcialmente contrariada por una corriente doctrinal científica sin que esta crítica se comprometiera en absoluto al conglomerado del sistema de la medicina de las ideas de Galeno, la única excepción a estas críticas[25].

[25] FRESQUET, José L., "La medicina en el Renacimiento", Universidad de Granada.

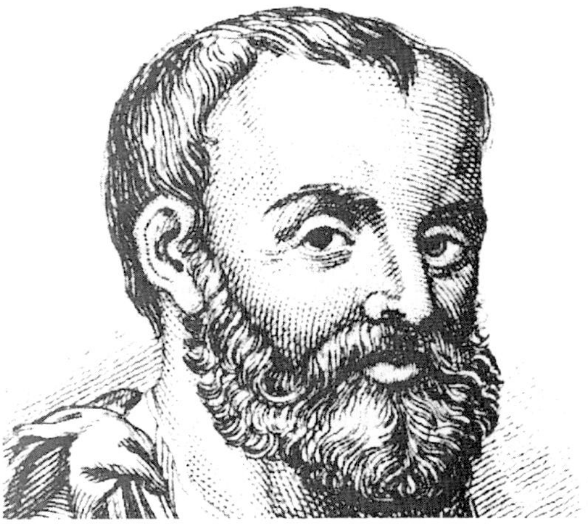

Galeno (130-216).

El médico suizo Paracelso (1493-1541), se rebeló totalmente a las ideas galianas, pues se erigió en fiel defensor de las prácticas metalúrgicas y alquímicas; y aunque se doctoró en la medicina académica en la Universidad de Ferrara (Italia), tuvo que huir debido al contenido renovador de su enseñanza, así como a su posición provocadora. Paracelso, en una noche de San Juan, quemó en una hoguera los textos antiguos de tratados de Medicina, al rebelarse contra las ideas tradicionales y a favor de la química embrionaria, de la que obtuvo una gran influencia posterior en el desarrollo de la medicina.

Este científico era contrario a los productos y remedios farmacéuticos tradicionales, al ser partidario de utilizar la química[26] para los tratamientos médicos, lo que provocó una mejora y perfeccionamiento de la técnica farmacéutica y en especial lo relativo a los preparados químicos minerales, conceptuados como medicamentos artificiales[27].

---

[26] BARONA, José Luis, "El Escorial y las nuevas corrientes de la medicina renacentista", Universidad de Valencia, pág. 167.

[27] FERNÁNDEZ DÍAZ, Natalia, "La Historia de la medicina y de la enfermedad: Metáforas del cuerpo y de las instituciones de la edad media al siglo XIX", Thémata. Revista de Filosofía. Número 45. 2012, pág. 114. Un caso aparte en el periodo renacentista lo constituye sin lugar a dudas Paracelso, cuya vida transcurre desde finales del siglo XV a principios del siglo XVI. Paracelso tiene un concepto de una naturaleza dominante, frente a la cual el curador no puede sino obedecer. Otra metáfora curiosa, la de la naturaleza como poder y encarnación de la voluntad de Dios, y los seres humanos como dominados y sujetos a los designios de una inteligencia superior. Implementa la química como la clave que permite explicar el funcionamiento humano.

Debido a los descubrimientos geográficos que se realizaron tanto por los portugueses como por los españoles, a lo largo del siglo XV (Siglo de las Innovaciones), se llevó a cabo una ampliación de remedios curativos naturales para su utilización en la terapéutica del continente europeo.

Ya en el siglo XVI, el sevillano Nicolás Monardes (1508-1588) publicó un trabajo científico que tuvo una significación especial para América; este tratado se denomino *"Historia medicinal de las cosas que se traen de nuestras Indias Occidentales"*. Este prestigioso libro fue traducido a varios idiomas, siendo también reeditado cuarenta y dos veces debido a que en este tratado médico se describían más de cien sustancias naturales de las Américas.

Coetáneo al libro de Nicolás Monardes, Felipe II mandó una expedición al continente americano con la finalidad de estudiar la naturaleza americana que guardara relación con la ciencia médica[28], ya que durante el período comprendido entre 1571-1577 se descubrieron en México tres mil especies botánicas[29].

También en el siglo XVI destacó en la ciencia de la medicina Lorenzo Cózar, seguidor de Paracelso, quien en el año 1589, publicó una crítica a la farmacología galenista. Este científico, gran defensor de los nuevos planteamientos, fue titular de la cátedra de medicamentos químicos en la Universidad de Valencia.

En este siglo la cirugía todavía no tenía apoyo científico con la creencia de que se trataba de una "invención quirúrgica como aventura", como si contara con el mismo riesgo de aventura que las actividades de navegantes o conquistadores de aquellos tiempos.

En esta misma época adquirieron una sobresaliente experiencia, en el campo de la cirugía, los profesionales que prestaban servicios como cirujanos de los ejércitos, destacando el francés Ambroise Paré que, aunque no ostentaba el título universitario, tenía gran

[28] PARDO TOMÁS, José, "Saberes y prácticas médicas a España. Texto, objetos e imágenes (Siglos XVI y XVII"), una propuesta de investigación. CSIC-IMF, Barcelona, pág. 1.

[29] BARONA, José Luís, "El Escorial y las nuevas corrientes de la medicina renacentista", Universidad de Valencia, pág. 187.

experiencia en cirugía y se había formado profesionalmente como aprendiz de barbero.

Ambroise prestó sus servicios como cirujano militar durante veinticinco años, introduciendo sus tratamientos "suaves" en las heridas por armas de fuego en contraposición al proceso de abrir las heridas para verter en ellas aceite hirviendo, con la finalidad de evitar el envenenamiento que producía la pólvora y poder aplicar, posteriormente, emplastos con el objeto de estimular la formación de pus, como creían los facultativos seguidores de Galeno.

En esta misma época también tuvo una significativa influencia en la Medicina, la labor quirúrgica llevada a cabo en los hospitales y, concretamente en este caso destacó el Hospital del Cardenal de Sevilla. En esta institución pública se desarrolló la obra de Bartolomé Hidalgo de Agüero que preconizaba la introducción de un tratamiento limpio y seco para las heridas de arma blanca, en contra de los seguidores de Galeno que consideraban que era más favorable para el herido la formación de pus.

En los siglos XVI y XVII, como también sucedió en el Renacimiento, existió la asistencia médica dividida en tres niveles, dependiendo de la posición socioeconómica de los enfermos: médicos de cámara, médicos de cabecera y hospitales para enfermos miserables.

Durante el siglo XVI se reglamentó tanto la titulación como el control de la profesión de médico. Concretamente en el reino de Castilla existió el Tribunal del Protomedicato que tenía como finalidad autorizar y controlar el ejercicio de la profesión médica, aunque también en la Corona de Aragón y Navarra existían otras instituciones análogas como podían ser las cofradías de médicos y cirujanos, así como los examinadores que nombraban las autoridades municipales. Las personas que querían dedicarse a la profesión de médico, una vez cursados los estudios universitarios, debían de presentarse a una prueba. Estos aspirantes a la profesión médica, después de haber realizado el grado de bachiller en estudios científicos y humanidades, además debían de estudiar cuatro años más en una facultad de Medicina de una universidad autorizada y, posteriormente, estos alumnos debían practicar un período de cuatro años sin poder curar en compañía de un médico.

Sin embargo, los cirujanos que solicitaban ser admitidos a examen sólo debían de presentar testimonio de haber realizado las prácticas por un período de cuatro años en algún hospital donde hubiese cirujanos aprobados.

Con independencia de los médicos que ostentaban títulos universitarios o los cirujanos autorizados por la institución del Protomedicato, así como por las cofradías o los examinadores municipales. También en nuestro país durante el siglo XVI practicaron la medicina los empíricos, destacándose entre éstos a los salvadores, ensalmadores, brujas, hechiceros, conjugadores, nigromantes, etc., siendo estos últimos perseguidos tanto por las instituciones médicas como por la Inquisición.

No obstante, existía entre estos empíricos una pragmática de los Reyes Católicos, del año 1500, mediante la cual se reglamentaba la autorización para poder practicar la prestación de servicios para barberos y sangradores. También la institución del Protomedicato se encargó de examinar a las parteras, comadres o las madrinas.

Pero no fue hasta el siglo XVII cuando se inició la Revolución Científica y con el ella el comienzo de la ciencia médica moderna donde se estudiaron profundamente las funciones orgánicas, datos y hechos que se recogían mediante la observación y la experimentación.

LA ESPAGIRIA.

Espagiria es el nombre que se da a la producción de medicinas a partir de plantas utilizando procedimientos alquímicos. Entre los mismos están la fermentación, destilación y la extracción de componentes minerales de las cenizas de la planta.

Medicina y Alquimia, cóctel muy practicado en España durante la Edad Media y el Renacimiento.

Hasta no hace mucho, la Medicina tenía una visión cósmica del hombre, siguiendo el aforismo hermético «lo que es arriba (el Universo), es abajo (el hombre y la Tierra)».

El hombre, la Tierra y el Universo se veían y entendían como expresiones del Uno (Dios), expresando combinaciones de los dos polos (masculino y femenino, ying y yang, positivo y negativo, contractivo y expansivo, sulfur y mercurius de los alquimistas), los cuatro elementos (tierra, agua, fuego y aire) y las siete fuerzas constitutivas del Universo, nombradas y asociadas con los planetas: Saturno, Júpiter, Marte, Sol, Venus, Mercurio y la Luna. Añadiendo la Tierra como crisol o athanor de las siete energías constitutivas.

La salud se veía como la armonía de las energías constituyentes, favorecida siguiendo la misión personal y expresando los dones individuales. La enfermedad se entiende como desequilibrio de las fuerzas, y por tanto, la salud consiste en recuperar el equilibrio vital y reconectarnos con la fuente original.

En la Medicina siempre ha habido dos vías de tratamiento, bien por opuestos, como la medicina occidental, bien por similares, como la Espagiria y la Homeopatía. La Espagiria, además, entiende a la persona como un ser unido indisolublemente con la fuente, con el «creador» y por tanto investiga y reestructura su equilibrio fundamental en las dimensiones más profundas; por tanto, muy diferente de la visión actual occidental médica de partes independientes y diagnósticos mecánicos, que refleja una medicina totalmente materialista, en la que el cuerpo es independiente de las emociones, de la mente y de las relaciones, y la materia es la única dimensión a tratar.

Creo que podría decirse que mientras la Espagiria se ocupa de sanar y restaurar el cuerpo físico –ajustando las energías que le dan la vida-, la Alquimia se ocuparía de recrear los cuerpos solares necesarios para la gran obra, la inmortalidad o la iluminación. La Espagiria es por tanto la hermana menor de la Alquimia, con intenciones más modestas: preservar la salud y disponer al hombre para logros mayores con la Alquimia.

La Alquimia, la Teurgia y la Astrología son las tres ciencias que componían el Trivium Hermeticum creado por Hermes Trismegisto, y que están en la base de la Espagiria.

LA ESPAGIRIA EN ESPAÑA.

La Espagiria, la rama médica de la Alquimia, era y es, el máximo exponente de la salud holística y hermética. En España se desarrolló en Al-Ándalus un saber espagírico muy avanzado, con los sabios andalusíes recogiendo y desarrollando el saber Egipcio y Griego; este conocimiento fue adaptado y renovado por Paracelso en Suiza, y retomado por Felipe II en sus laboratorios de El Escorial. Así que podemos redescubrir a El Escorial como espacio dedicado al hermetismo y a la búsqueda de la piedra filosofal y del elixir de la inmortalidad y en un aspecto más prosaico, como lugar de referencia de la medicina natural y holística.

DE LA ESPAGIRIA A LA ANTROPOSOFÍA.

Si la Espagiria como tal, nace en Egipto, retoña con fuerza en Al-Ándalus, y toma nombre y estilo europeo con Paracelso; la Homeopatía desarrollada por Hanneman es una rama de la Espagiria, en la que se han eliminado muchos aspectos herméticos y espirituales, muy práctica y científica, como corresponde a un médico alemán del siglo XIX.

EL TRATAMIENTO CON ESPAGIRIA.

El tratamiento tiene varias vías, la primera de ellas incluye el uso de plantas medicinales, bien en infusiones, bien en preparados homeopáticos y/o espagíricos, en función de la necesidad de aplicación en la persona. Realizar un preparado espagírico es un proceso complejo, que implica calentar, destilar y exponer a la luna y el sol en distintas secuencias y tiempos. Es un arte alquímico de extracción de los principios sutiles y de recomposición de las fuerzas vitales de los preparados para que sean principios vivos, cargados de la fuerza vital. El laboratorio alquímico es un espacio singular de laboratorio oratorio, con cierto misterioso atractivo de lo sagrado y mágico.

El término Espagiria lo acuña Paracelso, del griego «spaô», extraer o separar (destilar y quemar, usando el agua y el fuego) » y «ageirô» reunir (renacer). Es fundamental en la Espagiria el uso del «espíritus mundi» o energía creadora y subyacente al mundo material. Los preparados espagíricos deben contener y activar el *espíritus mundi* de sus compuestos, y ese es el arte y la ciencia del laboratorio espagirista.

Un aspecto menos conocido de la Espagiria es la Teurgia o sanación por los nombres de Dios. Es un sistema de sanación que implica conocer e invocar las fuerzas constitutivas y dirigirlas por los sistemas y centros internos del cuerpo. Sus resultados son impactantes[30].

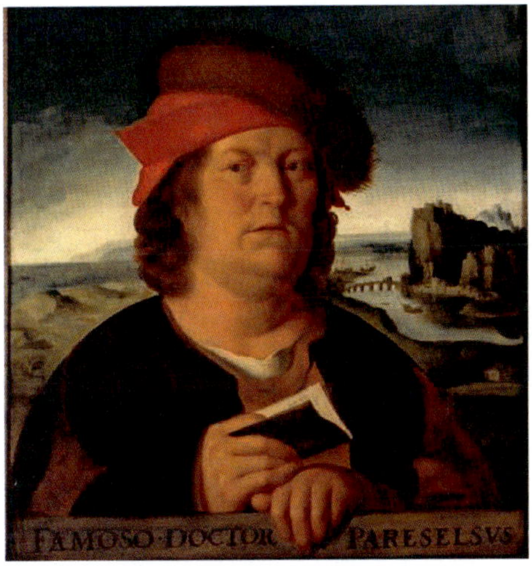

Paracelso (1493-1541).

[30] De la página 57 a la 61 extraído de Navarro, Rafael: ¿Qué es la Espagiria?. Espacio Humano. Libro de Yabir. Criterium Naturae. Mandala Ediciones.

EL TRIBUNAL DEL PROTOMEDICATO.

El Tribunal del Protomedicato castellano, cuyos miembros pertenecían al grupo de médicos reales, ejerció un papel importante en la selección, promoción y control de este colectivo, además de ser una clave para ayudar a entender las tensiones internas entre los representantes de la tradición y de las corrientes renovadoras, entre las que los médicos italianos jugaron un papel de primer orden.

El estudio de los médicos cortesanos de la monarquía hispánica, en las coordenadas temporales marcadas por el inicio del reinado del último de los monarcas de la Casa de Austria (1665) y el final del primer reinado del primero de los Reyes Borbones (1724), reviste, en nuestra opinión, un interés añadido, ya que estamos hablando del marco temporal en que se produjo la llegada de las nuevas corrientes del pensamiento científico (como ya hemos visto anteriormente) y, en concreto, de los saberes médicos, que procedentes de otros países europeos en donde habían surgido o donde habían sido asimiladas más pronto, encontraron una situación propicia para que surgieran nuevos focos de renovación.

Los médicos reales constituían una estructura fuertemente jerarquizada, como no podía ser de otro modo en la sociedad de la época. En los estratos inferiores se colocaban los médicos que atendían a la "Familia" real (entendida como el conjunto de los criados del rey) y en los superiores los que atendían a los personajes reales, los llamados protomédicos. A su vez, el Tribunal del Protomedicato actuaba como una segunda estructura superpuesta, que reforzaba el carácter jerárquico e institucional del colectivo de los médicos reales, uno de los cuales ostentaba la presidencia de este Tribunal[31].

Fue un tribunal formado por los protomédicos y examinadores, que reconocía la suficiencia de los que aspiraban a ser médicos y concedía las licencias necesarias para el ejercicio de dicha facultad. Hacía también veces de cuerpo consultivo. Esta institución, nacida en

[31] Pardo, José y Álvarez Vidal, Tomás: "El Tribunal del Protomedicato y los médicos reales (1665-1724): entre la gracia real y la carrera profesional".

el siglo XV en España, tuvo como finalidad reglamentar el ejercicio de la Medicina. Las fuentes de la época parecen confirmar que a España corresponde la primacía en estos menesteres. El Protomedicato fue llamado a ser la primera alternativa a las organizaciones gremiales feudales. Es el antecedente de los que serían los Colegios Médicos en la sociedad capitalista.

A partir del reinado de Juan II de Castilla (1406-1454), quien extendió la Real Cédula de 1422, se creó el título de Protomédico o Médico Primero del Reino, con autorización exclusiva para actuar contra los crímenes y excesos que cometían los médicos, cirujanos, licenciados, farmacéuticos, etc., en el ejercicio de la profesión y con la autoridad suficiente para castigar conforme a derecho. El 30 de marzo de 1477, los Reyes Católicos decretan la Ley Fundamental del Real Protomedicato. Esta instituye legalmente a este organismo como la primera institución de la administración de la salud pública española. Luego las Reales Pragmáticas de 1491 y 1498, completaron las ordenanzas para el funcionamiento del Protomedicato.

La constitución del Protomedicato podía, de acuerdo a su composición, adoptar la forma de tribunal colegiado o complejo y de tribunal unipersonal. Sus funciones se dividían en tres áreas, que unidas configuraban todo un código:

1ª. Didáctica.- Dirección de la enseñanza y demás asuntos gubernativos de Medicina, Cirugía y Farmacia.

2ª. Correctiva.- Administración de justicia para corregir y evitar los excesos facultativos y perseguir el curanderismo.

3ª. Económica.- La recaudación e inversión de los fondos producidos por derechos de exámenes y aranceles impuestos en las visitas a las boticas.

Las necesidades sanitarias de las colonias de América, ocuparon a los reyes de España en las llamadas Leyes de Indias, decretadas el 11 de enero de 1570. Entre sus cláusulas estaban las referidas a nombramientos de Protomédicos generales para las colonias. De esta fecha data el establecimiento de los primeros de ellos en los Virreinatos de México y Perú. No fue hasta 1776 que se creó el del Virreinato del Río de la Plata que radicó en Buenos Aires. Lo mismo ocurrió en Santiago de Chile en 1786. En Cumaná, La Florida, Louisiana, Panamá, Santa Fe y Veracruz, también llegaron a fundarse más tarde.

En el capítulo referido a Medicina Colonial en Hispanoamérica, de "Historia Universal de la Medicina", a cargo de Laín Entralgo, el autor Francisco Guerra refiere que los Protomédicos estaban obligados a informar de todos los médicos, cirujanos y herbolarios, fueran españoles o indios, y tomar relación de las *yerbas*, árboles, plantas y semillas medicinales de la región.

TRIBUNAL DEL REAL PROTOMEDICATO

- Tribunal del Real Protomedicato: cuerpo técnico encargado de vigilar el ejercicio de las profesiones sanitarias (médicos, cirujanos y farmacéuticos) y de ejercer una función docente y atender a la formación de estos profesionales.
- Creado en España en el siglo XV, en el XVI se extendió a las colonias, fundándose los protomedicatos de México y del Perú, y más tarde el del Río de la Plata.
- Suprimido a principios del siglo XIX.

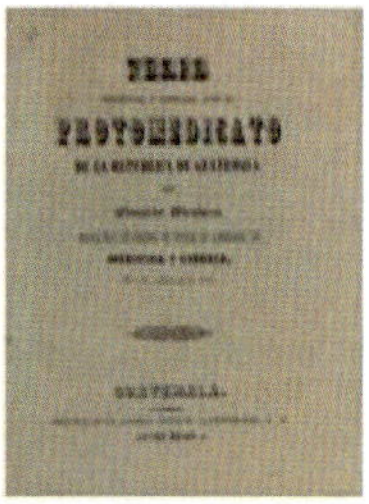

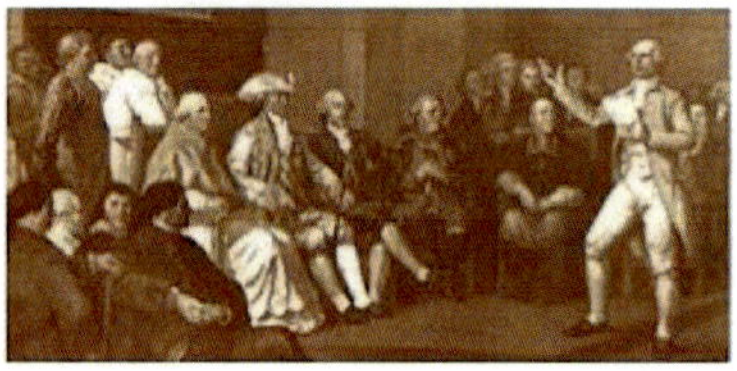

Tenían que describir las experiencias, uso, facultad y cantidad de las medicinas citadas, así como los lugares donde crecían y la forma en que se cultivaban, describiendo además las características peculiares de cada una. Se les recomendaba que hicieran todas las pruebas posibles con plantas medicinales y las enviaran a la Metrópoli, si no existían en España; y finalmente se les indicaba que escribieran con buen orden, concierto y claridad la historia natural médica del lugar de su comisión. Estas instrucciones del Protomedicato de Indias ponen de manifiesto cuánto interesaba a la Corona Española, la investigación de las drogas americanas.

Este último detalle aporta una tipificación histórica de la relación de poder centro-periferia en el desarrollo de la Medicina. Ayer las plantas medicinales; hoy, los genes, tejidos, órganos. Siempre los deudores históricos del lado del poder; y los acreedores los débiles nativos. Grosera inversión de la lógica. Especial apartado merece la Cuba colonial, en cuanto a introducción y afianzamiento de esta institución y su lugar en la Historia Médica del país[32].

Más tarde, por Cédula Real se integró el Real Tribunal del Protomedicato de la Nueva España en 1628, prolongando sus funciones hasta el año de 1831 cuando se ordenó su suspensión.

[32] Pardo, José y Álvarez Vidal, Tomás: "El Tribunal del Protomedicato y los médicos reales (1665-1724): entre la gracia real y la carrera profesional".

GRÁFICO 1

Protomédicos de Castilla durante el periodo novator (1673-1724)

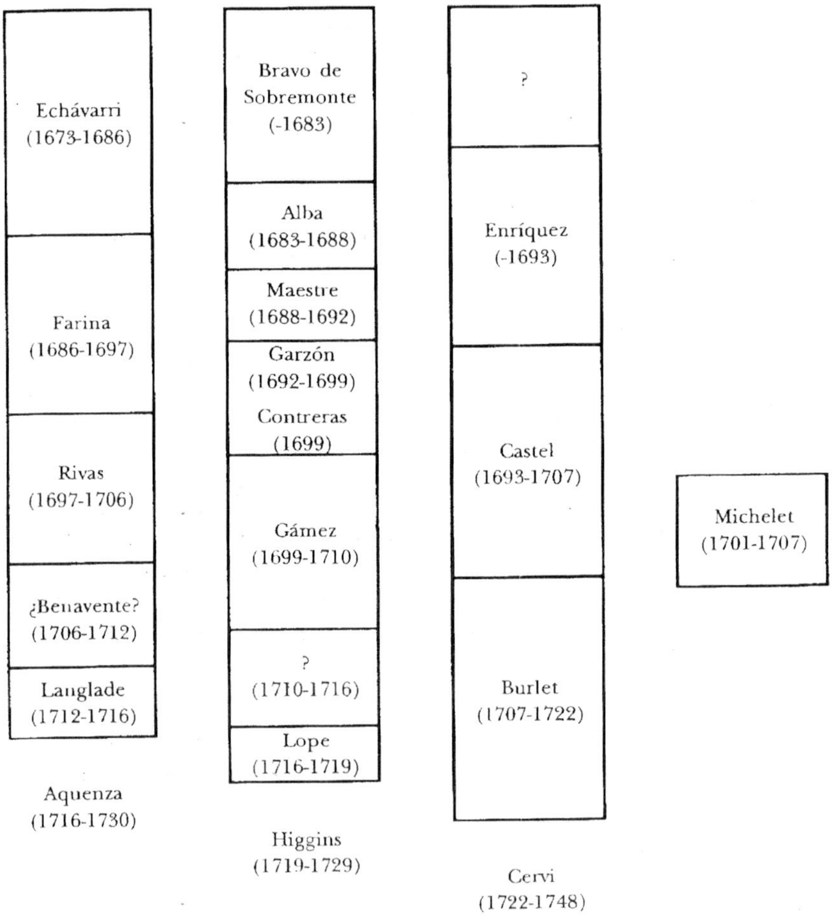

Gráfico 1. Protomédicos de Castilla durante el período (1673-1724). José Pardo y Tomás Álvarez Vidal. "El Tribunal del Protomedicato y los médicos reales (1665-1724): entre la gracia real y la carrera profesional".

GRÁFICO 2

Asistencia sanitaria en la Corte Española (1515-1700)

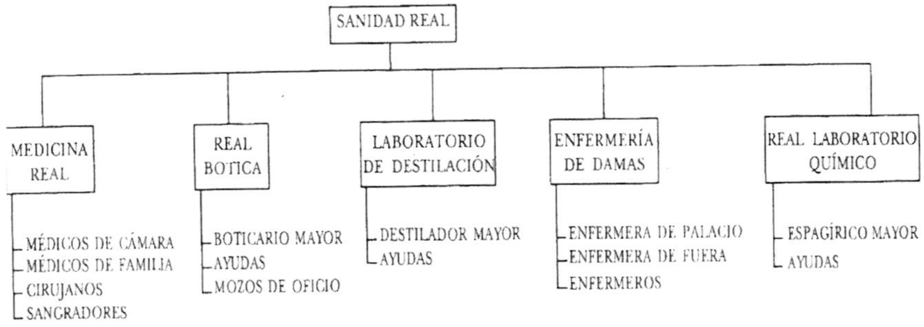

Gráfico 2. Protomédicos de Castilla durante el período (1673-1724). José Pardo y Tomás Álvarez Vidal. "El Tribunal del Protomedicato y los médicos reales (1665-1724): entre la gracia real y la carrera profesional".

GRÁFICO 3

Dependencia jerárquica de la medicina Real

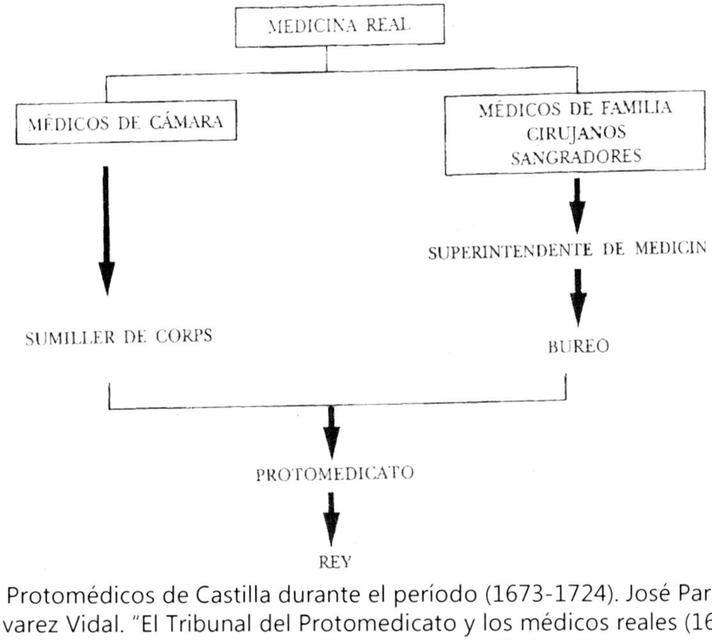

Gráfico 3. Protomédicos de Castilla durante el período (1673-1724). José Pardo y Tomás Álvarez Vidal. "El Tribunal del Protomedicato y los médicos reales (1665-1724): entre la gracia real y la carrera profesional".

EL REAL TRIBUNAL DEL PROTOMEDICATO Y LA LEGISLACIÓN.

El nº 92 de la Gaceta de Madrid, de 10 de junio de 1820, publicó el *Real Decreto disponiendo que habrá un tribunal supremo de salud pública bajo el nombre de Tribunal del Protomedicato, cuya autoridad se extenderá á toda la península é islas adyacentes.* Aquella reglamentación fue la última que intentó restablecer su existencia en España antes de que la institución fuera suprimida, definitivamente, por Fernando VII, el 5 de enero de 1822.

Su Art. 1 ordenaba el *cese de todas aquellas corporaciones que se habían autorizado para egercer las funciones propias de dicho tribunal*; en referencia indirecta a las Reales Juntas Facultativas de Medicina, Cirugía y Farmacia –creadas por Carlos III mediante una Real Cédula promulgada el 13 de abril de 1780– con las que el Tribunal mantuvo siempre continuas divergencias a la hora de delimitar sus atribuciones.

Para remediarlo, el Art. 2 estableció cuáles eran sus facultades y obligaciones: *las mismas que, según las leyes de Castilla, tuvo el del Protomedicato hasta el año de 1780, en que empezaron á variarse sus atribuciones con grave daño de la causa pública.*

Por último, el Art. 3 dispuso su composición: *siete facultativos de acreditada probidad, patriotismo, luces y experiencia, siendo condición precisa que dos de ellos sean profesores de medicina, dos de cirugía, dos de farmacia y uno de química* que cobrarían un sueldo de 120 reales anuales.

Tres siglos antes, en 1534, las Cortes de Madrid fijaron la necesidad de depurar los defectos que se habían apreciado en el Ordenamiento de Montalvo, reuniendo todas las disposiciones vigentes en un único volumen. El proyecto –iniciado por el jurista Pedro López de Alcocer– culminó treinta años más tarde con la Nueva Recopilación, interviniendo en el proceso de redacción prestigiosos licenciados como López de Arrieta o Bartolomé de Atienza, el Consejo Real y la Chancillería de Valladolid. El 14 de marzo de 1567 se despachaba la pragmática promulgatoria que sancionaba el carácter oficial de aquella Nueva Recopilación, ordenando Felipe II que se aplicara por todos los tribunales de justicia.

La jurisdicción de los protomédicos examinadores –(...) *de los físicos, y cirujanos, y ensalmadores* [de huesos dislocados], *y boticarios, y especieros, y herbolarios, y otras personas, que en todo, o en parte, usaren de estos oficios (...) así hombres como mujeres, de qualquier ley, estado, preeminencia, y dignidad que sean, para que si los hallaren idoneos y pertenecientes, les den cartas de examen, y aprovacion, y licencia para que usen de los dichos oficios* (...)– se reguló en el Título XVI del Libro III de aquella recopilación; en concreto, al margen de su ley primera, como era habitual en aquel entonces, se refieren los precedentes normativos de dicha disposición al citar a: *D. Fernando y Dª. Isabel en Madrid, año 1477, a 30 de março, y en el Real de la Vega, año 1491, y en Alcalá año 1498.* Esas son las "Leyes de Castilla" a las que se refería el Real Decreto de 1820.

Con esos datos, *la opinión generalizada de la doctrina sostiene el carácter fundacional del protomedicato castellano por los Reyes Católicos; pero no puede desconocerse la argumentación contraria que ofrecen quienes consideran que sólo en 1588 con la pragmática de Felipe II puede realmente considerarse fundada la institución* [CARRERAS PANCHÓN, A. "El reinado de los Reyes Católicos: hacia una regulación del arte de curar". En RIERA PALMERO, J. (ed.) *La Medicina en la época del Tratado de Tordesillas.* Salamanca: Sociedad V Centenario del Tratado de Tordesillas, 1995, p. 141].

De una u otra forma, entre la segunda mitad del siglo XV o finales del XVI y comienzos del XIX, el Real Tribunal del Protomedicato fue el tribunal supremo de salud pública, *formado por los protomédicos ó examinadores, que reconocían la suficiencia de los que aspiraban á ser médicos y concedía las licencias necesarias para el ejercicio de dicha facultad* [ENCICLOPEDIA UNIVERSAL ILUSTRADA. Madrid: Espasa Calpe, 1958, tomo XLVII, p. 1185][33].

---

[33] Pérez Vaquero, Carlos: "Anécdotas y curiosidades jurídicas" / Iustopía. Viernes 11 de agosto de 2011.

SIGLO XVII.

El siglo XVII trajo la era de la revolución científica, quizás el cambio de orientación más importante en la historia de la ciencia. Los estudiosos empiezan a preguntarse cómo ocurren las cosas. El "*nuevo método*", una actitud nueva ante la ciencia, consistía en investigar la naturaleza con los propios sentidos y expresar las observaciones científicas en un lenguaje matemático exacto. La importancia del razonamiento especulativo cedía terreno ante la experimentación y el método hipotético-deductivo, científico por excelencia. La interpretación de los fenómenos desde una óptica mecanicista, acompañada de una base matemática, se impuso. Galileo sintetizó ese espíritu de ataque a lo tradicional. Su ruptura propició después el camino de Newton, en el que el método científico permite la generalización de la Mecánica clásica. La evolución de la Ciencia se apoyó también en nuevas corrientes del pensamiento aportadas por Descartes y Bacon. El Racionalismo cartesiano apoyó la generalización del método matemático y la visión mecanicista del Universo, pero no creía en la experimentación y desconfiaba de los sentidos. Frente a él, Francis Bacon fue un elocuente defensor del método inductivo y de la experimentación. Otros pensadores siguieron por la línea del racionalismo, de Spinoza a Locke y Leibnitz, impulsando destacadamente algunas áreas del conocimiento.

La cuna de la ciencia, que había estado centrada por más de un siglo en Italia, sufrió un desplazamiento hacia otras áreas geográficas motivado por razones sociológicas. Los países del ámbito germánico y los países anglosajones comienzan a realizar aportaciones significativas. Por otra parte, comienzan a germinar las sociedades de científicos. La primera sociedad, la Academia Secretorum Baturae es fundada en 1580 en Nápoles. Posteriormente surgieron otras: la Academia del Cimento (Florencia 1657), la *Royal Society of London* (Londres 1662, aunque bajo la influencia de la Universidad de Oxford), la Tertulia Hispalense Médico-Chimica (Sevilla, 1697), la Regia Sociedad de Medicina (Madrid, 1700). A finales del siglo XVII comenzaron a publicarse los primeros textos procedentes de estas sociedades, y las primeras revistas médicas.

El mecanicismo, aplicado a la Medicina, partió de la anatomía renacentista con figuras como Giovanni Alfonso Borelli (1608-1679). Borelli aplicó las leyes matemáticas al estudio de la mecánica animal y a los movimientos. En su obra "De motu animalium" se consideraron por primera vez los huesos como palancas, estudiando también fenómenos como la contracción muscular, la respiración, etc. También impulsó la llamada Iatromecánica para explicar los fenómenos biológicos, partiendo del supuesto de que los seres vivos funcionan como una máquina. Autores contemporáneos son Croone y Willis. William Croone discutió la estructura muscular y el fenómeno de las contracciones musculares. Thomas Willis expuso datos microscópicos y fisiológicos concretos sobre el movimiento y la contracción muscular.

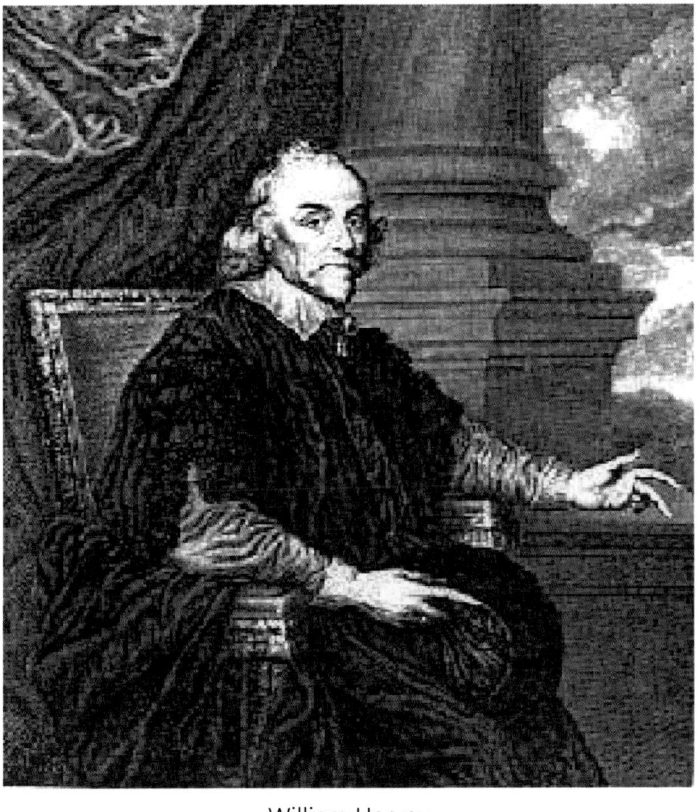

William Harvey

La incipiente fisiología de la época se fundamentó en la figura de William Harvey (1578-1657), cuyo verdadero valor subyace en la solidez de su método basado en la comprobación más que en sus hallazgos. Sus explicaciones se debieron al estudio anatómico, mecánico y cuantitativo, de disecciones y experiencias en animales vivos, sin apelar a autoridades previas. Harvey, prestigioso científico que descubrió las válvulas venosas, llegando a publicar su libro sobre movimientos del corazón y la sangre en los animales.

Harvey demostró que, en los miembros, la sangre fluye por las arterias volviendo por las venas nuevamente una cantidad superior a la necesaria para su nutrición, es decir, comprobó científicamente que la sangre que llega diariamente al corazón y pasa por las arterias es muy superior a los alimentos que hemos tomado. Sus trabajos constituyen un respaldo a la nueva ciencia mecanicista y a los supuestos del análisis cuantitativo y experimental. Así como las aportaciones metodológicas y conceptuales del siglo XVII fueron trascendentales, la Cirugía del siglo XVII se basa en una práctica empírica, que sin embargo, va asimilando los conocimientos anatómicos.

En esta época destaca Fortunio Liceto (1577-1657) profesor de la Universidad de Padova, que expone en su obra "*Monstruorum causis*" casos teratológicos junto a distintas técnicas quirúrgicas, sobre todo plastias e injertos. Giuseppe Zambeccari (1655-1728), en su libro "*Esperienze*" realiza los primeros estudios quirúrgicos experimentales. En esta época, en Francia, la práctica quirúrgica fue abundante, en relación a las numerosas contiendas bélicas. Sin embargo, no se realizaron aportaciones novedosas en el campo de la Traumatología y Ortopedia.

William Fabry von Hilden (1560-1634), considerado el padre de la cirugía en Alemania, fue uno de los más importantes cirujanos de este período. Su aportación principal es la de que la amputación debía realizarse a nivel de los tejidos sanos y no por la zona gangrenada. Además describe varias técnicas para el tratamiento de fracturas y luxaciones. Un poco posterior en el tiempo, Hermann Boerhaave (1668-1738), profesor de enseñanza clínica de la Universidad de Leiden, adoptó su cuidadoso método clínico: anamnesis, exploración, diagnóstico, pronóstico, tratamiento y hallazgos anatomopatológicos.

El prestigioso médico de la época Thomas Sydenham (1624-1689) es considerado como el padre de la Medicina inglesa. Destacó por sus excelentes dotes de observación. Escribió un trabajo describiendo la gota, enfermedad que padecía, dando datos sobre la clínica del ataque, los cambios en la orina y su relación con la litiasis renal. Describió también la fiebre reumática, la corea y las manifestaciones articulares del escorbuto y la disentería. Prescribió las prácticas físicas para pacientes aquejados de diversas enfermedades. El también inglés, James Yonge (1647-1721), en su obra "*Currus Triumphalis*" expone una técnica novedosa para las amputaciones, consistente en cubrir el muñón de amputación mediante un colgajo de piel sana.

En los Países Bajos, Hendrik van Deventer (1651-1724) publicó su obra "*Operationes Chirurgicae*" que tiene importancia por su contenido ortopédico.

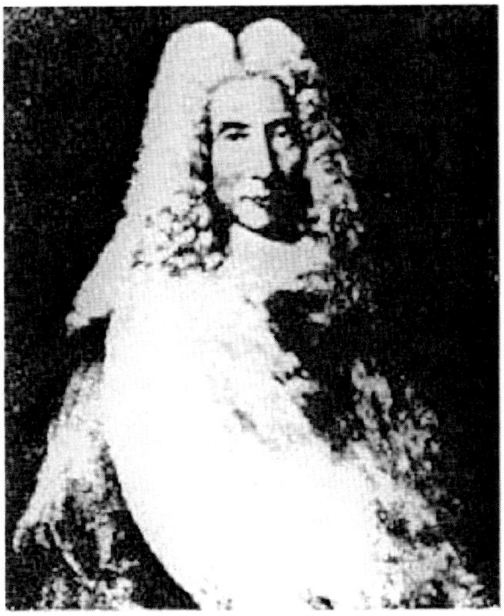

Nicholas Andry

Nicholas Andry (1658-1759) doctor en Medicina, profesor adjunto y Decano de la Facultad de París fue el primero en utilizar el término Ortopedia. Sin embargo, el término original no tenía ninguna relación con la cirugía, es más, Andry fue un anti-cirujano que obtuvo la abolición de los privilegios de los cirujanos en 1724, colocándolos bajo la autoridad de la Facultad de Medicina. La palabra Ortopedia fue concebida como una actividad preventiva o remedio casero, con intención de mejorar deformidades de los niños. En 1741, publicó un famoso libro llamado *"Orthopaedia: o el Arte de Corregir y Prevenir Deformidades en Niños por métodos que pueden ser fácilmente aplicados por los mismos padres y los encargados de la educación de los niños"*.

Ortopedia deriva de las palabras griegas *derecho y niño*. También se debe a Andry el emblema que hoy define a la Cirugía Ortopédica: *el joven árbol torcido cuya deformidad se intenta corregir mediante una guía externa*. Andry pensaba que las deformidades esqueléticas se debían a defectos posturales y retracciones musculares. La contribución de Andry a la especialidad, sin embargo fue más bien pobre, y muchos historiadores consideran que su única aportación es el término ortopedia y el emblema. Por otro lado, Nicolas Andry tuvo importancia al relacionar por primera vez el ejercicio con el sistema locomotor, de una manera científica. Escribe una tesis en 1723 comentando que es el ejercicio moderado el mejor método para conservar la salud.

En el siglo XVII la cirugía todavía no ha conseguido despegar como ciencia. El puesto del cirujano en la sociedad era notablemente inferior al del médico salvo en contadas excepciones. Por otra parte, en esta época persiste la división entre cirujanos y barberos, además de existir muchos otros "profesionales" que practicaban algunos procedimientos médicos, principalmente sangrías, extracciones dentarias, lavativas, etc. Entre estos "sanitarios" se encontraban los farmacéuticos (el primer gremio se creó en Londres en 1617), sacamuelas y curanderos en general. Por lo común, los cirujanos se dedicaban a las operaciones de más envergadura, mientras que los barberos realizaban fundamentalmente curas de heridas y sangrías.

SIGLO XVIII.

Pese a los grandes avances del conocimiento presenciados hasta el siglo XVII, los descubrimientos que tuvieron aplicación directa en Medicina y Cirugía fueron escasos. Las Universidades seguían el procedimiento deductivo y otorgaban los títulos que facultaban para practicar la Medicina, basándose en una formación sobre todo teórica. Para ello, la condición no era saber medicina, sino demostrar el conocimiento del latín. Las escuelas médicas debían su prestigio generalmente a la atracción de un gran maestro que trabajaba en ellas. Entre las escuelas destacaron la vienesa, iniciada con Boerhaave (1668-1738) y la de Edimburgo, representada por Alexander Monro (1697-1767).

Los cirujanos seguían sin alcanzar el nivel social de los médicos, pese a su creciente actividad y fama debido a la necesidad de sus intervenciones debido a los conflictos bélicos existentes en Europa. Sin embargo, dado que la anatomía macroscópica ya había alcanzado un gran desarrollo, el interés por una cirugía cada vez más agresiva fue creciendo. Aunque existían cátedras de Cirugía que centraban su actividad en el conocimiento de la anatomía topográfica y la anatomía quirúrgica, éstas no eran numerosas. La formación de los cirujanos se seguía realizando fuera, y a veces en oposición a la Universidad. Los cirujanos barberos ejercían su profesión de forma itinerante, dedicándose a patologías poco importantes: heridas, sangrías, dientes, fracturas, úlceras, cataratas, cálculos, hernias... con unos resultados mediocres. La actividad consistente en la manipulación de fracturas y luxaciones se denominaba "*álgebra*", y los que la practicaban eran los "*algebristas*", de menor rango social que los cirujanos barberos.

Durante el siglo XVIII se intenta dotar a la cirugía de un cuerpo doctrinal que la definiese (incluyendo las lesiones de huesos y articulaciones). En España los intentos para regular la capacitación de los cirujanos continuaban desde el siglo XVI. Así, Fernando de Mena, cirujano de Felipe II, hizo publicar un decreto para que: "*no se admitiese a examen a ningun cirujano, que no diese cuenta del algebra, para que usandola los mismos cirujanos y examinandose della, excuriessen y acabasen los concertadores que por ay andan sin entender la anatomia de los huesos".*

Con posterioridad, con Felipe III se incluye de forma definitiva el álgebra en el temario que los cirujanos tenían que rendir ante el Protomedicato.

Durante el siglo XVII y hasta mediados del XVIII las universidades españolas no participaron de forma activa en el desarrollo de la Medicina, siendo las Academias y, sobre todo, los Reales Colegios de Cirugía, los promotores del desarrollo científico. Tras la instauración de los Borbones (Felipe V) la cirugía militar cobró un importante impulso a la vez que instituciones más tradicionales como las universidades veían frenado su desarrollo. Dentro del abanico de la cirugía, los cirujanos castrenses gozaban de cierto prestigio.

Pedro Virgili, cirujano de la Armada creó en Cádiz, en el Hospital Real, un centro para la formación anatómica de los cirujanos castrenses. Posteriormente este centro se convertiría en el Real Colegio de Cirugía de Cádiz. Después se crearon el Real Colegio de Cirugía de Barcelona y el Colegio de Cirugía de San Carlos de Madrid, abiertos también a los cirujanos civiles. Como justificación de la creación del Colegio de Cirugía de Barcelona, Carlos III afirma:

"Por cuanto uno de los principales cuidados de mi Real atencion es la conservacion de mis vasallos, contra la cual son continuas y sensibles ante los ojos de todos, las fatales consecuencias y perjuicios que se han seguido y siguen cada dia por la falta de completa instrucción en los que ejercen la Facultad Quirurgica en mis Reinos".

La situación en Europa era comparable a la española. Así, por ejemplo, en Francia surgió en 1731 la *Académie Royale de Chirurgie*, siendo equiparada a las universidades como centro de enseñanza de la cirugía. En su fase inicial fue dirigida por el gran cirujano Jean Louis Petit (1674-1750) que además de aportaciones anatómicas destacó por el perfeccionamiento del torniquete, también diseñó una "caja de fractura".

En Inglaterra, la enseñanza de la cirugía se encontraba aislada de la medicina oficial pero amparada por la *United Company of Barbers Surgeons*. El prestigio individual de algunos famosos cirujanos como William Hunter o Percival Pott, permitió el establecimiento de Escuelas privadas de Cirugía que consiguieron separarse de la Unión de Barberos. Estas escuelas formaron la Compañía de Cirujanos, precursora del Colegio de Cirujanos establecido en 1800 por Jorge III.

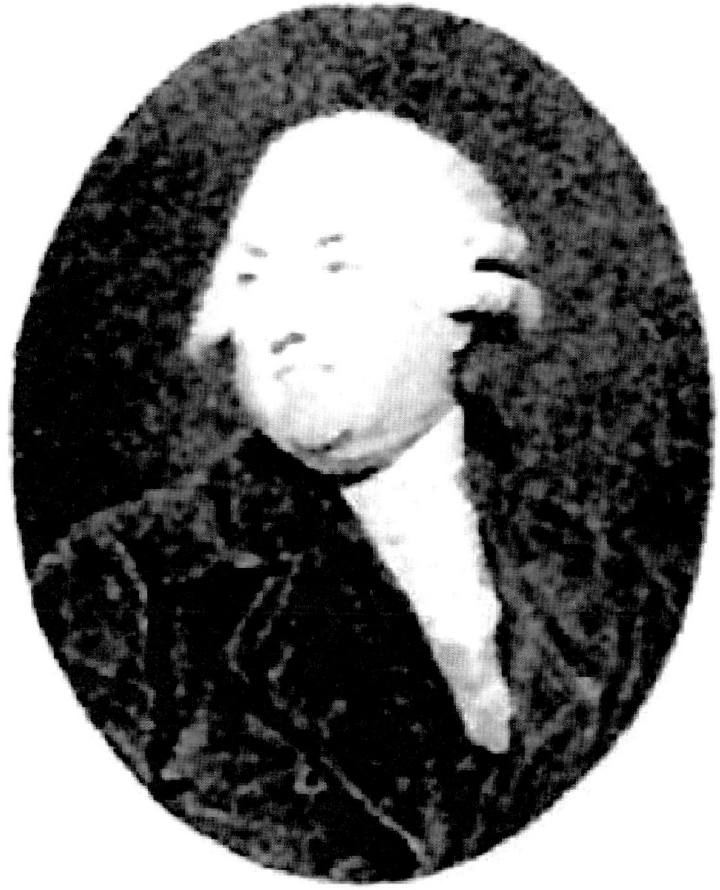

Percival Pott

Percival Pott (1714-1788) nació en Londres y trabajó en el Hospital St. Bartholomew. Describió la fractura de tobillo que lleva su nombre. Curiosamente, la circunstancia que le impulsó a escribir sus obras científicas fue la inmovilización a la que se vio sometido cuando sufrió una fractura abierta de tibia, que en su época, casi con seguridad hubiese necesitado una amputación inmediata.

Pott se negó a la amputación y consiguió, mediante inmovilización, salvar la pierna. La principal aportación original de Pott fue relacionar la escrófula pulmonar con la lesión vertebral con compresión de la médula espinal (paraplejia de Pott). Fuera de la traumatología y ortopedia realizó otras aportaciones a la ciencia médica, como el relacionar el cáncer escrotal de los deshollinadores con la exposición al hollín.

Joseph Clement Tissot publica su libro *"Gimnasia medicinal y quirúrgica o de los diferentes ejercicios del cuerpo y del descanso en la curación de las enfermedades"* editado en 1780. Analizó los movimientos de los artesanos y expresó la necesidad de poseer unos buenos conocimientos anatómicos para la prescripción de ejercicios ortopédicos.

Jean-Andre Venel (1740-1791), nacido en Suiza, estableció el primer instituto ortopédico del mundo, localizado en el Cantón de Vaud. Se trata del primer hospital dedicado de forma específica al tratamiento de las lesiones y deformidades esqueléticas en niños. A Venel se le considera como el primer ortopedista y padre de la Ortopedia, pues su instituto ortopédico sirvió como modelo para muchos otros hospitales. Venel destacó la importancia de la luz solar y diseñó varios aparatos ortopédicos en los talleres del instituto.

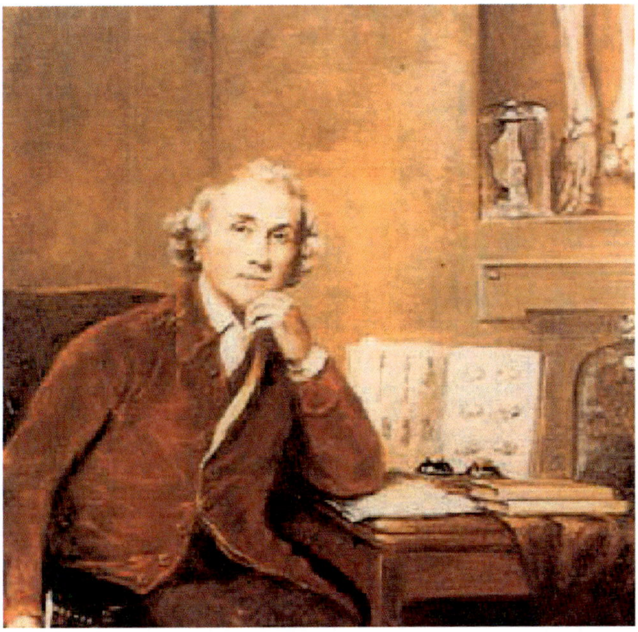

John Hunter

John Hunter (1728-1793) fue uno de los más prestigiosos cirujanos europeos. Nació en Escocia y trabajó de joven en una ebanistería. Posteriormente se trasladó a Londres con su hermano William, cirujano y profesor de anatomía. Fue alumno y cirujano en el Hospital St. George de Londres y también trabajó en la sala de disección de su hermano en Covent Garden. En la Guerra de los Siete Años (1756-1763) actuó como cirujano militar y estableció un centro de investigación en Golden Square (Londres), enseñando posteriormente en Leicester Square.

Su interés por las cuestiones quirúrgicas abarcó muchos campos, destacando su descubrimiento de la circulación placentaria. Aunque John Hunter recibió escasa educación formal, estableció las bases científicas de la Cirugía y estableció las condiciones para los avances del siglo XX. Su dicho: *"no pienses, experimenta"* ha inspirado a generaciones de cirujanos modernos. Hunter intenta basar el saber quirúrgico sobre los resultados de la investigación biológica y la patología experimental.

Para Hunter, el cirujano no puede ser realmente eficaz sin un conocimiento suficiente de las causas y el mecanismo de la enfermedad. La fisiología debería ser para el cirujano tan importante como la anatomía, porque la estructura anatómica no pasa de ser la expresión estática de la actividad funcional. El gran mérito de John Hunter fue el impulsar la actividad del cirujano hacia una cirugía sistemática, reglada, basada en la anatomía, en la anatomía patológica y en la experimentación. La obra quirúrgica de Hunter marca el verdadero despegue científico de la cirugía europea, sentando las bases de un saber quirúrgico que abrirá las puertas a muchas especialidades, entre ellas a la Traumatología.

Además de los conocimientos obtenidos de sus experimentos con animales, muchos de los conocimientos de Hunter pueden atribuirse a su experiencia militar. Hunter preconiza una actuación quirúrgica restauradora que debía seguir las pautas marcadas por la naturaleza: la cicatrización dependía de una capacidad innata del organismo y la tarea del cirujano sería ayudar a esta capacidad. Hunter escribió un *"Tratado sobre la sangre, la inflamación y las heridas por arma de fuego"* en 1794, e intentó el injerto de tejidos.

Con respecto a aspectos traumatológicos concretos, la principal contribución de Hunter, además de su doctrina general sobre el tratamiento de las fracturas, se encuentra en el concepto de la reeducación muscular necesaria una vez que se ha producido la consolidación ósea: defendió la práctica de la movilización precoz, mediante ejercicios activos, después de las enfermedades o traumatismos.

También describió cómo evaluar la fuerza muscular en un músculo debilitado. Hunter creía que las enfermedades óseas requerían a menudo de asistencia mecánica. Estudió los cuerpos libres intraarticulares, la pseudoartrosis y el proceso de consolidación de las fracturas, describiendo la transformación del hematoma de fractura en un callo fibrocartilaginoso hasta el depósito de hueso nuevo, trabeculación, restablecimiento del canal medular y reabsorción del exceso de tejido óseo.

William Hey (1736-1819) nació en Pudsey escribió un libro de cirugía que contenía varios capítulos dedicados al estudio de la Ortopedia. Fue el primero que practicó la cirugía en Leeds donde promovió la construcción de un hospital. Entre sus principales aportaciones destaca la descripción de la osteomielitis subaguda de tibia, proponiendo el destechamiento de la lesión. También describió las lesiones meniscales y la presencia de cuerpos libres articulares. Introdujo también la amputación tarso-metatarsiana.

A finales del siglo XVIII el diplomático británico Eaton, describió una técnica para el tratamiento de las fracturas que había visto utilizar a los habitantes de Bassora (Turquía):

"..se encierra el miembro roto, una vez que los huesos han sido colocados en su sitio, en una caja de yeso de Paris, que toma exactamente la forma del miembro sin ninguna presion, y en unos minutos la masa se torna solida y fuerte..."

Esta técnica fue adoptada en Europa de forma rápida, difundiéndose su uso. La utilización de férulas de escayola ligeras permitió la movilización precoz de los miembros fracturados, lo que dio lugar a una agria polémica entre los partidarios del reposo absoluto y los defensores de la movilización que duró hasta finales del siglo.

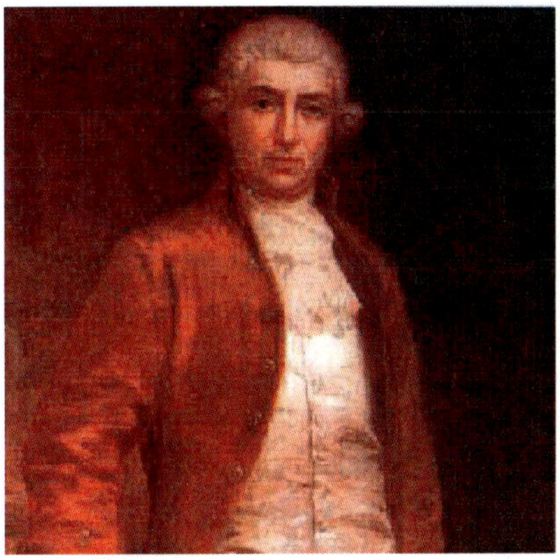

Antonio de Gimbernat.

En España, la figura quirúrgica más brillante de esta época fue Antonio de Gimbernat, (1734-1816). Estudió en el Colegio de Cirugía de Cádiz, accediendo en 1762 a la cátedra de Anatomía del Colegio de Cirugía de Barcelona. Fue fundador y docente del Colegio de Cirugía de San Carlos de Madrid (1787). Gimbernat es un cirujano general y no un algebrista. En su obra *"Formulario quirúrgico"*, insiste en la necesaria formación anatómica de los cirujanos, siendo su principal aportación a la Traumatología el establecimiento de la "operación reglada" basando las intervenciones quirúrgicas en una fundamentación anatómica.

A finales del siglo XVIII se fecha el primer caso de fijación interna en una fractura reciente. Se trata de un cerclaje de húmero mediante alambres de cobre realizado en 1775, aunque existen dudas al respecto. La intervención habría sido realizada por dos cirujanos de Toulousse: Lapujade y Sicre[34].

[34] Todas las páginas de la 70 a la 82 extraído de UNIVERSIDAD DE JAÉN. http://www.ujaen.es/investiga/cts380/historia/siglos_xvii.htm

CAPÍTULO 4.
Los médicos *Novatores*.

Los *Novatores*, médicos empíricos.

La sociedad donde tuvo la "suerte" de nacer el protagonista de nuestro libro *"Juan Muñoz y Peralta"*, estaba inmersa en una grave crisis económica y cultural debido a la ineficacia política de los gobernantes de los siglos XVII y XVIII, a los que sólo les preocupaba el poder del imperio, obseso por una idea de Europa vertical y jerarquizada bajo los dominios del pontificado y del imperio.

Esta época que le tocó vivir a Peralta era convulsa y pródiga en guerras, miserias y de impotencia en buscar soluciones para resolver los problemas lo cual tenía desmoralizado al pueblo, además del aislamiento científico, la Contrarreforma obligaba a los médicos españoles que cualquier novedad científica, conllevaba la imposición obligatoria de la teoría de Galeno.

En esta sociedad de Muñoz y Peralta nuestro protagonista junto con otros científicos quiso romper con las tradiciones del galenismo al propugnar una nueva teoría médico-científica que era contraria a la Medicina de la autoridad, de la tradición anclada en el galenismo más absoluto y radical que era partidaria de la teoría medieval escolástica que imperaba en todas las universidades españolas.

Esta corriente científica contraría a Galeno tuvo entre sus percusores a ese niño de Arahal, Licenciado y Catedrático de Medicina: fueron llamados médicos empíricos racionalistas o despectivamente médicos *novatores* que fueron tratados como herejes por dar un nuevo sentido con raciocinio a la Medicina por no querer mantener invariable el conocimiento médico tradicionalista de Galeno en su forma más radical.

Los médicos *novatores* tenían ideas diferentes y contrarias al atraso en el que estaba inmerso nuestro país que lo diferenciaba con la ciencia del viejo continente[35].

---

[35] MONTAÑA Y RAMONET, José María, "Un hijo ilustre de Arahal. El Dr. D. Juan Muñoz y Peralta", Mauror, núm. 4, julio 1997, pág.33. Las enseñanzas en la Universidad estaban ancladas en el pasado y se seguía obligando a los alumnos a memorizar los Aforismos de Hipócrates y los textos de Galeno, como dogmas irrebatibles e irrenunciables.

Estos detractores del galenismo propugnaban la ruptura de la tradición médica, y tenían un deseo imperante de incorporar las nuevas ideas que se imponían en Europa, como era el Empirismo, la experiencia y la observación como fundamento de todo conocimiento científico. Se sostuvo también en aquella época que un novator era un científico, o aficionado a las ciencias que no se resignaba a los principios o a los métodos tradicionales trillados a mantener invariable el conocimiento anclado en el argumento de la autoridad, en la tradición o en cómodo sofismo[36].

Estos novatores entre los que se encontraba Peralta tenían como máxima, la experiencia, no debiéndose admitir la verdad en el conocimiento de las cosas naturales si no ha demostrado ser cierto con la experiencia y los sentidos exteriores, con la defensa a ultranza de la eficacia de la medicación química, lo cual acarreó al arahalense muchos problemas con sus detractores de dentro y fuera de la Universidad de Sevilla, hasta tal punto que debido a la inquina y al ambiente oscuro y hostil de sus compañeros de Claustro provocó que decidiera marcharse de la Facultad de Medicina donde tenía su cátedra (es decir, de la de Sevilla)[37].

Los novatores debieron usar el castellano frente al latín que era utilizado por los doctos universitarios con el objeto de alcanzar una mayor difusión social entre sus lectores.

Muñoz y Peralta pensaba que la Medicina debía estar basada en la experimentación, en la observación, así como la experiencia personal y compartida, pues el estudio científico médico debía ser realizado cuidándose la observación y el valor del enfermo.

En este sentido se pronuncia MONTAÑA Y RAMONET[38], al manifestar que: *"Muñoz y Peralta, como hiciera Paracelso,*

---

[36] ABRIL TORRES, José / ABRIL FERNÁNDEZ, Isabel Elena, "Los médicos novatores y sus polémicas con la Medicina tradicional (segunda mitad del siglo XVII-primera mitad del siglo XVIII)". "Don Félix Pacheco Ortiz, Médico de la Ciudad de Trujillo, Novator y polemista", Asociación Cultural Coloquios Históricos de Extremadura, pág. 21.

[37] MONTAÑA Y RAMONET, José María, "Un hijo ilustre de Arahal. El Dr. D. Juan Muñoz y Peralta", op. cit., pág. 33.

[38] MONTAÑA Y RAMONET, José María, "Un hijo ilustre de Arahal. El Dr. D. Juan Muñoz y Peralta", op. cit. pág. 33. También, MUÑOZ Y PERALTA, Juan, "Escrutinio Phisico-Médico de un peregrino específico de las calenturas intermitentes y otros achaques", Sevilla 1699, Juan de la Puerta, Biblioteca Universidad de la Laguna, Biblioteca Nacional (3-44872).

fundamentaba el saber en la experiencia, la observación y la experiencia personal y compartida. La similitud entre ambos, Paracelso y Peralta es innegable. Paracelso dejó escrito: mis libros no copian a Hipócrates y Galeno; yo lo he compuesto fundándome en la experiencia. Peralta, doscientos años más tarde, decía: Yo actúo según lo que me ha enseñado la diuturna (dilatada) práctica experiencia".

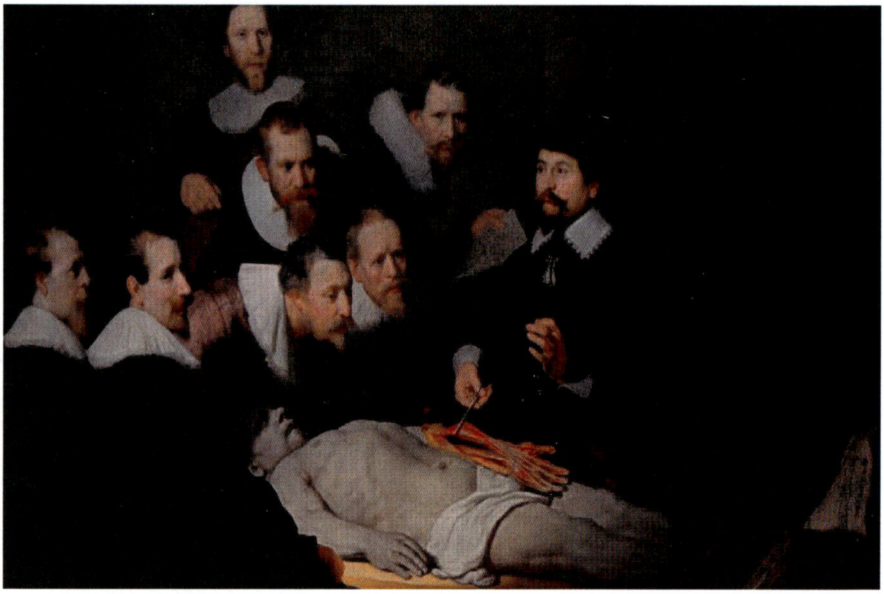

Pedro Pablo Rubens. *Lección de Anatomía.* 1632.

CAPÍTULO 5.

La importancia de la higiene en el movimiento *novator* su relación con las epidemias. La higiene en Madrid.

Juan Bautista Juanini (1632-1691) era italiano, llegó a Madrid probablemente en los últimos meses de 1677 o los primeros de 1678, acompañando a su señor el Príncipe Juan José de Austria. Dentro de la agitada vida política y los constantes vaivenes que representó la minoría de edad de Carlos II, el papel del Príncipe no pudo ser más relevante. En 1669, coincidiendo con la mayoría de edad del monarca, los partidarios de Juan José de Austria forzaron el destierro del Padre Nithard, entonces valido de la reina madre y, por un tiempo, su partido en la corte se afianzó. Nombrado virrey de Zaragoza, desde allí el Príncipe comenzó a aplicar un innovador programa reformista tanto en lo político como en lo económico.

Durante los años en que el partido del Príncipe se mantuvo fuerte en Zaragoza (1669-1675), se desarrolló un interesante núcleo de renovación científica y técnica que contó con el patrocinio político y económico del Príncipe. En este núcleo destacaron, entre otros, los primeros reformistas de la Medicina hispana debido, sobre todo, a la influencia dinamizadora de Juan Bautista Juanini pero también posteriormente de otras figuras como José Lucas Casalete, catedrático de la Universidad de Zaragoza, y sus discípulos, las primeras experiencias y noticias sobre la ciencia moderna y las nuevas corrientes que llegaban del resto de Europa, encontraron una amplia acogida y difusión. No sólo se trataba de un programa coyuntural que contaba con el apoyo político del virrey, sino que adquirió con el concurso de algunos profesores universitarios, un marco docente e institucional desde el que podía difundirse a un público amplio, ávido en todas estas noticias. Los primeros partidarios de la ciencia moderna apoyaron el partido político del Príncipe y reconocían en él al principal valedor de sus propuestas, que formaban parte también del programa político de su gobierno.

Aunque los partidarios de la nueva ciencia se mantuvieron activos en Zaragoza en todo este período, se abrieron paso con muchas dificultades en los otros núcleos (Barcelona, Sevilla, Madrid, etc.). Hubo que esperar hasta casi diez años después para que el movimiento novator, entonces afianzado de nuevo en la corte madrileña, pudiera manifestarse públicamente con la misma fuerza que en los tiempos de Juan José de Austria.

Los últimos años del reinado de Carlos II supusieron el triunfo de los partidarios borbónicos liderados por el Cardenal Portocarrero. El triunfo de este partido coincidió con el aparente éxito del programa científico novator, que veía llevadas a la práctica alguna de sus más importantes aspiraciones: el Teatro Anatómico en el Hospital General de Madrid (1689), el Real Laboratorio Espagírico de Madrid (1698), la Regia Sociedad de Sevilla (1700), etc. A finales de siglo, el Real Tribunal del Protomedicato, máxima institución organizativa de la medicina castellana, se plegaba al bando "moderno" con la inclusión de varios médicos reformistas.

Las dos fechas clave en las propuestas de Juanini son 1679 y 1689, y marcan dos momentos políticos muy distintos. La primera fecha, 1679, aparece en el apogeo del poder político de su protector, y debe encuadrarse dentro del ilusionante programa renovador que había comenzado a aplicar el Príncipe[39].

Las propuestas de sus partidarios en diversos campos, como fueron la economía, las finanzas reales o, en este caso, los problemas de higiene pública, supusieron un apoyo a estas políticas y un complemento a su ambicioso programa.

En 1689, sin embargo, las propuestas de Juanini tuvieron lugar en un contexto político (y personal) totalmente distinto. Por entonces, el poder político, aunque apoyaba de una manera oficiosa al naciente movimiento novator, se encontraba todavía muy lejos de comprender y sostener sus propuestas. Este cambio en la actitud del poder político se observa igualmente en un cambio en la orientación de la obra de Juanini. Desengañado de la posibilidad de conseguir una reforma de la higiene de Madrid con el apoyo únicamente del poder político, nuestro autor no descarta la posibilidad de que los madrileños puedan protegerse individualmente.

El suministro de agua limpia y la eliminación de las aguas sucias constituyen una de las principales preocupaciones de los asentamientos urbanos.

---

[39] Jesús V. Cobo Gómez. Juan Bautista Juanini (1632-1691). Saberes médicos y prácticas quirúrgicas en la primera generación del movimiento novator. Tesis Doctoral Inédita. Programa Universitario de Doctorado (UAB, UB, UPF), en Historia de las Ciencias. Directores: Álvar Martínez Vidal y José Pardo Tomás; págs. 195-417.

El apoyo tanto de la Iglesia como del poder político civil al nuevo modelo de Medicina universitario, impulsó la creación de toda una red de asistencia sanitaria a cargo de distintos tipos de prácticos: médicos, cirujanos, barberos, boticarios, etc. Estos prácticos eran contratados por diversas entidades (municipios, hospitales, conventos...), conforme a diversas modalidades (contratación pública, sistema de igualas, ejercicio libre...). Esta red fue cubriendo las necesidades sanitarias de un porcentaje cada vez mayor de población.

Ante la presencia o amenaza de una epidemia, se reforzaban las medidas ordinarias de conservación de la salud pública, como era el saneamiento urbano y el socorro de pobres, pero también se desplegaban medidas extraordinarias, entre las que destacan la eliminación sistemática de los malos olores que "infectaban" el aire, la contratación de los llamados "médicos de la peste" para reforzar los dispositivos sanitarios, y la imposición de cuarentenas y creación de lazaretos para la confiscación de apestados y sospechosos. De forma gradual se establecieron los consejos municipales de sanidad, cuya misión era poner en práctica todas estas estrategias descritas. Al principio, estos organismos sólo se constituían con ocasión de las crisis epidémicas. Primero en Italia y posteriormente en el resto de Europa, poco a poco, estas creaciones provisionales se convirtieron en instituciones permanentes de salvaguarda de la salud de las colectividades urbanas.

Entre las medidas que se adoptaron, se diferenciaban sobre todo seis actividades básicas, normalmente simultáneas:

a. Reunión de información sobre la enfermedad concreta que amenazaba a la ciudad.
b. Establecimiento de un "cordón sanitario".
c. Apertura de hospitales o centros específicos de asistencia.
d. Realización de una activa "política social".
e. Mejora de la higiene pública y privada.
f. Medidas de "soporte" moral de tipo religioso[40].

[40] Ídem.

Ante un anuncio de epidemia y para conocer las características de la enfermedad, se convocaban juntas de médicos y de cirujanos que intercambiaban sus experiencias, diagnósticos, etc., y proponían remedios o medidas. Normalmente se elaboraba un informe que era presentado a las instancias municipales y servía de guión para las medidas a tomar. De forma simultánea, era frecuente el envío de médicos a las poblaciones presuntamente infectadas por la epidemia, acompañados de un notario. Los agentes llevaban medicamentos y alimentos, pero principalmente se hacían cargo y levantaban testimonio de las características de la enfermedad, principalmente si se trataba o no de peste. Como sabemos, en ocasiones no estaba tan clara la naturaleza o la contagiosidad de las epidemias descritas, lo que daba lugar a frecuentes disputas "científicas", a veces acompañadas de producción escrita que las apoyase.

Se potenciaba la mejora de la higiene pública y privada, estableciendo medidas de desinfección, limpieza de las calles, colocación de braseros con plantas aromáticas en las plazas y calles, publicación de consejos para evitar el contagio, evacuación de cadáveres, etc. Igualmente, se potenciaba el rearme moral de los habitantes mediante la realización de procesiones, misas solemnes y actos de expiación. Las procesiones a las ermitas de San Roque o de San Sebastián, protectores de los apestados, eran una actividad percibida como altamente efectiva para tratar de frenar la extensión o el azote de la enfermedad.

Madrid, a lo largo del siglo XVII, en paralelo a su consolidación como capital del imperio, sufrió un complejo proceso de desarrollo y transformación urbana. Cada vez son mejor conocidos algunos aspectos relativos a la higiene pública –y también a la privada–, sobre todo los componentes organizativos y políticos implicados en el incontenible proceso de urbanización del Madrid de los Austrias. Sin embargo, los aspectos concretos de la interacción entre el mundo médico y la organización sanitaria han sido poco estudiados y, en especial, aquellos ocurridos durante el apasionante reinado del malogrado Carlos II. En este entorno, las inquietudes sobre la higiene fueron abordadas por los pioneros de la renovación científica del siglo XVII desde nuevos planteamientos, tímida pero decididamente enfrentados al galenismo hegemónico (como ya hemos visto anteriormente).

La municipalidad de Madrid, como capital de reino y sede de la corte, tenía algunas diferencias importantes respecto de otras instituciones similares de la época. Sin embargo, en aspectos como el saneamiento o la higiene pública, las "competencias" y medidas tomadas por los sucesivos "alcaldes" de Madrid, eran similares a las de otras ciudades de la época. Sin embargo, la característica de coincidir "villa y corte" en la misma ciudad daba al municipio madrileño una serie de peculiaridades financieras y organizativas.

Desde 1561, el crecimiento de la ciudad hacia la periferia implicaba la creación de numerosas escombreras, que aumentaron con los años. Las inmundicias ocupaban calles más céntricas al carecer de sistemas de alcantarillado. Las aguas fecales estaban al aire libre, demostrando un hedor insufrible, especialmente en los barrios nuevos de rápido crecimiento. Los conflictos derivados de la práctica de arrojar las basuras y las aguas fecales e inmundas a las calles generaban conflictos[41].

Como ha destacado Álvar Ezquerra, el hedor, la suciedad, los atropellos urbanos, la falta de conciencia cívica y la ineficacia o desesperación de unos servicios municipales escasos o ineptos convirtió a Madrid, en 1600, en la capital más sucia de Europa.

A lo largo del siglo XVII, la población de Madrid no hizo sino aumentar rebasando los 100.000 habitantes: a finales de los setenta, ya eran más de 154.000, y en 1685 se acercaba a los 180.000, lo que supone un crecimiento demográfico muy importante. Debido a las normativas de 1625, que limitaban el crecimiento de la ciudad dentro de los límites de la "muralla" (en realidad tapia) que rodeaba la ciudad vieja, el espacio disponible era muy escaso. El crecimiento de la ciudad era absorbido por la fragmentación y el aprovechamiento de los patios de las casas como viviendas.

[41] Íbidem.

Este hacinamiento aumentaba considerablemente los problemas sanitarios e higiénicos urgentes de la población.

Beatriz Esquivias ha destacado como, a pesar de los problemas, las diversas administraciones municipales intentaron establecer sistemas de limpieza de la vía pública. Los más habituales eran las limpiezas superficiales y, cada cierto tiempo, su traslado por los carros "chirriones". Las diversas reglamentaciones establecían castigos para las infracciones, lo que acarreaba denuncias, juicios y sanciones. Las aguas residuales y las de lluvia, mezcladas, se encauzaban en un canal que discurría por el centro de las calles, sin empedrar en la mayoría de los casos. Cada cierto tiempo, las lluvias torrenciales arrastraban las inmundicias acumuladas (las denominadas "mareas").

Los encargados de limpieza (maestros, oficiales y peones), no se agruparon nunca en un gremio ni dispusieron de continuidad profesional probablemente porque las autoridades responsables de limpieza nunca consideraron esta función como un tema de mantenimiento ni que necesitara continuidad. En cualquier caso, hay que esperar a los principios del siglo XVIII para encontrar los primeros proyectos factibles de limpieza y saneamiento integral. Aún así, esta situación no cambiará significativamente hasta la refundación del Madrid borbónico por Carlos III y la realización de las grandes obras públicas por el arquitecto Sabatini que continuaron a su vez las reformas del marqués de Vadillo.

Por lo que respecta al Madrid de los Austrias, todos los viajeros y los testimonios escritos de la época coinciden en destacar el esplendor y magnificencia de la corte y del entorno real, de los palacios y las residencias de los nobles y potentados. Igualmente, los mismos viajeros extranjeros coinciden en describir a Madrid como probablemente la capital más sucia y maloliente de toda Europa. En 1664, el inglés Francis Willughby, describía las calles de Madrid como "muy sucias y asquerosas".

Sin embargo, como apunta con sorpresa Juanini en sus obras, esta suciedad era bien tolerada por la opinión pública, que creía que, si bien los excrementos e inmundicias podían herir el olfato de forma provisional, estos efluvios eran rápidamente absorbidos por el saludable aire de Madrid y, de hecho, contribuían en realidad a proteger la villa de epidemias mayores. A pesar de esta opinión optimista de los madrileños, sabemos que las epidemias, en especial la de 1599, afectaron duramente a la villa. La mortalidad epidémica, a pesar de los pocos datos demográficos de que disponemos sobre la época, era sin duda alta[42].

La relación entre higiene y epidemias y, concretamente, la importancia de la limpieza de las calles como "método preservativo contra la pestilencia", habían sido destacadas clásicamente por muchos autores desde finales de la Edad Media. Se trataba de uno de los pilares en la lucha contra las epidemias que estableció la Medicina universitaria occidental dentro de un programa general más amplio y que se aplicaba habitualmente en tiempo de epidemia en las ciudades castellanas. Por lo tanto, la situación de las calles de Madrid no dejaba de preocupar a los médicos universitarios y, de rebote, a los gobernantes mejor informados, que percibían diariamente su estado y que conocían siquiera las bases teóricas de estas medidas.

El Consejo de Estado declaró ya en 1671 que "en Madrid en estos últimos años ha habido varias epidemias graves y el Consejo está persuadido que una de las causas puede ser la falta de limpieza de las calles". Esta preocupación se volvió a plantear cinco meses después. Sin embargo, curiosamente, desde el punto de vista médico, la medicina galénica española de la época esgrimía argumentos que minimizaban o contradecían esta impresión general, basándose en las peculiaridades del medio ambiente de Madrid, que actuaría como preservador contra los efectos nocivos de esta suciedad. Esta actitud científica probablemente repercutía en un abandono relativo de la higiene pública y ponía el acento en la preservación individual

---

[42] Jesús V. Cobo Gómez. Juan Bautista Juanini (1632-1691). Saberes médicos y prácticas quirúrgicas en la primera generación del movimiento novator. Tesis Doctoral Inédita. Programa Universitario de Doctorado (UAB, UB, UPF), en Historia de las Ciencias. Directores: Álvar Martínez Vidal y José Pardo Tomás; págs. 195-417.

frente a las medidas de orden público. Es en este momento médico y político donde Juanini plantea sus propuestas, criticando duramente las propuestas galénicas ambientalistas que sustentaban esta actitud nihilista.

Ante el riesgo o aparición de epidemias en Madrid, se ponían en aplicación las mismas medidas ya citadas por diversos autores, similares a las que se aplicaban en otras ciudades castellanas. Por ejemplo, en julio del mismo año de 1679, cuando Juanini se encontraba redactando su obra, se extendió una epidemia por Andalucía que amenazaba con extenderse a la corte. Para evitar su extensión, se estableció un típico cordón sanitario de protección, disponiéndose dos líneas de guardias que impedían todas las salidas hacia el Norte de personas o productos provenientes de las zonas afectadas.

La primera línea estaba apostada en varios puntos cruciales al sur del río Guadalquivir, mientras que la segunda estaba inmediatamente por debajo de Ciudad Real. Se suspendieron los pasos sobre el río Tajo entre Talavera y Toledo, y otros quedaron bajo estrecha vigilancia, y en la propia corte se clausuraron todas las puertas a excepción de cinco donde había vigilancia día y noche. Sea por lo que sea, Madrid se libró de la epidemia. Los aspectos higiénicos que planteó Juan Bautista Juanini se muestran en dos de sus primeras obras: *el Discurso Politico y phisico que muestra los movimientos y efectos que produce la fermentación y materias Nitrosas en los cuerpos Sublunares, y las causas que perturban las saludables y benignas influencias, que goza el ambiente de esta Imperial Villa de Madrid, de 1679 y del Discurso Physico y politico que demuestra los movimientos que produce la fermentación y materias Nitrosas en los cuerpos Sublunares, y las causas que perturban las benignas y saludables influencias, de que goza el Ambiente de esta Imperial Villa de Madrid*, editado en 1689. En realidad, la segunda obra incluye una segunda edición ampliada de la primera, pero, por diversas razones, constituye una obra totalmente independiente[43].

[43] Jesús V. Cobo Gómez. Juan Bautista Juanini (1632-1691). Saberes médicos y prácticas quirúrgicas en la primera generación del movimiento novator. Tesis Doctoral Inédita. Programa Universitario de Doctorado (UAB, UB, UPF), en Historia de las Ciencias. Directores: Álvar Martínez Vidal y José Pardo Tomás; págs. 195-417.

Existe igualmente una traducción francesa de la primera obra, publicada en Toulouse en 1685 bajo el título de *Dissertation physique ou l´on montre les movements de la fermentation, les effets des mateires nitreuses dans les corps sublunaires, & les causes que alterent la pureté de l´air de Madrid.* Esta edición allende los Pirineos tiene interés como muestra de la difusión internacional e importancia de la obra de Juanini. Ocasionalmente nuestro autor también hace referencia a algún aspecto higiénico o ambiental en alguna otra de sus obras, pero son referencias aisladas.

El objetivo del Discurso Político (1679) es mostrar los perjuicios que ocasiona a la salud de los madrileños, incluidas la familia real y el monarca, como se cuida muy bien de subrayar Juanini, la presencia de materias fecales, cadáveres u otras inmundicias en descomposición en las calles de Madrid. Ante todo, realiza una pequeña panorámica de los motivos que le llevaron a este texto. Cuando llegó a la corte, lo primero que hizo fue aplicar sus conocimientos en averiguar las características del medio ambiente de Madrid. En el contexto de la Medicina moderna, el estudio del medio era imprescindible para prever las posibles alteraciones así como aplicar las terapéuticas más indicadas.

Según refiere Juanini, la opinión más extendida en la corte, refería que, en Madrid, debido tanto a la calidad de sus aguas como de sus aires, se daba una coincidencia de sequedad y frialdad que impedía la putrefacción o al menos evitaba los efluvios malignos de ésta, y por tanto era el sitio ideal para establecer la corte en ella. Sin embargo, era igualmente perceptible una gran "humedad" ambiental, lo que suponía, entre otros aspectos, una grave contradicción respecto de los principios descritos. En Madrid, describe Juanini, las fiebres agudas sincopales eran muy frecuentes, y cursaban con gran mortalidad. Juanini, intrigado, estableció una ligazón entre ambas circunstancias, decidiéndose a exponer sus teorías e incluso "a sacrificar mi limitado caudal" en ello, en "beneficio de la pública utilidad". El otro gran objetivo del texto de Juanini era "tentar el remedio", proponer alguna forma de paliar o evitar estas fiebres.

Todo ello, "...con motivo pues de tan pública, y universal utilidad, y sobre todo el zelo de la salud de esta Corte, y descubrir la raíz de las enfermedades dichas, que la van desposeyendo de su antigua opinión de saludable, y se restituya. [...Ya que ha de] ser digna morada de la más importante y Real vida de nuestro amantísimo rey. Esta debe ser el centro de los leales deseos, ésta el sujeto de nuestras oraciones, y ésta fue también el blanco de este estudio, para que la salud de su Catholica Magestad, la de V.A. y toda la Real sangre viva entre menos peligros, y para que tan gran Republica merezca la población que la adorna, de estrangeros, y naturales, Príncipes, señores, y Títulos, y de su fidelísimo pueblo, que vive a la sombra y compañía de su Rey".

La salud del endeble Carlos II, era, sin duda, un asunto de estado de primerísima importancia. El texto describe en sus primeros capítulos la composición química del aire de Madrid y de los cuerpos en putrefacción, así como de los principios generales de la fermentación, entrando a describir las características íntimas de este proceso desde el punto de vista yatroquímico. Juanini se muestra muy precavido a la hora de exponer las doctrinas yatroquímicas: "No es mi ánimo preferir la escuela Química a la Galénica, porque no conduce a la intención de mi argumento". Sin embargo, es evidente que todas sus hipótesis, al igual que las obras y autores que cita (Willis, Duhamel, etc.) y las propuestas que realiza, siguen absolutamente los dictados de la escuela yatroquímica[44].

Juanini refiere que, "la Sal Volátil, que se separó de los excrementos y que se exaltó junto con los vapores, se inclinó a la tierra y por la analogía que tiene con la Sal fixo, que quedó en la parte terrestre de los Excrementos, se vuelve otra vez a entrañar, y unir con ella, y nuevamente se exalta la fermentación". Por lo tanto, además de contribuir a llenar el aire de perniciosos "vapores llenos de sales nitrosos", la putrefacción continuaba activa y se renovaba en el mismo suelo contaminado por la continua circulación de las Sales.

[44] Ídem.

El texto continúa explicando los motivos por los cuales crecen hierbas en los tejados de Madrid, con el sólo alimento, refiere, del vapor que surge de las tierras, así como la influencia de la Luna en estos procesos fermentativos. Pero, lo más interesante es como liga Juanini estos procesos químicos con la etiología de las fiebres sincopales y otras enfermedades frecuentes en el Madrid de la época, como eran los "flatos". Los flatos, refiere Juanini, se ocasionan por "el ambiente nitroso, que se introduce con el alimento e inspiración y, por sus malas y fermentativas calidades, al instante que se une con dichas materias crudas y viscosas, mezcladas entre los referidos *succos*: luego se fermentan, y se convierten en espuma".

Sin embargo, los problemas más graves que se ocasionan por esta contaminación "nitrosa" serán las fiebres sincopales. Juanini plantea primero las causas en general de diversas pestes o epidemias conocidas, cuya causa, refiere, "no es otra, que los vapores malignos levantados en el aire, por lo que se exhala de la multitud de cadáveres [...]; porque estos vapores, o exhalaciones llenan el aire de átomos salitrosos, y malignos, y estos introducidos con la inspiración en los vasos del pulmón, y corazón, coagulan la sangre, y matan de repente". Para apoyar esta idea, cita diversos ejemplos y autores, entre los que destacaré, por la influencia que ejerció en nuestro autor, a Willis.

Las fiebres sincopales, refiere Juanini, serían un tipo de fiebres "endémicas, o regionales", que sólo se encontraría en los países hispanos. La limitación geográfica se explicaría por las características propias del suelo de la península, muy rico en minerales, por lo que "toda la tierra está llena de Salitre, y no he visto en ninguna parte abundancia tan general, como en España". Esta característica se suma a otra típica de los españoles, ya que, según Juanini, "el ayre de España adelgaza, y atenúa más la sangre, que en otras regiones", por lo que siempre tienen un exceso de sangre, lo que causa habitualmente diversos problemas médicos menores. Estas características influyen tanto en el carácter o naturaleza de sus habitantes, como en la predisposición a padecer determinadas enfermedades.

En Madrid, destaca Juanini, además de darse todas las características generales del ambiente hispano, se añaden unas características propias de tipo artificial: "a Madrid, a más de las exhalaciones, y vapores que participan los otros lugares de España, se le agregan los vapores de los excretos continuos, que en sus calles se arrojan, y mezclados los unos con los otros causan, que en Madrid sucedan más a menudo las sincopales, y otras enfermedades, que en breves dias matan..."

En la segunda edición del texto, el *Discurso Physico* (1689), Juanini hace una detallada precisión sobre la naturaleza "endémica" de estas fiebres sincopales, que deben diferenciarse de otras fiebres epidémicas, a veces también de inicio súbito y/o mortales, que también podían afectar a los madrileños[45].

Juanini se detiene a explicar los mecanismos internos por los cuales actúan los vapores nitrosos, así como la sintomatología específica de las fiebres sincopales que les diferencian del resto de las calenturas, aspectos que no interesan especialmente en este trabajo, aunque sí a la hora de entender la patología de Juanini y en especial el papel del *succo nérveo* en ella. Es interesante, sin embargo, la referencia que hace al uso de la quina en estas fiebres y en otras calenturas, así como a la explicación que realiza de su acción febrífuga. Igualmente, es interesante destacar cómo Juanini dedica un capítulo de esta obra a defender la circulación de la sangre, aspecto clave en la nueva ciencia.

Quizás, destacaré, sea esta defensa de Juanini la primera disponible en idioma castellano, aunque es evidente que esta innovación había sido recogida con mucho interés en diversos autores del galenismo reformista. Sin embargo, la opinión general en la Medicina oficial, como recoge la obra de Matías García (que el propio Juanini conocía y refuta), era contraria a las nuevas propuestas. La defensa de la circulación de la sangre, "el nuevo Sol de la Medicina", como han destacado diversos autores, constituye una de las claves y signos de identidad de los novatores, una suerte de "etiqueta identificativa".

[45] Íbidem.

Esta precisión es tanto más interesante cuando era de todos conocido el escaso caudal del Manzanares, convertido casi en cloaca pública. Como precisó nuestro agudo Luis de Góngora: "Bebióte un asno ayer, / y hoy te ha meado".

Respecto al contenido concreto de la primera parte, no hay diferencias importantes sobre lo descrito para el *Discurso Politico* (1679), ya que es casi una transcripción literal y repite los mismos argumentos citados, sin aportar otros de interés. Sí se hace eco de alguna de las novedades más interesantes de los últimos años, como, por ejemplo, la citada referencia a la monografía de Cabriada, texto, recordemos, que se enmarca dentro de una polémica sobre la naturaleza de las medidas de higiene pública[46].

LA HIGIENE EN LA *DISSERTATION PHYSIQUE* DE 1685.

Las medidas de Higiene pública que propone Juan Bautista Juanini son simples. Ya que "Cognitio morbi est inventio remedii": si la suciedad era la causa del problema, únicamente se trataba de limpiar las calles, como ocurría en "otras y populosas, y dilatadas Cortes". Sin embargo, ni en 1679 ni en 1689 nos da ninguna indicación de un programa específico. Se trataba, simplemente, de una propuesta genérica que debía concretarse posteriormente. Tampoco propone una estructura organizativa nueva. Tanto Juanini como el Príncipe don Juan José pensaban simplemente en reforzar las estructuras municipales ya previstas y que, por algún motivo, no se estaban aplicando correctamente en ese momento (¿falta de diligencia?, ¿marasmo burocrático?, ¿falta de recursos?, ¿corrupción?). Juanini refiere que, "...en esta Era, presente, se toman tan de espacio, y con tan pòca aplicación, [las providencias], que temo se ofrecerán en este particular muchas dificultades, las quales serán causa de perpetuo silencio, siendo assi que todas las que se pueden ofrecer, se pueden vencer con muchissima facilidad, y sin más gasto del que tiene la Villa, aplicándole de veras".

[46] Jesús V. Cobo Gómez. Juan Bautista Juanini (1632-1691). Saberes médicos y prácticas quirúrgicas en la primera generación del movimiento novator. Tesis Doctoral Inédita. Programa Universitario de Doctorado (UAB, UB, UPF), en Historia de las Ciencias. Directores: Álvar Martínez Vidal y José Pardo Tomás; págs. 195-417.

En este sentido, el programa de Juanini es continuista, de tinte reformista, aunque quizás esta actitud tan moderada es únicamente prudente para evitar acusaciones de injerencia, más aún cuando en este momento, el partido político que lo arropaba en un principio, estaba prácticamente desmembrado. La opinión general, refiere Juanini, consideraba estas medidas como "impracticables", en un tono derrotista que quizás evidenciaba la opinión general nefasta que se tenía de la ineficacia general de la burocracia cortesana.

Según refiere Juanini, en un tono amargo pero con esperanza: "Bien creo que algunos dirán, que lo que digo es Predicar en Desierto, sin embargo, espero que, con el tiempo, este mi trabajo ha de ser instrumento, para que se tengan limpias las calles".

De todas formas, Juanini nunca dejó de reivindicar su papel en la lucha contra la suciedad de las calles de Madrid e incluso, en su última obra (1691), se enfrenta a algunas críticas que había recibido su obra y retaba a sus autores a plantearlas por escrito.

El detallado programa de higiene individual de Juanini, por contra, semeja sencillo y accesible a las capas de población más acomodadas, y supone una alternativa posible a las medidas de higiene pública. Como hemos citado, las propuestas higiénicas individuales de Juanini son muy similares a las conocidas y ya aplicadas por el colectivo médico y la población acomodada ya disfrutaba de medidas similares.

Probablemente, la demanda de regímenes individuales seguía siendo alta y la moda, tan importante entonces como ahora, demandaba dietas "modernas" y más adecuadas a los cambios sociales o alimentarios contemporáneos. Por ejemplo, en la obra de Juanini, destacan las frecuentes referencias a todos los nuevos productos alimentarios americanos como era el chocolate, o al café, a los vinos de moda, etc., que no se podían encontrar en las obras clásicas medievales o renacentistas.

La utilización de los medicamentos químicos, por contra, constituye una novedad, aplaudida entre otras cosas como una nueva moda venida de Francia. La higiene individual propuesta por Juanini dejaba fuera de sus beneficios a una importante y mayoritaria parte de la población que no podía acceder a estas medidas o simplemente no podía financiarse estos medicamentos y sustancias "preventivas", tan gravosas para el presupuesto familiar[47].

Sin embargo, el hecho de que el texto estuviera en castellano y fuera planteado de una manera tan didáctica, sin duda contribuyó a ensanchar el espectro de población que podía beneficiarse de estas medidas individuales. Al menos, pensamos, tanto los burgueses alfabetos y cultos como el amplio grupo de los cirujanos romancistas, a los que se dirige expresamente Juanini en numerosas ocasiones, disponía con esta obra de una dieta "moderna", o novatora, que podía seguirse personalmente o bien recomendarse a los pacientes preocupados por estos frecuentes problemas de salud descritos en el texto (flatos, fiebres súbitas, indigestiones, etc.).

En resumen, Juan Bautista Juanini dispone, entre su producción escrita, de al menos dos obras dedicadas a un aspecto concreto de higiene pública local. Estas obras son un instrumento útil para acercarnos y obtener alguna información sobre los conceptos de higiene pública e higiene privada de que se disponía en la España de finales del siglo XVII y, principalmente, entre los cultivadores de la nueva ciencia, los novatores.

El interés de las propuestas de Juanini no están en la forma en que propone solucionar el problema concreto de salud pública que detecta (en este caso, unas fiebres endémicas en un entorno discreto), sino en el marco interpretativo de estos problemas de salud y en cómo éste puede influir en la actitud de la sociedad y del colectivo médico frente a la enfermedad epidémica y los medios de evitarla. Este marco interpretativo de Juanini se muestra claramente diferente al de sus oponentes galenistas.

---

[47] Ídem

El programa de higiene pública de Juanini, ya en su primera formulación temprana de 1679, supone una desautorización frontal del sistema galénico y de sus bases conceptuales. De acuerdo con este texto, solamente la interpretación yatroquímica de los problemas de salud de la corte se muestra eficaz en la comprensión de éstos. Por lo tanto, serán las medidas que proponga la nueva ciencia, tanto en aspectos de higiene pública como de higiene privada, las únicas que podrán enfrentarse a este problema médico concreto con éxito.

La comprensión de éstos. Por lo tanto, serán las medidas que proponga la nueva ciencia, tanto en aspectos de higiene pública como de higiene privada, las únicas que podrán enfrentarse a este problema médico concreto con éxito.

Sin embargo, cuando Juanini o su mentor el Príncipe don Juan José de Austria descienden al nivel de las aplicaciones concretas, el programa de higiene pública que proponen es básicamente el mismo que se proponía desde las concepciones higiénicas galénicas clásicas. Programa que, por otra parte, se había mostrado socialmente útil en el control de las enfermedades contagiosas desde hacía siglos. En este sentido de las propuestas técnicas u organizativas, las concepciones de Juanini eran reformistas y vagas, sin pretender una ruptura con el sistema sanitario ya establecido.

La actitud general de las propuestas de Juanini era optimista, con un tono progresista y esperanzador. En otro orden de cosas, sus propuestas apoyaban también de manera vaga unas concepciones poblacionistas y desarrollistas "pre-ilustradas" en las maneras de gobernar la República y de entender la economía del estado. En este contexto, los problemas de higiene aparecían como obstáculos al progreso y a la extensión de poder del estado. La participación de los médicos como técnicos sanitarios al servicio del poder público se proponía como un elemento necesario e imprescindible para solucionarlos[48].

---

[48] Íbidem

A la hora de explicar el binomio o equilibrio entre salud y enfermedad, esta interpretación yatroquímica de Juanini era básicamente ambientalista, poniendo en primer lugar o predominando las condiciones externas del medio, de acuerdo con la vieja tradición hipocrática de las "seis cosas no naturales", sobre las características individuales o constitución. Las viejas concepciones galénicas ni siquiera fueron discutidas por Juanini. El acento de la patología de Juanini, según esta concepción citada, se puso en la prevención más que en la terapéutica.

La interpretación global, externa y ambientalista de las causas de estas enfermedades, de acuerdo también a las ideas de Juanini, suponía la supeditación del ámbito preservativo individual al colectivo. Los dos ámbitos, si bien eran compatibles y complementarios y no se podían entender de manera aislada, se definían jerárquicamente. El ámbito público era superior al individual. De ahí que, para Juanini, las medidas individuales fueran únicamente paliativas de una situación ambiental nociva, responsable en último término del estado de salud de una población.

Las propuestas de Juanini sobre higiene pública, dirigidas tanto a las instituciones y al poder político (el Protomedicato, el Consejo Real, la Universidad, el mismo rey), como a la comunidad médica y a la sociedad madrileña en general, aparecían valoradas positivamente y fueron globalmente suscritas por sus interlocutores, pero no tenemos noticia de cómo influyeron (si lo hicieron), en la adopción de alguna medida práctica concreta. Esta crítica de Juanini a la situación higiénica y organizativa sanitaria en la corte de Madrid, supone otra de las características de la obra y del espíritu general del movimiento *novator*[49].

Este fue el Madrid que se encontró Juan Muñoz y Peralta cuando se trasladó a la capital del reino de España y de las Indias.

[49] Jesús V. Cobo Gómez. Juan Bautista Juanini (1632-1691). Saberes médicos y prácticas quirúrgicas en la primera generación del movimiento novator. Tesis Doctoral Inédita. Programa Universitario de Doctorado (UAB, UB, UPF), en Historia de las Ciencias. Directores: Álvar Martínez Vidal y José Pardo Tomás; págs. 195-417.

CAPÍTULO 6.

Datos biográficos y familiares de Juan Muñoz y Peralta. La Sevilla que conoció en su mocedad. Traslado a Madrid y matrimonio. Elogios de sus coetáneos.

Tenemos que situarnos en la villa de Arahal, ya pasada la primera mitad del siglo XVII. Estamos en el año del Señor de 1668, y al matrimonio formado por don Francisco Muñoz Bravo, Colegial Mayor de Osuna y doña Isabel de Peralta, les nace un hijo al que bautizaron con el nombre de Juan.

Gracias a los archivos de la Real Academia de Medicina de Sevilla, se puede ofrecer un perfil aceptablemente definido del hombre y de su obra. El padre era administrador, lo que se llamaba *gobernador*, y hombre de confianza del marqués de Ayamonte. Su madre, una dama de la localidad. La familia puede considerarse acomodada y Juan Muñoz y Peralta, vive en un ambiente distinguido. Sin duda, este estilo de vida marcaría el comportamiento de nuestro hombre, en unas coordenadas de elegancia personal y finura de espíritu, tal como veremos en el desarrollo de los avatares de su vida.

Se decía, y así consta en su *Certificación de Limpieza de Sangre*, que eran: *Gente onrada, Christianos viejos, limpios de toda mala raza de negros, judíos, moros, etc., etc...* El joven Muñoz y Peralta, de talento vivo, se traslada muy pronto a Sevilla a estudiar, acogido quizás, en la casa del Sr. Marqués, o ingresa en la colegial de San Telmo.

Cuando Muñoz y Peralta, en su mocedad, llega a Sevilla, la ciudad está en pugna con Cádiz por el traslado de la Casa de Contratación, causa del inicio de la decadencia local. La peste de 1649, había diezmado a la población. Pero todavía por aquel entonces, a Sevilla se la consideraba una rica metrópoli por los cargamentos de oro y plata que llegaban de las Indias. Sevilla iba dando muestras de su declinar, pero aún quedaban buenos artesanos y excelentes artistas. Los escritores no sobresalían demasiado, inmersos en barroquismos enojosos y temas fútiles. Encontramos capaces hombres de leyes y prósperos comerciantes traficando con ultramar. Se veían militares de todas las armas y eran conocidos ciertos clérigos sabios y humanistas[50].

[50] Dr. José María Montaña y Ramonet. Académico Numerario Bibliotecario de la Real Academia de Medicina de Sevilla. "Un hijo ilustre de El Arahal el Dr. Juan Muñoz y Peralta". Mauror, págs. 19-20.

Los médicos constituyen un estamento aparte, gozaban de cierto prestigio, pero se debatían en luchas intestinas, estériles y disparatadas. No faltaban extranjeros de las más variadas procedencias y también gentes de difícil encasillar y dudoso proceder. Una legión de desheredados y malhechores colma los arrabales y se desperdiga por lugares, más o menos, concretos de la ciudad, o se acoge a sagrado, al amparo de las gradas de la Catedral.

La mayoría de las calles están aún sin empedrar, sólo la Plaza de San Francisco y la de Génova. El paseante ha de tener cuidado con las caballerías que arrastran carros y coches señoriales. Los médicos más famosos, con su grueso anillo en el pulgar, topacio o esmeralda, también van en coche, pero casi siempre es de alquiler. Más común era que el médico montara en una mula, eso sí, bien enjaezada.

Tenemos por Sr. Arzobispo a don Jaime de Palafox y Cardona, aragonés, hombre piadoso y caritativo, aunque de fuerte carácter del que se decía que le amaban y le temblaban en todo el Arzobispado. Es el único personaje en la ciudad que goza del privilegio de ir en silla de manos. Por esas fechas anda atento a las obras de construcción del Palacio Arzobispal. A la caída de la tarde, los caballeros, se encaminan a sus periódicas tertulias[51].

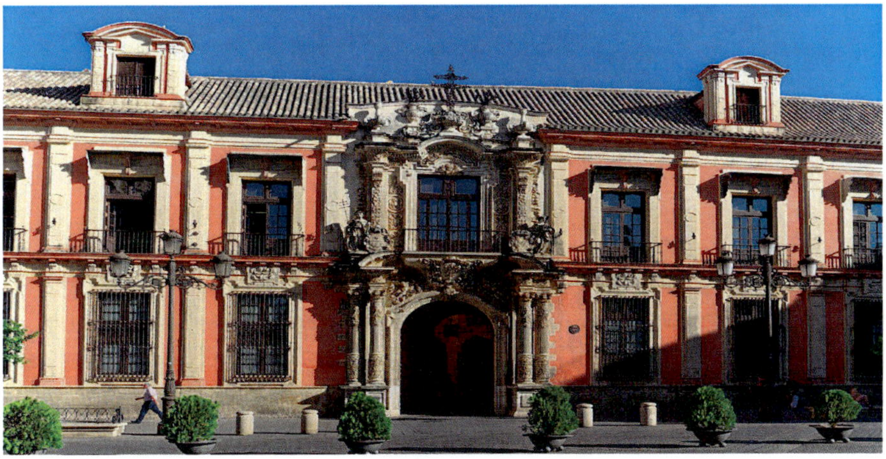

Palacio Arzobispal de Sevilla.

[51] Ídem, pág. 20.

Apenas cumplidos los catorce años, consigue el título de Bachiller en Artes, y el día 24 de marzo de 1686 obtiene el título de Bachiller en Medicina. Así consta en el Libro de Grados de la Universidad. Tiene dieciocho años. El pergamino se lo entrega el Rector don Juan Porcel, médico insigne y en el tribunal se encuentran otros personajes destacados en la Historia de la Medicina sevillana, como don Andrés Mastruccio, don Juan Cornejo o don Cristóbal de Pedrosa.

Con un curso más, logra el grado superior de Licenciado en 1687, empieza a ejercer la profesión en Sevilla, y muy pronto destaca por su buen hacer y acierto.

Parece ser que sus padres fallecen con escaso margen de tiempo y el joven médico, adquiere una hermosa casa, en la calle San Isidoro, paredaña con la iglesia de tal nombre y que corresponde al número 19 actual. Esa casa, como todas las señoriales de la Sevilla del setecientos, poseía un amplio jardín que por detrás de la Iglesia, se abría a la calle llamada hoy de Augusto Plasencia. Como bien dijo en su tiempo Peraza, *era casa grande y mui ricamente labrada*.

Pasados los cuatro años de ejercicio profesional, que eran preceptivos para aspirar a una Cátedra, don Juan Muñoz y Peralta, solicita y obtiene la de Vísperas. Se llamaba así la que impartía sus clases a última hora de la tarde[52].

Ya siendo un médico contrastado, Muñoz y Peralta se traslada a Madrid, en la capital del Reino conoce y se casa con doña Magdalena Montero de Espinosa, hija de don José Montero de Espinosa y de su esposa doña Margarita González de las Casas.

El padre era sevillano, aunque vivía en la Villa y Corte. La madre procedía de Villalba. Estos datos parece ser que se encuentran en su documento testamentario, existente en el Archivo de Protocolos Notariales de Madrid. Aunque no se ha podido comprobar este extremo, al faltar la fecha del documento.

52 Íbidem, pág.20.

Desgraciadamente, hasta hoy, no sabemos nada más de su vida familiar, ni siquiera si tuvo hijos, aunque algún autor afirma que sí[53] (como veremos más adelante).

Don Juan Muñoz y Peralta, Catedrático de Vísperas en la Universidad de Sevilla, Fundador y Presidente de la *Veneranda Tertulia* y de la Regia Sociedad de Medicina de Sevilla. *Médico de Cámara de exercicio de Entrambas Majestades*, Médico personal de los Excelentísimos Señores Duques de Montellano y de Osuna, hijo ilustre de la Villa de El Arahal, muere en Madrid en el año del Señor de 1746. Tiene 79 años, una edad avanzada para los hombres de aquellos tiempos.

El dato de que muere en Madrid, nos deja un registro triste y melancólico. Don Juan Muñoz y Peralta muere en el anodino Madrid dieciochesco, en una anodina Corte, que ya le había olvidado. Parte para el viaje sin retorno, lejos de Sevilla, la Sevilla que él tanto amó y por la que tanto luchó. En el Archivo de Protocolos de Madrid, se encuentra un poder para testar a favor de doña Magdalena Montero de Espinosa, su mujer legítima (Prof. Sánchez de la Cuesta).

Muñoz y Peralta es el artífice de una empresa extraordinaria y felizmente perdurable.

Consiguió, gracias a sus dotes personales, que una simple tertulia sevillana, alcanzara en pocos años, los honores de ser la primera Real Academia de España. Como decía don Diego Matheos Zapata en su carta: *en tan grande elevación como las mss celebres de Europa*. En ella se miraron e imitaron, todas las que surgieron y han surgido posteriormente, ya sea de Medicina, de Letras, de Artes... Creo que no se haya dado a Muñoz y Peralta el reconocimiento que se merece por lo que hizo y por el significado que ha tenido su obra a lo largo de tres siglos. El Ayuntamiento de Arahal, ha rotulado con su nombre la Casa de la Cultura[54].

---

[53] Íbidem, pág. 25

[54] Dr. José María Montaña y Ramonet. Académico Numerario Bibliotecario de la Real Academia de Medicina de Sevilla. "Un hijo ilustre de El Arahal el Dr. Juan Muñoz y Peralta". Mauror, págs. 31-32.

Muñoz y Peralta falleció en Madrid el 13 de septiembre de 1746, contrajo matrimonio tres veces[55] (como estudiaremos más adelante).

Sus restos mortales fueron sepultados en el antiguo convento de San Basilio, que estaba situado en la actual calle Desengaño de Madrid. Este convento fue fundado en 1608 y derruido en el año 1858, en su solar se construyó un teatro que en honor del convento se denominó de *Los Basilios*, que a su vez, fue demolido entre los años 1863 y 1864.

Él era hombre de fuerte personalidad, inasequible al desaliento y con unas convicciones y valores que ya hubiesen querido para sí muchos próceres de su época. Con un carácter fuerte, elegante y compacto como una roca, esos son genes inequívocos de los nacidos en su pueblo de origen.

Nuestro paisano fue un ejemplo a seguir, es preciso ahondar en su figura y obras, nosotros ponemos nuestro granito de arena con este libro[56].

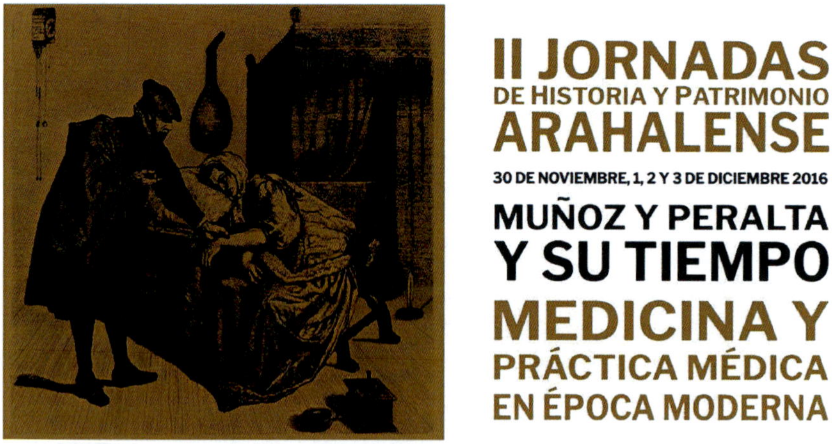

Prueba de que su pueblo no se olvidó de él fue la celebración de las II Jornadas de Historia y Patrimonio Arahalense, que tuvieron lugar entre los días 30 de noviembre al 3 de diciembre de 2016 en Arahal.

[55] Fernández García, Pedro Matías: Parroquias madrileñas de San Martín y San Pedro el Real. Algunos personajes de su archivo (18 Dif. fol. 179). Caparrós Editores.

[56] Reflexiones de los autores.

Sabemos que Muñoz y Peralta vivió durante muchos años en un inmueble de la actual calle Mayor de Madrid, sin embargo, como buen ser humano todo tiene una evolución y, al igual que hoy en día cuando alguien se traslada a otra ciudad, existe una evolución en cuanto al domicilio en el cual se radica, nada nuevo bajo el sol. En este sentido, entre la documentación de Peralta que ha llegado hasta nosotros, hemos encontrado un documento, que prueba que residió en régimen de alquiler en un inmueble de la calle de las Infantas de Madrid, es una calle situada en el viejo Madrid de los Austrias, precisamente muy cerca de la calle Mayor, en ella, se plasma el pago a su arrendador de una cantidad de dinero en concepto de alquiler, seguidamente lo reproducimos.

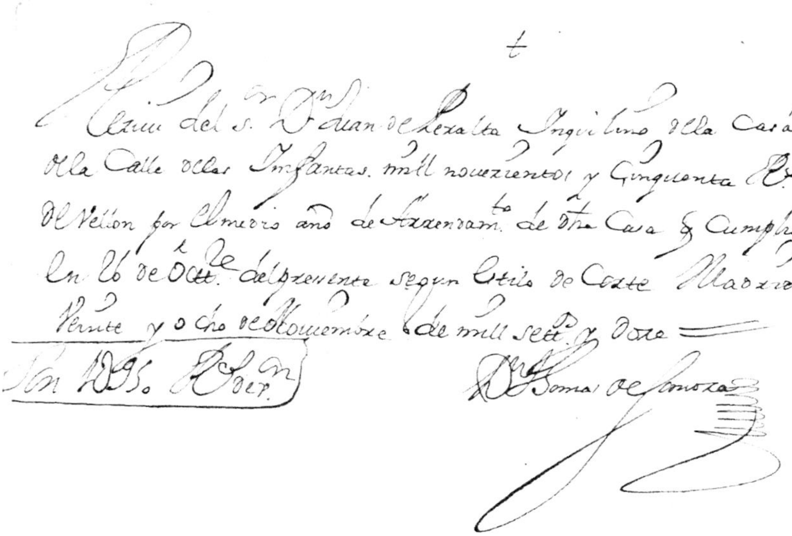
Recivi del Sr. Dn. Juan de Peralta Inquilino dela Casa
dela Calle delas Infantas. mill novecientos y Cinquenta Rs.
de Vellon por el medio año de Arrendamto. de dha. Casa q. Cumplio
en 26 de Octe. del presente segun Estilo de Corte Madrid
Veinte y ocho de Noviembre de mill setez. y doze =
Son 1950 Rs. de V.
Dn. Tomas de Amoza

Ministerio de Cultura y Deporte. Archivo Histórico Nacional. INQUISICIÓN,4267, Exp.8.

Por la fecha podemos deducir que tuvo alquilado este inmueble incluso durante su estancia en el extranjero.

La transcripción del documento antes referido es:

Recibi del Sr. Don Juan Muñoz y Peralta, inquilino de la casa de la calle de las Infantas, mil novecientos cincuenta reales de vellon por el medio año de arrendamiento de esta casa y cumplio el 26 de octubre del presente año.

Madrid a veinte y ocho de noviembre de 1712.

Firmado: De Somoza

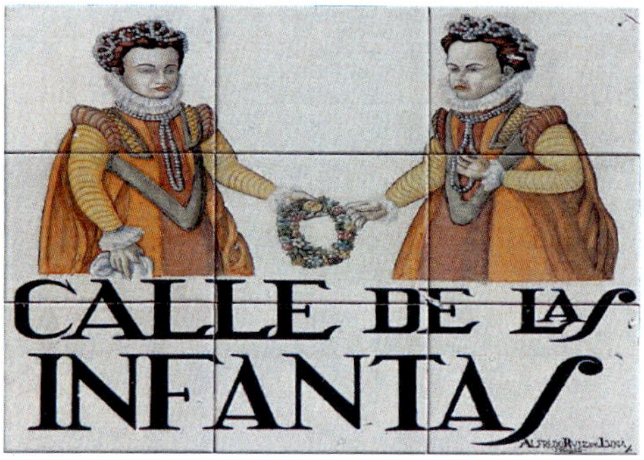

Rótulo actual de la calle de las Infantas de Madrid.

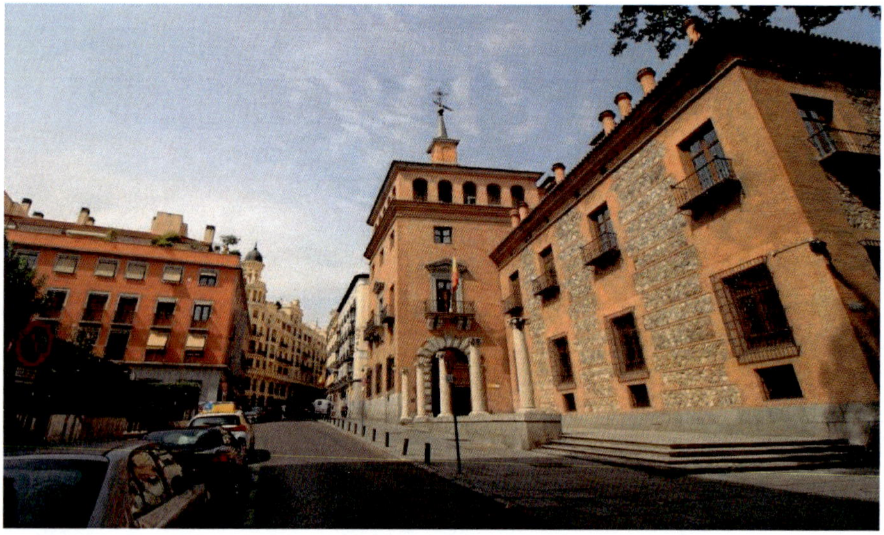

Las Infantas, una calle con solera de Madrid, entrada a esta calle por la zona de la Casa de las Siete Chimeneas (primera a la derecha) y más adelante un edificio perteneciente al Ministerio de Cultura.

Los elogios de sus coetáneos.

Para entender bien el impacto que, en su tiempo, causó la figura de don Juan Muñoz y Peralta, basta con relatar, aquello que sus coetáneos decían de él.

Curiosos son los epítetos, algunos de los cuales resultan fascinantes. García Romero le llama *Doctísimo Achiles*. Ello hace pensar, que tal calificativo heroico, era un referente a la activa lucha que Muñoz y Peralta sostenía a favor de sus Socios, tal y como lo hiciera el mítico héroe griego a la muerte de su amigo Patroclo.

Ordóñez de la Barrera dice que Muñoz y Peralta era muy joven, y ya destacaba como sujeto de *gran Literatura... que actúa siempre con el mayor señorio de si mismo... con sus pocos años supo y sabe sincopar muchos años de prudencia*. Hay que reconocer que Ordóñez de la Barrera, aunque el estilo literario de la época era muy altisonante y afectado, se muestra como excesivo en sus elogios: *Olímpico ingenio, Membrado coloso y Luciente fanal.*

Fray Antonio Melgarejo, en la Aprobación prologal a uno de los libros de Muñoz y Peralta, dice que es de notar *...la prudencia y herudicion con que se realiza el maridaje de la Antigua y la Nueva Medicina.*

El eminente Catedrático y Socio Fundador don Juan de Cabriada, hombre de criterio sabio y justo, escribe que *Muñoz y Peralta se ha ganado entre los Doctos los debidos aplausos*. En la misma línea, está lo que piensa don Miguel Marcelino Boix y Moliner y que considero verdaderamente acertado dice: *Tiene (Peralta) un gallardo entendimiento, aunque algunas veces travesea con el ingenio, por lo que tiene de cartesiano.*

Travesea, hace travesuras con el ingenio, es ese sentido del humor que poseía Peralta. Es evidente que don Marcelino conocía bien a nuestro personaje y usa el término *cartesiano*, en un sentido de afectuosa familiaridad.

El delirio de un admirador ferviente, el éxtasis de un entusiasta, lo ha escrito en latín don Antonio Fernández de Lozoya, y su parcial traducción dice así: *Emporio de la Literatura / Paladín de la Ciencia / Fuente de sabiduría perenne / Cátedra de estudio verdadero / Escuela de Philosophía / Mas que laureado peldaño para la sacra Divinidad / Arcano exultante de la Ciencia Infinita/... salutem, Prosperitatem Gloriamque omni cum studio considerat*[57].

Más sensatamente se ha dicho que se le podía comparar dentro de la Universidad Hispalense, tanto al poeta Francisco de Rioja, como al novelista Mateo Alemán. También al creador de la bibliografía española, Nicolás Antonio Nicolás, e incluso al famoso Monardes. Don Miguel Melero, admira el heroísmo de Peralta al enfrentarse a un hombre de la categoría de Colmenero.

También don Gabriel Delgado, Familiar del Santo Oficio, afirma que *Peralta manifiesta desde sus primeros años luces de suavísimo ingenio, por aver dispuesto del febrífugo, al que ha suprimido el horror y repugnancia del enfermo, sabiendo modificarle, depurarle y aromatizar tan áspero medicamento, convirtiendo su horror en suavidad.*

Don Lucas de Jáuregui lo llama: *Venerandae Tertuliae eisdem Civitatis meritissimi Praesidis.*

Estas últimas líneas, junto con el desarrollo de esta obra a nivel global, nos van a dar una idea a los arahalenses de hoy, de la dimensión de Juan Muñoz y Peralta. De uno de nuestros paisanos más ilustres, que llevó el nombre de Arahal por Europa. Su humildad, su gracejo, su inteligencia, su valentía y su saber fueron conocidos en toda España y en el extranjero. Nuestro personaje es un valor para el Arahal actual y motivo de orgullo para sus habitantes.

---

[57] Fernández García, Pedro Matías: Parroquias madrileñas de San Martín y San Pedro el Real. Algunos personajes de su archivo (18 Dif. fol. 179). Caparrós Editores, págs. 30-31.

Arahal, pueblo acogedor
de gente cercana y amable,
que el amor que yo te tengo
de las entrañas me sale.

Todo me lleva a ti, Arahal,
cada huella, cada sendero,
cada destino, cada requiebro
me señala tu luz por entero.

¡Oh hermoso Arahal!
Madre de héroes,
educadora de soñadores,
forjadora de titanes y
matriz de historiadores.

Fragmento de la XXI Exaltación de las Glorias 2019. Manuel Jesús García Amador

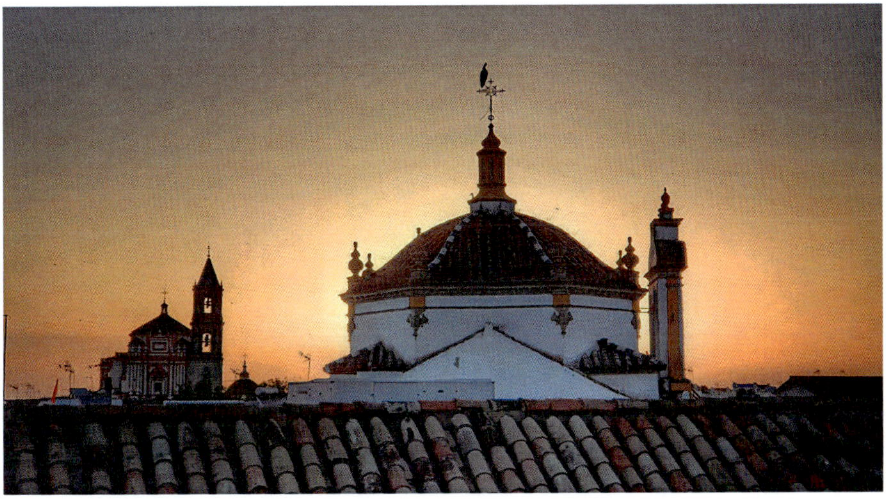

Amanecer tomado desde la azotea de la Casa del Aire de Arahal (Sevilla)
por Manuel Jesús García Amador.

CAPÍTULO 7.
Polémicas entre la medicina tradicional y los *novatores*.

Una forma de vida está definida, sobre todo, por el repertorio de creencias en que se está. Naturalmente estas creencias van cambiando de generación en generación, y en eso consiste la "mutación" histórica; pero cierto esquema mínimo perdura a través de varias generaciones, y les confiere la unidad superior que llamamos época, era o edad. ("Historia de la Filosofía" de Julián Marías).

Para poder situarnos, en las "creencias médicas" en las que don Félix Pacheco Ortiz, escribió su libro seguiremos el razonamiento de don José Ortega y Gasset en su "Razón Histórica" donde afirma que:

"Poco después de 1600, el hombre sale de la duda renacentista y se instala en una nueva creencia, en la creencia "moderna", sobre la cual ha descansado la vida europea hasta hace muy pocos años. El hombre moderno sustituye la fe en Dios por la fe en la Razón".

Los médicos empírico-racionalistas, llamados despectivamente "NOVATORES" por los dogmáticos de la Universidad, y tratados de herejes, vuelven a Hipócrates y, a partir de él, dan un nuevo sentido racional a la Medicina.

España comienza el siglo XVIII inmersa en una grave crisis cultural y, sobre todo, económica. Pero no todo son desdichas y en los últimos años del siglo XVII, España hará un intento de acortar el retraso científico que sufría. Fue don Juan José de Austria, el encargado de traer libros de Holanda, Francia e Inglaterra, y crear una nueva ilusión en los científicos españoles. Es lo que se ha llamado la pre-ilustración, que se va a asentar en lo que hemos llamado los "novatores", y en la creación de la Regia Sociedad Hispalense de Medicina y demás Ciencias.

La Inquisición y el Protomedicato no pueden hacer nada contra esta "nueva Medicina" por estar refrendada por los Reyes Borbones. Surge la figura del médico humanista, erudito y polígrafo, creando una obra intelectual que derrota a la medicina escolástica-galénica, y preludian lo que, unos años después (en el siglo XVII), va a ser la base de las doctrinas iatromecánicas e iatroquímicas. Los médicos humanistas se esfuerzan ante todo en actualizar los verdaderos textos de la Medicina clásica, haciendo traducciones al latín de Hipócrates y Galeno, enriquecidos con comentarios críticos (*Corpus Hipocraticum*, Los *Aforismos* con comentarios de Galeno), son los *Articella*.

En España serán Valles (1524-1592) y Cristóbal de Vega (1510-1573), profesores en Alcalá de Henares. De Galeno hicieron traducciones críticas Andrés Laguna (1499-1559), que estudió en Salamanca y fue médico de Carlos V y de los Papas Paulo III y Julio III.

Joan Fernel y Luis Mercado van a llevar a cabo la empresa de ordenar el saber médico grecolatino-bizantino y arábigo. Al segundo le encomendó Felipe II "Las Instituciones que debían regir los exámenes de los médicos, cirujanos y algebristas ante el Tribunal del Protomedicato".

En estos médicos es evidente la actitud crítica frente a la tradición medieval escolástica (Gómez Pereira llega a combatir a la filosofía aristotélica y al dogmatismo galénico), para ellos no existe otra autoridad que la prueba experimental. De Gómez Pereira es el famoso silogismo "Conozco que yo conozco algo, todo el que conoce es, luego yo soy", muy parecido a la proposición de Descartes "Pienso, luego soy". En su libro "Nova veraque medicina" hace una resuelta crítica a la piretología galénica anticipándose a Sydenham.

Vesalio con sus disecciones comprobó que Galeno sólo había hecho disecciones sobre animales. Escribió su famoso "De Humanis corporis fábrica" (*La Fábrica*). Rápidamente surgió una "Apología in anatome pro Galeno contra Andream Vesalium Bruxellensen" (1562) de Francisco del Pozo, por lo que los nuevos conceptos anatómicos de Vesalio no fueron aceptados por la Universidad, aunque en los círculos privados se aceptó el método versaliano de investigación directa.

Aún siguiendo en el dogmatismo canónico de Galeno, surgen actitudes *novatoras.*

1. El Empirismo – Las cosas son como nuestros sentidos nos muestran.
2. El Racionalismo – La visión sistemática racionalmente concebida de la realidad de la naturaleza.
3. La polémica de la sangría.

Galeno había atribuido a Hipócrates la distinción entre el efecto revulsivo y el derivativo de la sangría. Por el primero se trataba de evitar que los humores pecantes fluyeran hacia el foco de la lesión; con el segundo se intentaba aliviar la congestión ya constituida, movilizando los humores corruptos allí coleccionados.

La nueva técnica de Bissot tuvo críticos y defensores, pero siempre en la idea de los humores. El examen de la orina que era el resultado de la digestión hepática, según Galeno, se sustituye por las alteraciones del pulso como medio diagnóstico.

Fracastroro avanza una teoría que, basada en la simpatía-antipatía de los antiguos, es un revulsivo a la medicina renacentista. Algo pasa del enfermo al sano y lo impregna de su propia y específica cualidad, creando una alteración en el infectado que existía en el infectante. A este agente le llama *seminaria*. Pero nada más lejano a la idea de gérmenes, pues tendrán que pasar doscientos años para que se formule una patología microbiana.

La Peste con sus epidemias desastrosas, sobre todo durante el siglo XVI, enciende gran cantidad de escritos que, aunque más bien se limitan a describir estos episodios epidémicos, en ellos ya se vislumbran algunas medidas de protección. Mercado protomédico de Felipe II en "El Libro en que se trata... de la enfermedad vulgar y peste,..." (Madrid 1599) hace un punto de reflexión importante en la extensión de las epidemias "en el poco cuidado de las Repúblicas en las epidemias de peste por temor a perder el comercio o trato".

En España fue terrible la epidemia de peste de los años 1597-1604 con seiscientos mil muertos.

El gran descubrimiento del Renacimiento es saber diferenciar cuadros clínicos específicos, que antes estaban englobados en denominaciones genéricas: fiebres pestilenciales. Así por ejemplo se describe el sudor inglés, que debió ser una especie de gripe epidémica. El Tifus petequial, bien estudiado por los médicos españoles Luis Mercado, Luis de Toro (de Plasencia); el carácter exantemático le hace diferente de otras erupciones cutáneas. Escarlatina, la influenza o catarro epidémico, el *coqueluche* o tos convulsiva, la difteria, llamada en España *garrotillo* por su forma de angina asfixiante.

Pero el mal a que más se dedicaron los médicos renacentistas fue la Sífilis (*Morbos galticus*). No vamos a entrar en la polémica sobre su origen, pero sí decir que en el primer tercio del siglo XVI, además de las sales mercuriales, entra en su tratamiento la madera de guayaco o *palo santo* y para los defensores del origen de la sífilis en las colonias americanas, y el que esta madera mejorará las úlceras o chancros, era prueba evidente de que existía un vínculo *sui generis* entre el palo santo y la sífilis.

El libro de Fracastoro "Syphilis si ve morbos gallicus", escrito en mil trescientos cuarenta y seis versos, es de una belleza literaria indudable.

Paracelso - "El veneno está en la dosis" fue uno de los primeros en usar productos químicos en el tratamiento de la enfermedad. Paracelso rebatió la idea de una sola enfermedad de los antiguos, causada por el desequilibrio de los humores, apuntando que la enfermedad era un proceso local producido, no por los cambios en los humores, sino por agentes *-ens-* que se encontraban en el mundo mineral, en la atmósfera, en el agua...

El médico antiguo tenía que evaluar lo que había en exceso o añadir lo que faltaba, con el sudor, la purga, la sangría y los vómitos.

Paracelso intentaba la erradicación de la causa específica. Harvey descubrió que el calor vital de Aristóteles no se engendraba en el corazón, sino en la propia sangre.

Para finalizar esta época donde, al final de ella, prima el espíritu de la intransigencia político-religiosa culpable de la liquidación de un cristianismo intelectual y humanista inspirado en Erasmo de Rótterdam, podríamos, hablar de Miguel Servet que esbozó la circulación pulmonar y que, huyendo de la Inquisición española, fue quemado en la Ginebra protestante de Calvino.

El hombre moderno sustituye a la fe en Dios por la fe en la Razón. Antes era Dios, ahora se cree que el intelecto humano es un maravilloso instrumento que si lo hacemos funcionar bien nos revela el ser de las cosas.

El prodigioso fruto de esta nueva fe fue la ciencia física, química y biológica, que buscó en los fenómenos su naturaleza.

El sistema del "Balance of Powers" establece un equilibrio mecanicista entre las formaciones estatales; se camina hacia el concepto de la sociedad de clases. La reforma protestante, sería un nuevo frente al ideal de los Habsburgo del Sacro Imperio. Bajo la hegemonía hispana y la ayuda decisiva de los recursos de las Indias, Felipe II, haría de la Contrarreforma un doble objetivo: la frontera de la Cristiandad contra los turcos, y la frontera de la Catolicidad contra los protestantes.

Su sucesor Felipe III, sometido a la privanza del Duque de Lerma, intenta la hegemonía dinástica con el tratado hispano-inglés de 1604, y la Tregua de los Doce Años con Holanda en 1609, y la persecución de la lucha contra los turcos. Felipe IV, y su valido el Conde-Duque de Olivares, entra en la guerra de los Treinta años que, con la Paz de Westfalia, pone fin a la hegemonía de los Habsburgo en Alemania y la hegemonía de España como potencia Europea. Serán Francia en el Continente e Inglaterra y Holanda en el Océano quienes se conviertan en árbitros de la nueva Europa.

En cuanto al pensamiento, surgen en los últimos decenios dos grandes corrientes: el Empirismo, con Bacon y su máxima "saber es poder" que concibe a la experiencia como fuente de conocimiento y criterio de la verdad, tratará de convertir la observación sistemática en un instrumento idóneo para explicar y explotar en beneficio del hombre, el mundo de la materia. El Racionalismo con Descartes (1637) cuya máxima "Pienso, luego existo" apela a la intuición para constituir los principios capaces de guiar la investigación, acudirá a las matemáticas en la búsqueda del orden legal de la naturaleza.

Ambas corrientes encontraron su confluencia en Galileo "Mide lo que se puede medir y lo que no se pueda medir, hazlo medible".

Por último Newton, insistió en la necesidad de deducir las teorías de los hechos, y no de buscar los hechos en ideas teóricas preconcebidas. La Medicina en Europa en la última mitad del siglo XVII y la segunda mitad del siglo XVIII:

El aislamiento científico impuesto a la Medicina Española por la Contrarreforma la convirtió en un reducto del galenismo cerrado a las novedades. Todo lo contrario de lo que estaba pasando en el resto de Europa en donde el siglo XVII y hasta el año 1740, se están construyendo los grandes sistemas de la mentalidad barroca, el iatromecánico, el iatroquímico, las construcciones doctrinales de los grandes sistemáticos, etc.

BAGLIVI (1668-1703) La iatromecánica.

"El médico es un ministro de la naturaleza y si no conoce sus leyes no podrá gobernarla" (*De Praxis Médica*).

Desarrolló su práctica basándose en la iatromatemática, que se sirve tanto de la química como de la mecánica.

"El arte médico está constituido por la observación y el raciocinio". Distingue, por tanto, entre una medicina teórica y otra práctica. Baglivi propone la tipología humoral de Galeno sus cuatro temperamentos, pero basado en el estado tensional de las fibras. En cuanto seguidor de Hipócrates, dice que el médico tiene que disecar los cadáveres de los difuntos para encontrar la sede de la dolencia y su causa. Debe considerar con diligencia las heces, la orina, los ojos, el pulso y el rostro, los efectos del ánimo, la índole de la vida, los antecedentes, las aberraciones dietéticas del enfermo. Notará con severa e inconmovible paciencia el progreso de los síntomas y el término de los mismos. Luego, administrando el tratamiento si la enfermedad presente pasa a enfermedad de otra especie.

El inglés WILLIAM COLE, propuso una concepción mecánica y química de la fiebre. La materia morbosa (excrementos retenidos, venenos externos, autointoxicaciones por sustancias neoformadas) van acumulándose en sus espacios interfibrilares donde producen un estremecimiento de las fibras (escalofríos) y, una vez incorporado a la sangre, el calor febril. La índole química de las sustancias determina el tipo de fiebre. De ahí el tratamiento: la sangría para disminuir la tensión de las fibras, y la quina para reconstruir su tono.

El escocés PITRAIN, hizo mecánicos todos los conceptos de su fisiología. Ejemplo de la fiebre, por el rozamiento de la sangre con la pared vascular por una aceleración de su movimiento. Por ello debe tratarse con sangría.

VAN HELMONT (Bruselas 1579-1644). La causa exógena de la enfermedad. La idea de semilla. El lugar que ocupa Van Helmont en la historia de la Medicina, está justificado por su decisiva ruptura con la antigua teoría de los humores, y por un nuevo concepto de la enfermedad. Ante el concepto de una sola enfermedad por la alteración de los humores, Van Helmont creó el principio de multi enfermedad adjudicando a cada enfermedad un agente específico. Partió de las ideas ontológicas o parasitarias de Paracelso.

El Concepto antiguo de una sola enfermedad porque un humor se hallaba en exceso o defecto, o desplazado de su lugar normal, o se hallaba alterado en sus cualidades, como la putrefacción, y que la mezcla de estos humores daba al individuo su constitución: sanguíneo, flemático, colérico o melancólico. La causa de la enfermedad se hallaba en el propio hombre. Tenía una causa endógena. El tratamiento tenía que ir encaminado a cambiar o intercambiar humores, alterar su mezcla o a restablecer su armonía (flebotomía, sudoración, purga, dieta...). Todo esto se reconoce en la antigua idea del catarro, que significaba el flujo de mucosidades desde el cerebro, a través de los agujeros de base del cráneo hacia distintos órganos. La acción corrosiva de estas mucosidades explicaba la enfermedad.

Van Helmont pensó que no era un factor endógeno (mucus), sino un ser real, una semilla que se introducía en el organismo desde el exterior (causa exógena de la enfermedad) y actuaba en el foco "como una espina clavada en la carne" (espina infixa).

En el momento que aparece la iatroquímica, seguidor del eclecticismo del Renacimiento en Holanda, se extiende a los Estados protestantes alemanes y a la República puritana de Cromwel. En la Europa latina se trató de una corriente importada.

Entre 1651-1672, las Provincias Unidas Holandesas, con una estructura social apoyada en una poderosa burguesía urbana, enriquecida por el comercio, y con una vigorosa tradición de libertad y tolerancia, eran el caldo de cultivo para un movimiento renovador.

SILVIO, su principal figura, conoció personalmente a Descartes, y debió conocer la obra de Van Helmont. Pero la fermentación de Silvio no tenía el *factor fermentún*, introducido por Van Helmont, sino que se trataría de una disolución por vía química (saliva, bilis, jugo pancreático). Silvio sigue concediendo al hígado el papel de la hemogénesis.

Siguiendo de modo estricto los postulados del método inductivo moderno, propone como criterio básico el estudio de los fenómenos morbosos tal y como aparecen a los sentidos. En la patogenia de las enfermedades desempeña un papel fundamental el trastorno de la fermentación o "acrimonia" que puede expresarse en el exceso de acidez (acrimonia ácida) o de la alcalinidad (acrimonia lixiviosa). Los principales portadores de esta acrimonia son la linfa, la saliva, el jugo pancreático y, sobre todo, la bilis.

La fiebre resulta del aumento de la efervescencia de la sangre en el corazón a consecuencia de la acrimonia. Las fiebres malignas son consecuencia de acrimonia lixiviosa y las benignas de acrimonias ácidas. De acuerdo con el portador del trastorno hay fiebres biliosas, pancreáticas, salivales y linfáticas.

La enfermedad no era un mecanismo que afecta al cuerpo en su conjunto, sino una reacción local. Tiene lugar entre dos unidades vivas: el huésped y la semilla de la enfermedad.

El razonamiento del "peso", le llevó a la conclusión de que todas las cosas consistían, en última instancia en agua, en vez de los cuatro elementos antiguos.

"Plantó un sauce en una cantidad previamente pesada de tierra que regó todos los días con una cantidad previamente pesada de agua; encontró que el crecimiento del peso del árbol, se correspondía con el peso del agua utilizada".

LA IATROQUÍMICA INGLESA.

Willis (*Uvilis* como le llama don Félix Pacheco en su libro) 1621-1671. Willis rechaza la doctrina tradicional de los cuatro elementos y, basándose en la doctrina atomista de Gasendi, desarrolla una hipótesis según la cual todos los cuerpos están integrados por átomos, corpúsculos indivisibles de diferentes formas geométricas. Dichas partículas se presentan en forma de: *spiritus, sulphur*, sal, agua y tierra, que corresponden a cada uno de los cinco niveles de destilación, desde la sutileza del *spiritu* hasta la forma más grosera de la tierra.

Las materias nutritivas más sutiles pasan directamente del estómago a la vena porta; las más groseras, del intestino al conducto torácico para llegar a las venas.

La formación de la sangre tiene lugar por una *fermenttio* de dichas materias en el interior de las venas (quedando el hígado fuera de esta fisiología).

El cambio de la sangre venosa a arterial es otra *fermentatio*, que se produce en el corazón por el calor innato.

La fiebre está producida por una *fermentatio preternaturalis* que ocasiona un movimiento desordenado de las partículas y una excesiva efervescencia de la sangre. Las "intemperies" resultantes de dicha *fermentatio* no son tan esquemáticas como las acrimonias de Silvio; las fiebres intermitentes, por ejemplo, pueden deberse a intemperies acres (las tercianas), ásperas y salinas (las cuartanas) o ácidas (las cotidianas).

Cree, como Silvio, que los espíritus animales se crean en el cerebro a partir de la sangre arterial por un proceso de destilación y que, a través de los nervios, llegan a los territorios orgánicos para actuar como agentes de sensaciones o movimientos.

En España el movimiento de renovación médica estuvo encabezado durante este período por varios seguidores de la iatroquímica. A diferencia de los eclécticos de mediados de siglo, estos "novatores" rompieron abiertamente con la autoridad de los clásicos, y difundieron con gran ardor los nuevos métodos inductivos así como las consecuencias que implicaban las novedades médicas en todos los campos. Los principales "novadores" fueron: Juan Bautista Juanini y el valenciano Juan de Cabriada (1661-1743). El primero publicó "Un Discurso politico y phisico" en 1679, cuyo tema central es el estudio químico de las sustancias que impurificaban el aire de Madrid, y de sus consecuencias sanitarias. Ello le da pie a exponer unas ideas cercanas a Silvio y a Descartes. En un segundo libro "Nueva idea phisico natural" (1685) expone la concepción de la "fermentatio" como proceso químico y dinámico elemental.

Juan de Cabriada es autor del auténtico manifiesto renovador de los iatroquímicos españoles "Carta philisofica médico-química" (1687). Las fuentes son Silvio, Bacon y Descartes, así como Boyle y Sydenham. En su texto Cabriada denuncia el atraso español, y propone un lúcido programa para superarlo. Muy directa fue su influencia en un grupo de novatores sevillanos que fundan la Regia

Sociedad Hispalense de Medicina y demás Ciencias (1697). Como movimiento renovador, basado en la iatroquímica que aspiraba a integrar en un sistema médico moderno todas las novedades, encontró la oposición de los que seguían aferrados a las doctrinas tradicionales[58].

Cabriada dejó escrito en 1687:

"Que abramos los ojos para poder ver las amenas y deliciosas provincias que los escritores modernos, nuevos Colones y Pizarros, han descubierto por medio de sus experimentos, así en el marco como en el microscopio. Y que sepamos que hay otro Nuevo Mundo, esto es, otra Medicina más que la galénica y otras firmísimas hipótesis sobre que poder filosofar. Que es lastimosa y aun vergonzosa cosa que, como si fuéramos indios, hayamos de ser los últimos en percibir las noticias y luces públicas que ya están esparcidas por toda Europa".

Pero con la aplicación de la nueva química a la Medicina, no sólo era incompatible con la iatroquímica, sino que, debido a sus fundamentos mecánicos, era más conciliable con la iatromecánica.

La nosografía moderna.
SYDENHAM-1624

Su método nosográfico significó, entre otras cosas, prescindir de las hipótesis fisiológicas, fueran estas galénicas o intromecánicas. Para Sydenham, la enfermedad no es otra cosa que el esfuerzo de la naturaleza para exterminar la materia morbífica. Por lo tanto, en la enfermedad hay que distinguir: las causas y el proceso morboso. Para la Medicina tradicional, el proceso morboso es un "pathos", una afectación pasiva, para Sydenham, es una afectación activa, un esfuerzo de la naturaleza. Sigue por una parte la Medicina antigua en los síntomas de la enfermedad, pero con las ideas de Bacon. Es el médico nosólogo sydenhamiano y nosógrafo galénico.

[58] Todo lo contenido de la página 117 a la 127 extraído de Quirós Rosado, Roberto: (Universidad de Alcalá). "Innovación y conflicto en las ciencias médicas. Medicina y Farmacia en tiempos de Carlos II".

Los grandes sistemáticos.
BOERHAAVE (1668-1738). República Holandesa.

Es un seguidor de Hipócrates en su espíritu de observación y del razonamiento, pero contrario a Galeno, todavía influyente, en el movimiento y en la formación de la sangre.

Fue un ecléctico, cuya doctrina se resume en su diseño del currículum médico: el estudiante debería comenzar con el estudio de las matemáticas, la mecánica y la hidráulica, para aplicarse después al estudio de la botánica y la química, tras lo cual se encaminaría a la anatomía y la fisiología, para poder llegar a la patología y la terapia.

GEORG ERNST (1659-1734) y FRIEDRICH HOFFMANN (1660-1742).

Sus obras: *Theoria Medica Vera* y *Medicina Racionalis Systematica* tienen el mismo diseño que el *Canon* de Avicena, divididos en cuatro apartados:

1. *Res naturales* o fisiología.
2. *Res non naturales*, en donde dan cuenta de sus observaciones sobre higiene.
3. *Res contranaturales*, la patología fisiológica.
4. Stahl termina su obra con una sección sobre los principios de la terapia y añade una quinta sección de patología especial y terapia.

Ambos fueron catedráticos en la Universidad de Halle (Alemania). En 1668 escribe Hoffmann su trabajo "De insufficientia acidi y viscidi" contra la teoría iatroquímica de la enfermedad que había expuesto el médico holandés Cornelius Bontekoe (*Bontecoe* en el libro de don Félix Pacheco) *Discours de le Méthode* de la influencia de las emociones en el cuerpo, enseñó a considerar el cuerpo como una máquina.

El mismo título del libro de don Félix Pacheco Ortiz "Rayos de la luz práctica" nos da a entender que la razón va a ser la luz que guíe el pensamiento de nuestros intelectuales en el último decenio del siglo XVII como preludio de los ilustrados del siglo XVIII. El buen uso de la razón, la seguridad en los criterios, es el único asiento para el progreso y la felicidad. Esa "felicidad sobre la Tierra" que es para Hazerd el supremo *desideratum* del hombre de la Ilustración.

LA MEDICINA EN ESPAÑA DURANTE EL SIGLO XVII.

Siguiendo el esquema de López Piñero, distinguimos tres períodos en el campo de la medicina del siglo XVII:

Un primer período, que abarca los tres primeros decenios del siglo, en el que existe un continuismo de la tradición renacentista, con algún rebrote de eclecticismo, pero sin incorporar grandes hallazgos de la ciencia europea. La fundamentación de la astronomía con Kepler y Galileo, la transformación de la alquimia en química, la nueva biología de los microscopistas clásicos, la introducción de la patología introquímica frente a la galénica, etc.

El segundo período, cronológicamente los cuarenta años centrales, supone la división en dos grupos de los científicos españoles: los intransigentes que mantienen, a pesar de todo, los puntos de vista clásicos (aristotelismo y galenismo en su forma más radical), y los *moderatos* que aún, manteniéndose en los esquemas tradicionales, intentan introducir en ellos las realidades que ya son incuestionables: la circulación de la sangre, la iatroquímica, la iatromecánica y el heliocentrismo (más o menos encubierto).

El tercer período, que abarca los últimos decenios, se caracteriza por la aparición de los novatores. Se trata de un grupo de científicos que toman conciencia radical del atraso en que se encuentra España en relación con la ciencia europea y propugnan, por diversos medios, la ruptura con la tradición, y la incorporación de las nuevas corrientes que campean en Europa: El empirismo, el método inductivo y la expresión de la realidad en lenguaje matemático.

El empirismo, la experiencia, y la observación son el fundamento de todo conocimiento que aspire a ser científico. En 1687, Juan de Cabriada escribe "es regla asentada y máxima cierta... que ninguna cosa se ha de admitir por verdad en el conocimiento de las cosas naturales, si no es aquello que ha mostrado ser cierto la experiencia mediante los sentidos exteriores".

Ha llegado el momento del revisionismo a las doctrinas de los grandes sabios antiguos. Lo que habían escrito Galeno, Alberto Magno o Santo Tomás de Aquino no admitía discusión, porque nadie podía pretender igualar su sabiduría y cualquier pretensión comparativa era, por lo menos, presuntuosa, y cualquier tesis contraria a la de las mayores autoridades del mundo era errónea.

La idea que ahora predomina es no fijar el grado de los conocimientos o de los criterios en el nivel que marcaron los grandes hombres del pasado, pues eso sería negarnos a todo progreso. Esta ciencia nueva que ahora surge en España no sólo aspira a ser distinta de lo anterior, sino que va en contra de la anterior.

La libertad de pensamiento. Ya Carlos II mediante un Real Decreto en 1696 restringió el alcance de las atribuciones de la Inquisición. Y no podía ser de otro modo ante los cambios que se estaban viendo venir. Todo el pensamiento de la época está aquí condensado: el progresismo, el rechazo de la tradición, la queja contra la servidumbre antigua, la alabanza a las luces, el complejo de inferioridad español y el mito de Europa.

Si la razón y la experiencia son las fuentes más ciertas de criterio, ambas confluyen en un elemento común: la naturaleza con sus leyes observables e invariables. A lo razonable ha de unirse lo natural en todas las parcelas de la consideración humana, para ser correcto.

Todas estas ideas nuevas de la razón, experiencia, independencia de criterio, la naturaleza como maestra suprema, no es raro que chocaran violentamente con la de muchos conservadores y que fuesen calificados por estos de peligrosas y aún de heréticas.

López Piñeiro explica porqué la Medicina fue la ciencia que pudo romper más fácilmente con la tradición: no había una medicina aristotélica como sí hubo una Cosmología o una Física aristotélica. Con todo, si no Aristóteles, Galeno era también un poderoso baluarte del principio de autoridad, si bien los antigalenistas, que ya contaban con una tradición que venía de bastante atrás, no fueron casi nunca perseguidos por sus ideas; sí, por supuesto por las escuelas partidarias de la vieja Medicina.

El nombre que acabó designando a toda esta pléyade de preilustrados de fines del siglo XVII fue el de "novatores", una palabra que en principio se tomó como peyorativa, pero que sirvió inesperadamente para aglutinar a una serie de hombres que tal vez de otra forma no hubieran descubierto que entre ellos, por distintas, que fueran sus disciplinas, había algo en común. Los novatores ven con gusto las novedades científicas y que adopta, armado de su nueva concepción científica, una actitud militante frente a los rutinarios y a los conservadores. Pero no es que fueran antigalénicos, esparigíricos o iatroquímicos, sino que defendieron al hombre de ciencia en general.

Al no poder expresarse abiertamente en las Universidades, los novatores tuvieron que buscar la protección de nobles y clérigos de mentalidad preilustrada y agruparse en tertulias independientes o en torno a un mecenas. Sin este mecenazgo hubiera sido más difícil el nacimiento de las nuevas escuelas, su mantenimiento como tales y la publicación de sus escritos. Surgen así las Academias.

Tres rasgos distinguen a estas Academias de las antiguas: su carácter semioficial, su sentido organizativo distinto al de la espontaneidad con que surgieron las tertulias renacentistas, y, en último lugar, la de defensa de unos principios.

Fue posiblemente don Juan José de Austria a través de su médico Juanini con su "Nueva idea phisica y natural (1685)", en donde relaciona la Medicina con la Química, la Física y las Ciencias Naturales, y que estudió con buen criterio científico las reacciones entre los ácidos y los álcalis, quien mayor apoyo diera a estas Academias.

REAL ACADEMIA DE MEDICINA DE SEVILLA.

Aislada España intelectualmente, sólo dos vías hacían posible la introducción de las novedades científicas: los informes proporcionados por los viajeros y los libros procedentes del extranjero. Sólo los italianos, por nuestra presencia allí, contribuyeron en el primer caso. Los libros que entraban en España tenían que pasar un doble filtro: la Inquisición y la dificultad del idioma en que el estaban escritos; son asequibles los escritos en francés o italiano, pero los ingleses había que leerlos en sus traducciones al francés. Como ejemplo, en 1691 la Inquisición de Sevilla detuvo a Juan Cruzado de la Cruz, clérigo de órdenes menores, y encontró 1.125 volúmenes, en inglés, francés, italiano y holandés, con temas de Erasmo, Descartes, Gasseudor y Hobbes. (Juan Ramón Zaragoza Rubira).

También la producción propia de libros es importante en este final de siglo. López Piñeiro, realiza un examen de los libros publicados en el reinado de Carlos II. Del examen de 356 obras relacionadas con la ciencia y la técnica, encuentra que 42 corresponden a Matemáticas, 44, a Astronomía y Astrología, 32 a Geografía, 10 a Ciencias Náuticas, 6 a Filosofía Natural, 6 a Física, 4 a Mineralogía, 6 a Historia Natural, 21 a Farmacia, 3 a Veterinaria, 3 a Ingeniería Civil, 10 a Ingeniería Militar y 164 a Medicina o Ciencias afines.

Este panorama es un indicio de inquietud por los saberes de la Medicina, manifestado unas veces de forma didáctica y otra en forma de polémicas.

¿Cuáles fueron, entonces, los vehículos elegidos por los novatores para impulsar la reforma científica en España? Fundamentalmente dos: las publicaciones de libros y folletos, y las nuevas instituciones científicas, las tertulias.

El libro que nos llama la atención es "El discurso político y phísico" de Juan Bautista Juanini, publicado en 1674 (ya comentada). Aunque la obra citada trata formalmente de las causas que impurificaban el aire de Madrid, y los remedios para atajarlas, aprovecha para denunciar temas muy concretos del estado de la ciencia en España, y la necesidad de su renovación e incorporación a Europa.

Otra figura importante de los novatores fue José Lucas Casalete, único de ellos que ocupó una cátedra universitaria en la Facultad de Medicina de Zaragoza. Casalete estableció una nueva teoría, de base iatroquimica, sobre el abuso del empleo de la sangría. Rápidamente surge la reacción institucional en los catedráticos de Medicina de Salamanca, Alcalá, Valladolid, Valencia, Barcelona, Lérida y Huesca, calificándola de "falsa, errónea, temeraria, perniciosa para la salud pública, indigna de tan grave autor, irracional, absurda (...) por ser opuesta a la doctrina de Galeno".

Pero la obra que marca más obviamente el programa de los novatores es "La Carta Filosófica médico-chymica" de Juan de Cabriada (publicada en 1687), y que ya hemos comentado anteriormente. En esta obra, Cabriada contrapone la experiencia a la autoridad de los antiguos, ensalzando el descubrimiento de la circulación de la sangre, propugna una medicina con base iatroquímica y documentada en los descubrimientos anatomopatológicos.

En Sevilla a partir de 1697, se reúne en casa del médico Juan Muñoz y Peralta, la Veneranda Tertulia Hispalense, que en 1700 se convertirá en la Regia Sociedad Hispalense de Medicina y demás Ciencias, al aprobar Carlos II sus constituciones. Este reconocimiento Real, le puso a cubierto de los dogmáticos y permitió su continuidad.

"Ay de ti, España oprimida
En tan liviano govierno
Ay de ti, Reyno sin Rey
Y, ay infeliz Rey sin reyno (sic)"

La Contrarreforma, aprobada en el Concilio de Trento que da los máximos poderes a la Inquisición, para el control de la formación de nuestros científicos, prohibiendo muchos libros, sobre todo los editados por la Universidad de Marburgo, fundada por Felipe de Hesse que encabezó la lista de príncipes rebeldes contra Carlos V, o los de la Universidad de Leiden controlada por los calvinistas, y en donde era profesor Franz de le Boé (*Silvio*).

Para poder darnos cuenta de la inestabilidad social que existía en la España de finales del XVII y, consiguientemente, la corrupción a que daba lugar en todos los estamentos y, en especial, en la Medicina, nos servirá como ejemplo un largo proceso contra dos médicos fundadores de la Regia Sociedad Hispalense de Medicina.

Si el descrédito profesional no le vale a la medicina conservadora para terminar con los médicos "novatores" y las Sociedades fundadas por ellos, no le queda más remedio que el desprestigio personal de los mismos a través de denuncias ante el Tribunal del Santo Oficio de la Inquisición.

No olvidemos que durante el siglo XVII muchos de los médicos españoles eran judíos. Se decía de ellos que "quintaban" a los enfermos cristianos; o sea, que de cada cinco sacrificaban a uno. Por eso durante mucho tiempo todos los médicos estuvieron bajo el prejuicio "ex genere iudaerum".

Al filo del siglo XVIII, Muñoz y Peralta publica su famoso "Escrutinio Phisico Médico de un peregrino especifico de las Calenturas Intermitentes y otros Achaques, motivo de un libro que escribió el Doctor Joseph Colmenero, dignísimo Catedrático de Prima en la Insigne Universidad de Salamanca...Salamanca 1699".

El Doctor Colmenero llega a decir: "Que peca mortalmente quien usa de los polvos de la corteza de Quina". Pasa el tiempo, y en 1725, llega el Tribunal del Santo Oficio, una doble denuncia. En ella se decía, que don Diego Matheos Zapata y don Juan Muñoz y Peralta, "seguían observando la ley mosaica". El proceso contra estos dos médicos lo llevó el médico inquisitorial don Francisco de Carvajal, natural de Llerena, en el cual escribe un Memorial en el que dice: "...de la mala raíz de los médicos judaizantes, enemigos de los cristianos". En 1730, tras cinco años de angustia, los dos médicos quedan libres, y se les restituye a sus cargos de Médicos de Cámara.

PANORAMA POLÍTICO EUROPEO EN EL SIGLO XVIII, LA ILUSTRACIÓN.

Europa entra en el siglo XVIII con la configuración de los nuevos Estados Europeos Modernos, eso sí, con distintos regímenes políticos que configuran un gran arco, que va desde la Monarquía Absoluta de Francia hasta la Monarquía Parlamentaria de Inglaterra.

Las guerras que se han mantenido durante todo el siglo XVII, hasta llegar a esta configuración, han dejado una Europa devastada que necesita la recuperación inmediata para poder mantener este *status quo*. Sugieren los políticos europeos que debe primar un sistema en el cual sea la diplomacia la que resuelva todos los problemas que surjan entre los Estados. Con esta idea se acuña la expresión "Equilibrio europeo".

Será en las negociaciones de las distintas potencias para poner fin a la Guerra de Sucesión española donde se haga firme esa política, la cual será refrendada en la Paz de Utrech. Este "Equilibrio Europeo" durará hasta la Guerra de Sucesión de Austria de 1740, en donde nuevamente se enfrentan las potencias europeas y que terminará con la Paz de Aquisgrán de 1748. Seguirá una época de paz hasta la Guerra de los Siete Años de 1756, entre Francia e Inglaterra, por el dominio de las colonias de Norteamérica; hasta que se suscriba la Paz de París de 1763.

La consecuencia de la Guerra de los Siete Años tuvo en la Europa Occidental unos efectos muy importantes para su futuro. La recuperación de la Hacienda Pública en Inglaterra y Francia exigía, ante todo, una mayor recaudación impositiva. Como el nuevo hecho del aumento de la presión fiscal no hubiera sido suficiente o no fuera posible, se acudió a la ampliación de la recaudación a nuevos sectores: Inglaterra pensó en los prósperos colonos de América y Francia en la nobleza y el clero. La negativa en ambos casos derivó hacia una discusión que supuso el germen de dos acontecimientos con los que se cierra la Ilustración: la Revolución Americana y la Revolución Francesa.

Los Estados que no eran grandes potencias, y no podían influir en dicho "equilibrio europeo", tuvieron que ir a remolque de la política que las grandes potencias dictaban. Esto es lo que ocurre en España cuando Luis XIV de Francia impone como sucesor de Carlos II a su nieto Felipe de Anjou, y se ratifica en el Tratado de Utrech por las otras grandes potencias. Consecuencia de este período pacifista fue la aparición en Europa de toda una doctrina en la que el hombre vuelve a sentirse seguro y a creerse capacitado para resolver, por sí solo, los problemas concretos de la existencia humana; y se despiertan en él las ganas de vivir en este mundo y de gozarlo. Todo será encaminado a la felicidad del ser humano. Estamos hablando de la Ilustración.

Pero el ilustrado se encuentra con un mundo ya ocupado por ideas e instituciones que no tiene fundamento racional, que son los prejuicios. Éste es el obstáculo mediato y directo de la Ilustración. El obstáculo mediato e indirecto es la base de dichos prejuicios: la tradición y la autoridad. Pero, la tradición y la autoridad con una visión amplia: la Monarquía, la Iglesia, las Ciencias, etc.

La Ilustración necesita a un rey absoluto porque desconfía del pueblo, ya que éste "no tiene luces para poder gobernar". Pero el origen del monarca ya no es un derecho divino, porque ese derecho no puede ser controlado por la razón. A la autoridad de la Iglesia, opone la Ilustración la luz de la razón.

A los seguidores de Descartes se les llamaba, en Francia y en España "libertinos" o "cartesianos" (por la transcripción al latín de Descartes en *Cartessius*), y en Inglaterra, "librepensadores". Además, con el lema del "Despotismo Ilustrado", "todo para el pueblo pero sin el pueblo", hace que el Estado, encarnado en el Rey, atienda todos los menesteres necesarios para que el hombre pueda ser feliz: la educación, la sanidad, etc.

No es incumbencia de este trabajo realizar una exposición pormenorizada de la Ilustración, pero creo que era necesaria esta pequeña exposición para poder entender la actitud del reinado de los Borbones y, consecuentemente, la repercusión de su política en lo que hemos llamado "novatores".

Felipe V, a su llegada a España, quiere imponer la política absolutista de su abuelo Luis XIV: centralismo del Estado. Pero, en el terreno que a nosotros nos interesa, en el científico, su postura centralizadora conlleva el control de las Academias. Pone al frente de ellas, como presidentes, a sus asesores más íntimos (los Médicos Primarios de Cámara, en el caso de las Academias de Medicina).

En el segundo matrimonio de Felipe V, con Isabel de Farnesio, acompaña al séquito de la reina, el doctor Cervi (1663-1748), médico nacido y formado en la ciudad de Parma. Requerido por la Reina en 1717, se aposenta definitivamente en la Corte. De inmediato se le concede el título supremo de Consejero y Meritísimo Médico Primario del Rey y de la Reina.

Antes de los dos años se le nombra Protomédico de Castilla. Examinador Mayor y Presidente del Protomedicato, Protomédico General del Ejército de Cataluña y Supremo Protomédico de España.

Cervi se toma en serio sus cargos y, desde su gabinete, redacta reglamentos y ordenanzas, dejando en manos de los otros médicos de Cámara, entre ellos don Juan Muñoz de Peralta, fundador de la Veneranda Tertulia Hispalense, y don Diego Mateo Zapata, socio de la misma, el cuidado médico de los Reyes y los Infantes.

El Doctor Cervi, había sido admitido como socio de la Regia Sociedad Hispalense de Medicina, dos o tres años después de su llegada a España. Cuando cesa el Doctor Higgins como presidente, le corresponde el cargo a otro Médico Primario de Cámara del Rey, el doctor Suñol, como más antiguo médico de Cámara y de la Sociedad. Pero los socios, viendo mejores perspectivas en el doctor Cervi, se saltan las reglas y le nombran presidente, con el añadido de perpetuo.

POLÉMICAS MÉDICAS EN EL SIGLO DE LAS FIEBRES.

El período que comprende la segunda mitad del siglo XVII, y algo más de la mitad del siglo XVIII, y que conocemos como Pre-ilustración e Ilustración, se le ha intentado dar en la historia de la Medicina el nombre de "Siglo de las Fiebres" por los numerosísimos escritos y polémicas que suscitó el tema de las fiebres en estas fechas.

El libro de don Félix Pacheco Ortiz entra a formar parte de esta larga cadena de réplicas y contrarréplicas de las que ya hemos hablado. El título, "Rayo de Luz Práctica", resume las intenciones de los médicos progresistas de la época: la Luz de la Razón. No olvidemos que estamos en el Siglo de las Luces, y la práctica de la Medicina al servicio del ser humano. El contenido del libro: la defensa a ultranza de su maestro don Luis Enríquez, y el apoyo de una nueva hipótesis de base iatromecánico del doctor Martín Martínez, y la refutación más radical a la réplica que hace el médico de Guadalupe, el doctor don Francisco Sanz con su libro "Medicina Práctica de Guadalupe".

Debemos añadir que, aunque se trate de una polémica sobre un tema puntual, en el fondo se trata de un enfrentamiento entre una nueva visión de la ciencia, apoyada en la Razón, y el conservadurismo de las instituciones, apoyado en los dogmas canónicos de Aristóteles y Galeno. El porqué don Félix Pacheco Ortiz defiende algunos puntos iatroquímicos de su maestro, próximos a los defendidos por el doctor Sanz, nos lo deja claro en su libro: según su maestro, "Fiebre es una fermentación preternatural de la sangre que frecuenta preternaturalmente el pulso. (...) El recentísimo Sanz, en abono de su definición en que (como queda dicho) conviene con los más de los Modernos, hasta omitir las circunstancias (que juzgo presicísima) de la alteración del pulso."

A esto se le llama hilar fino. Han pasado algunos años, y la iatroquímica que fue la base de la sustentación de las hipótesis de los médicos progresistas, se ha venido abajo con la nueva Química de Boyle.

Don Luis Enríquez defendió en su época lo más novedoso, las Hipótesis de Willis y Silvio, y se enzarzó en una polémica con los dogmáticos en torno al tema, que comenzó y acabó como sigue: en 1697, publica don Salvador Leonardo de Flores un libro con el título "Método racional en la curación de las calenturas tercianas", donde aconseja el uso de los polvos de la corteza de quina, y eméticos antimoniales. Rápidamente, surge una cadena de escritos, unos apologéticos y otros refutatorios. Entre los segundos, uno del doctor López Cornejo, Catedrático de Prima de la Universidad de Sevilla, con el título de "Galeno Ilustrado", en donde refuta el uso de medicamentos químicos, y en especial, el antimonio, por gravemente perjudiciales.

La respuesta de don Leonardo de Flores no se hace esperar, y publica el libro "Antiopología Médica", en defensa de su tesis. La polémica se alarga, apareciendo, como ya hemos dicho, escritos a favor y en contra, y algunos en verso, como el "Romance jocoserio a el doctor Juan Barragán Fraile...en el que se responde a un papel en forma de carta pacífica, sacó a la luz el nombrado sujeto, contra el doctor Alonso López Cornejo...compuesto por un afecto a la verdad". Una de sus cuartetas dice así:

"Es rara su habilidad
y es sin exemplar el caso
que juzgue a los vivos muertos
y a los muertos crea sanos "

En 1708, don Juan Muñoz y Peralta toma cartas en el asunto con su obra: "Respuesta piadosa al doctor López Cornejo". El doctor López Cornejo, para quien la química es cosa demoníaca y herética, el antimonio un veneno, lo mismo que la quina y el opio; no quiere saber nada de David Martinus de los ácidos y los álcalis, y llega a insultar a don Salvador Leonardo de Flores, cosa que Muñoz y Peralta no perdona: "Si persiste en su actitud y ataca a los socios, con esas indecentes voces, entonces no podrá la pluma detenerse".

Seguirán otras obras, hasta que en 1713 don Luis Enríquez escribe su libro "Juicios sin ípasión (:::) y escríbelas don Luis Enríquez, médico de la Villa de Cazalla de la Sierra" Juan de la Puerta Sevilla. Otra polémica que se hizo famosa en los medios científicos de finales del XVII y principios del XVIII, fue la de don José Lucas Casalete, que estableció una nueva teoría, de base iatroquímica, sobre el origen y el tratamiento de las fiebres, enfrentándose con los conceptos galénicos y, en especial, sobre el abuso en el empleo de la sangría. Rápidamente los catedráticos de Medicina de Salamanca, Alcalá, Valladolid, Valencia, Barcelona, Lérida y Huesca, calificaron sus teorías de "falsas, erróneas, temerarias, perenciosas para la salud pública, indignas de tan grave autor, absurdas... por ser opuestas a la Doctrina de Galeno."

Fue defendido por Juanini en su nueva "Idea Física Natural" de 1685, en donde estudió, con buen criterio científico, las reacciones entre los ácidos y los álcalis. También fue defendido por Juan de Cabriada que, en su "Carta filosófica médicochymica" de 1687, contrapone la experiencia a la autoridad de los antiguos, ensalza el descubrimiento de la circulación de la sangre y, propugna una medicina con base iatroquímica.

Es de todo punto revelador del estado de los conocimientos médicos a principios del siglo XVIII, la contestación de Feijóo a una carta defensiva de la medicina del profesor Martín Martínez, que enseñaba Anatomía en el Hospital de Madrid. Dice así: "Debería confiar el mundo en los médicos cuando estos desconfíen de sí mismos. Entra el médico en el cuarto de un enfermo y a dos palabras de informe que le oye, empieza a hacer una descripción exacta de la enfermedad, averigua su esencia, deslinda sus causas, señala el foco, explora como se hace la fermentación, dónde y porqué conducto la excreción, explica el análisis de la materia pecante hasta determinar la configuración de las partículas que la componen, con otras mil cosas que omito, y todo esto con tanta confianza que si fuera para sus propios ojos perfectamente diáfano el cuerpo del doliente. La Medicina es acreedora a que Usted la ilustre con sus excelentes libros, prosiga Usted en purgar su arte de varios errores. Los demás médicos son lo únicamente de los hombres. Usted es médico de los hombres y es también médico de la Medicina".

Dicha diatriba debió calar muy hondo en el espíritu científico del doctor Martín Martínez, ya que poco después publica su "Medicia Sceptica", en donde, su mismo título lo indica, abjura de todas las hipótesis esbozadas en la última mitad del siglo XVII, se hace seguidor de Syndeham y los sistemáticos, pero crea, como ellos, una medicina de base iatromecánica, recurriendo a Hipócrates, sobre todo a sus Aforismos, en muchas de sus páginas.

Del doctor Martín Martínez sabemos que fue Médico de Cámara del rey y que, además de "Medicina Scéptica", escribió los siguientes libros:

Anatomía completa, un tomo.
Philosofia Sceptica.
Cirugía Moderna, separada.
Examen de Cirujanos.
Torre de Medicina.
Luz de verdades Catholica.
Luz de la fe y de la Ley.
Vocabulario de Antonio Nebrija.
Práctica de Rentas Reales añadida.

Posiblemente quien mejor describa esta época de confusionismo por querer explicar toda la Medicina, con el solo apoyo de la Razón, es el portugués Ribeiro Nunes de Sánchez (1699-1783).

Discípulo de Boerhaave y médico de la zarina Catalina II de Rusia, Ribeiro opina que, en la primera mitad del siglo XVIII, la Medicina se encontraba en un estado de completa confusión por la obcecación de querer explicar las causas íntimas de las enfermedades, con tantas hipótesis o principios: galénicos, empíricos, árabes (*Canon* de Avicena), iatroquímicas e iatromecánicas, olvidándose de que la verdadera misión del médico es la curación o alivio del enfermo.

Debe llegar Syndeham y, poco después, los tres grandes sistemáticos, Boerhaave, Ernst y Hoffmann, para sacar a la Medicina de ese marasmo de hipótesis, y hacer realidad una Medicina Práctica que ayude a la felicidad del ser humano, máximo *desiratum* de la Ilustración. No pasa mucho tiempo desde la publicación de la "Medicina Scéptica" del doctor Martínez, para que aparezca la réplica por parte de don Francisco Sanz de Guadalupe en el libro intitulado "Medicina Práctica de Guadalupe. En Madrid: en la Imprenta de Domingo Fernández de Arrojo, Año de 1730."

Una vez entablada la polémica, surgen otros libros apoyando o refutando las hipótesis de uno o de otro. Entre ellos está el doctor Pacheco Ortiz "Rayos de Luz Práctica" en el que apoya las hipótesis de base iatromecánicas y escéptica del doctor Martínez y critica la hipótesis del doctor Sanz de Guadalupe de base iatroquímica y doctrina galenista[59].

[59] Todo lo contenido de la página 128 a la 142 extraído de los médicos "Novatores" y sus polémicas con la Medicina tradicional (segunda mitad del siglo XVII-primera mitad del siglo XVIII). Don Félix Pacheco Ortiz, Médico de la Ciudad de Trujillo, "Novator" y polemista. José Abril Torres e Isabel Elena Abril Fernández.

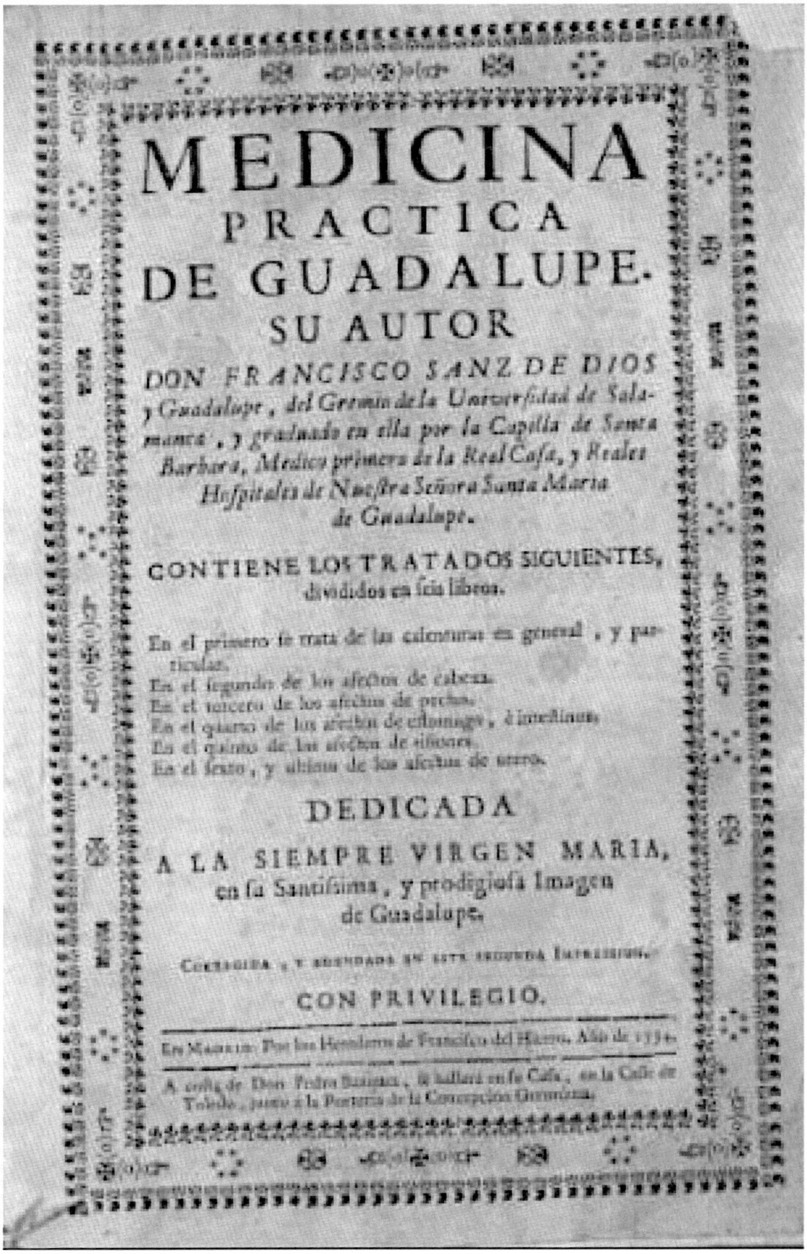
MEDICINA
PRACTICA
DE GUADALUPE.
SU AUTOR
DON FRANCISCO SANZ DE DIOS
y Guadalupe, del Gremio de la Universidad de Salamanca, y graduado en ella por la Capilla de Santa Barbara, Medico primero de la Real Casa, y Reales Hospitales de Nuestra Señora Santa Maria de Guadalupe.

CONTIENE LOS TRATADOS SIGUIENTES,
divididos en seis libros.

En el primero se trata de las calenturas en general, y particular.
En el segundo de los afectos de cabeza.
En el tercero de los afectos de pecho.
En el quarto de los afectos de estomago, è intestinos.
En el quinto de los afectos de riñones.
En el sexto, y ultimo de los afectos de utero.

DEDICADA
A LA SIEMPRE VIRGEN MARIA,
en su Santissima, y prodigiosa Imagen
de Guadalupe.

CON PRIVILEGIO.

Libro, Medicina Práctica de Guadalupe. Francisco Sanz.

CAPÍTULO 8.

Las tertulias. La Regia Sociedad de Medicina y demás Ciencias de Sevilla, fundación de la Academia. Primeros escritos.

Pero los *novatores* necesitaban aunar esfuerzos para vencer la pétrea oposición de los médicos y profesores universitarios anclados en el saber clásico, intocable para ellos. Con el propósito de renovar el panorama científico hispano, tan atrasado y ajeno a lo europeo, surge lo que Marañón llama "el milagro de Sevilla". ¿Cuál es este milagro? En el año 1697 un grupo de médicos novatores (o rebeldes, si se prefiere) comienzan a reunirse en una tertulia que posteriormente sería conocida como "Veneranda Tertulia Hispalense médico-química, anatómica y matemática".

Las tertulias fueron fundamentales en el progreso médico en Sevilla. En muchas casas señoriales, se reúne lo más selecto de la ciudad en gratas tertulias vespertinas. Ordóñez de la Barrera (1632-1702), había sido primero militar en la guarnición de Cádiz. Hizo la Carrera de Cirugía, siendo nombrado Cirujano de Cámara de la Reina doña Mariana de Austria. Al enviudar, se ordenó sacerdote. Una vida fecunda con tres hermosas profesiones. Hizo la primera vivisección a los ojos de los contertulios, abriendo en canal a un camaleón y se pudo comprobar que su tripa contenía insectos. El camaleón no se alimentaba del aire, como se creía desde antiguo. Un tajo certero de bisturí y Plinio *Secundus* o el *Viejo*, que fue quien dijo lo del aire, en su *Naturalis Historia*, quedaba en entredicho. Con respecto a las tertulias dice Ordóñez de la Barrera que: *Aviendo colgado las armas del cansancio militar... me retire a esta Nobilisima Ciudad de Sevilla. Para desterrar el ocio, busque los primeros hombres de ella y aviendo encontrado muchas tertulias...*

Había, por tanto, muchas tertulias, y famosa fue la del conde del Águila, a la cual asistían personas destacadas de la época, algunas de las cuales fundaron posteriormente la Academia Sevillana de Buenas Letras. Ordóñez de la Barrera se inclina por asistir a la tertulia que preside en su casa, Juan Muñoz y Peralta, la cual discurre por cauces exclusivamente científicos. La labor y el empeño puesto en práctica se va conociendo con el nombre de *Veneranda Tertulia*, la cual tiene eco en la ciudad y su fama se va extendiendo por todo el Reino, también en el extranjero hay interés en saber de sus trabajos y aplicaciones[60].

[60] Dr. José María Montaña y Ramonet. Académico Numerario Bibliotecario de la Real Academia de Medicina de Sevilla. "Un hijo ilustre de El Arahal el Dr. Juan Muñoz y Peralta". Mauror, pág. 20.

La idea primigenia, base de la constitución de la Tertulia, la define a la perfección Ordóñez de la Barrera, en pocas palabras dice el texto: *...no dejándose llevar por la comun carrera del camino de los vulgares, ni contentándose con lo poco o mucho que adquirieron, se adelantarán las Ciencias y las Artes, y con retoques continuados, se irán perfeccionando y se enmendarán las pinceladas antiguas de los dibujos no bien delineados de las manos de los antiguos.* Por tanto, no se reniega de lo antiguo, pero hay que comprobarlo, rectificar y retocar las posibles imperfecciones.

Muñoz y Peralta admira a Hipócrates (460 a.C-370 a. C.) y dice de él: *todos tratan a Hipócrates con más veneración que á otro alguno.* También, como hiciera el médico de Cos, nuestro hombre afirma: *el médico debe procurar curar siempre que pueda, sin inferir daño y con la mayor certeza y provecho.*

Por su parte, explica su pensamiento y reflexiona con estas palabras: *A Hipócrates se deben los fundamentos de la Medicina Moderna, pero no se contentó con dexar tan fundadas doctrinas, pues previno había mucho más que saber.* Ese más que saber es su visión de progreso, esas inquietudes intelectuales.

La Veneranda Tertulia, asienta sus bases de trabajo en la Medicina, es una tertulia esencialmente médica, aunque cultiva lo más moderno de la Filosofía, pues para formar parte de ella se exigía *hallarse muy instruido en la filosofía y en la medicina moderna, pero el Doctor Peralta, y los demás, han puesto todo el cuidado en rebolver Pharmacopeas y saber secretos; estudiar muy de veras las materias Sanguinis missione, e expurgatione.*

Por tanto, consideran que Galeno se ha superado. Boyle está en el filo de la navaja y los que están en el candelero son Etmüller, Loewenhoeck y también Syndenham. En las reuniones se hablaba de Descartes y de Malebranche, de Gassendo y de Newton, pero lo esencial, la postura básica en que se fundamenta el modo de ver y de sentir la Ciencia, va dirigida al hombre como ser doliente. Y los clérigos asistentes aportan la eterna sabiduría del espíritu[61].

[61] Ídem., págs. 21-22.

Para todos ellos, la Ciencia se basa en la experimentación. Ordóñez de la Barrera, como portavoz del grupo, afirma: los experimentos physicos, chimicos, anathomicos y mathematicos son las más seguras ganzúas para robar los tesoros al erario de la Naturaleza.

Las mismas conclusiones se obtienen de la lectura de la obra de don Juan Joseph García Romero, como Presbítero Socio, que también era Boticario. En ambos textos se atribuye la idea, la directriz en el trabajo de la Tertulia, a don Juan Muñoz y Peralta. Es preciso añadir que también fue suya la iniciativa de invocar como Patrón y Protector al Espíritu Santo. Decía que era para que... *iluminase el espíritu de los socios.*

Tenemos constancia impresa de que las reuniones en casa de Muñoz y Peralta, empiezan en el año del Señor de 1693. Así consta en el tomo I de las Memorias Académicas. En el tomo II, se fija el año 1697, fecha posteriormente rectificada.

Sin duda, las primeras reuniones ocupan su tiempo en buscar la manera de hacer efectivas las ideas que Muñoz y Peralta deseaba imponer como pauta de trabajo. Cada socio expondría su criterio y el modo de desarrollarlo. Se crearían unas normas, un articulado u ordenanzas, escritas o simplemente convenidas. Y con ese liviano soporte se empezó a trabajar. No creemos que en ningún momento imperara la frivolidad, más bien el timón era conducido con una mano certera por Juan Muñoz y Peralta, para llevar al grupo hacia una asamblea de intelectuales ávidos de saber.

Todos ellos, en mayor o menor grado, estaban disconformes con el anquilosamiento de la Ciencia, en general y de la Médica en particular. Todos son novatores, aunque dicha denominación no gustaba a los socios, ya que la consideraban denigratoria. Quizás como síntoma de la escasa disposición que se tiene en los ambientes culturales para aceptar modificaciones en el pensamiento tradicional[62].

---

[62] Íbidem, pág. 22.

Realmente debe ser cierto, ya que el término *novator* o *novatores*, no aparece ni una sola vez en la documentación de Archivo de los mismos. Muñoz y Peralta encarga a Ordóñez de la Barrera la crónica de la Sociedad y en ese libro se lee que los socios *se juntaban tres veces a la semana y... al que se le dio punto (o sea tema) lea sobre él media hora y que otra media hora le arguyan los demas Socios. Se señalaban los puntos de mas dificultad y oscuros y luego se controbertian con tanta delgadez que cada solucion o dificultad pudiera admirar los mas agudos theatros.*

Para Andrés Ramírez Calderón, Presbítero, Capellán Perpetuo de la S.I. Catedral de Córdoba y Boticario, todo el trabajo de la *Veneranda Tertulia*, lo dirigía Muñoz y Peralta con una sola finalidad, que era *para el bien publico, para el aumento de nuestra facultad, y para sacar a nuestra España de la miseria en la que se hallaba por la poca aplicación á la Medicina.*

De todos modos, no puede pensarse que la unanimidad de criterios fuera total y es lógico que hubiera disensiones.

Con la cortesía propia de la época en los caballeros de aquellos años, el disertante de turno, empezaba su parlamento, dirigiéndose a los demás con la frase Venerandos Consocios, de ahí que la tertulia fuera llamada *Veneranda Tertulia*. En los documentos de archivo el nombre de Veneranda Tertulia se amplía y podemos leer: *Veneranda Tertulia, Medica-Anatomica-Chirurgica-Chimica-Matematica, Hispalense*. Extraña un poco que, dada la influencia de los socios tonsurados, no se completase con una palabra tal como *Teológica, Teologal* o *Teodicea*. Muñoz y Peralta gustaba de llamarla simplemente *Tertulia Hispalense*.

En realidad, los términos añadidos, nunca fueron relevantes. Todo se supeditaba al avance en el conocimiento, el estudio de la enfermedad y del hombre enfermo, al tratamiento de sus males físicos y a la atención de sus valores espirituales[63].

---

[63] Dr. José María Montaña y Ramonet. Académico Numerario Bibliotecario de la Real Academia de Medicina de Sevilla. "Un hijo ilustre de El Arahal el Dr. Juan Muñoz y Peralta". Mauror, pág. 21-23.

La Universidad de Sevilla reaccionó con vehemencia solicitando el exterminio de la tertulia que, según se afirmaba, pretendía introducir doctrinas modernas, cartesianas, paracélsicas y de otros extranjeros "con el fin de arruinar la aristotélica y galénica, que siempre habían sido las oficiales y católicas" (V. de la Fuente, *Historia de las Universidades*, Madrid, 1884, vol. 3, p.284).

Las autoridades, en cambio, no pusieron impedimento a la celebración de dichas reuniones científicas. Además del citado anfitrión formaban parte de la tertulia Salvador Leonardo de Flores, Miguel Melero Ximénez, Gabriel Delgado y Juan Ordóñez de la Barrera. Estos médicos de ideas progresistas eran partidarios del empleo de medicamentos para el tratamiento de las enfermedades en lugar de las clásicas prácticas basadas en las doctrinas de Galeno.

Así, por ejemplo, Muñoz y Peralta defendió el uso de la quina en las fiebres intermitentes y el empleo del antimonio como medicamento. Estas novedosas tesis de los iatroquímicos ponían de manifiesto la caducidad de los saberes médicos clásicos, pero tengamos en cuenta también las deficiencias de esta química médica pionera. Pensemos en la dudosa efectividad de ciertos tratamientos y en las nefastas consecuencias o efectos secundarios de algunos de ellos, particularmente si la dosis es excesiva (tratamientos con antimonio, arsénico, mercurio y otros).

Con el apoyo de otros médicos innovadores residentes fuera de Sevilla logran fundar una Sociedad, con la oposición de la Universidad, siendo aprobada en mayo de 1700 por el rey Carlos II. Felipe V mostró también claramente su apoyo a la nueva Sociedad. Ésta, la Regia Sociedad de Medicina y demás Ciencias de Sevilla, desempeñó un papel fundamental en la discusión y difusión de las nuevas ideas científicas. Gregorio Marañón, en su conferencia dada en la Real Academia de Medicina en 1934 (incluida en su libro Vida e historia, Madrid, 1962), nos dice acerca de este "milagro sevillano": "Yo quiero dedicar un recuerdo, en este centenario, a la primera Academia científica española, hoy demasiado olvidada: la Real Sociedad de Medicina y demás Ciencias de Sevilla. Fundáronla, en

1697, siete hombres de buena voluntad, que, como dice Menéndez y Pelayo, fueron los adelantados en la lucha contra el dogmatismo. Aún no había entrado en España, con la pompa latina de los Borbones, el viento francés, henchido de novedades y de audacias. Todavía reinaba, aunque ya era casi una sombra, Carlos II, rodeado de fantasmas que obturaban cuidadosamente cuantas rendijas permitieran que entrara en la Península el aire y la luz de fuera. Y, sin embargo, estos hombres quijotescos, entre rosas y naranjales, en plena Andalucía, donde el letargo no necesita estímulos para dar de sí toda su eficacia negativa, inventan una Sociedad, para hacer progresar la ciencia, con carácter resueltamente cismático y rebelde frente a la dogmática Universidad".

Entonces, los Socios, intensifican los contactos habidos ya con los médicos de la Corte, miembros también de la Tertulia, como es el caso del destacadísimo don Diego Matheos Zapata, Médico Real que asistía en Madrid a las reuniones del duque de Montellano, y ya se había distinguido por publicar un libro titulado *Ocaso de las formas aristotélicas* y también *Verdadera Apología en defensa de la Medicina Racional*. En esta obra el autor destacaba la importancia de la observación y la experimentación. La escribió cuando contaba con sólo diecinueve años. Era hombre de extrema cultura y se sabe poseía en su biblioteca obras de Bacon, Gassendi, Boyle, Pascal y otros. Fue el introductor en España de la química de Lemery, y se le tenía también por ser un selecto cultivador de las novedades filosóficas.

Las influencias y gestiones van inclinando favorablemente la voluntad de S.M. Carlos II y poco antes de morir, el Rey aprueba y firma las constituciones. Es el día 25 de mayo de 1700. El Sr. Asistente Real, marqués de Valhermoso, el día 27 del mismo mes lo comunica oficialmente a los miembros de la Sociedad. Durante esos días, el Sr. Asistente estaba polemizando con el Sr. Arzobispo don Jaime Palafox y Cardona, acerca de la suspensión de las danzas de los Seises. En la discusión intervino el rey con una Cédula Real decisoria y el Nuncio con una censura *latae sententiae*. Quizás por ello, la Aprobación no tuvo en aquel momento la repercusión popular que se esperaba.

Asentado Felipe V en el trono, recibe en audiencia especial a una delegación de los Socios de la tertulia sevillana, encabezada por don Juan Muñoz y Peralta y formada además por los *Cortesanos Socios*, Matheos Zapata, médico del rey y del Cardenal Portocarrero; Mikelet, médico Primario de S.M., presidente del Protomedicato de España y Socio de la Academia de París. Se dice que Muñoz y Peralta hizo su ofrecimiento al rey, mediante una oración pronunciada en latín, de lo que S.M. se agradó mucho. Durante su estancia en Madrid, Muñoz y Peralta *destacó logrando muchos ejercicios de literatura entre los mejores ingenios (de la Corte)*[64].

Después de esta visita, el rey concede la Cédula Real. Es el 1 de octubre de 1701. Ha pasado algo más de un año, y dos monarcas han refrendado la Sociedad. Al regresar a Sevilla, Muñoz y Peralta, escribe al Regidor de nuestra ciudad, comunicándole la buena nueva. Así consta en el Archivo del Ayuntamiento (1700). En ese momento, el número de socios no sobrepasa la decena.

No cabe duda que en esta fase trabajó mucho don Diego Matheos y Zapata y justo es reconocerlo. Por su trabajo y personalidad, Ordóñez de la Barrera le llamaba *Príncipe Egregio de la Medicina*, un título realmente bello y exquisito. Tenemos en los Archivos, una carta suya manuscrita, desde Madrid, de fecha 11 de octubre de 1701, (o sea, unos días después de obtenerse la Cédula Real), donde hace hincapié en las gestiones hechas para su consecución. Dice así: *he aplicado todos mis influxos y solicitud con tal finalidad, que en menos de dos años, se halla esa Regia Sociedad en tan grande elevacion como las mas celebres de la Europa.*

Así pues, a partir de 1700 la primitiva Tertulia pasa a llamarse Regia Sociedad de Medicina y demás Ciencias de Sevilla. Don Juan Muñoz y Peralta sigue de Presidente. Consta que lo fue en cuatro ocasiones; desde la fundación de la tertulia hasta el 1 de junio de 1702, del 14 de mayo de 1703 a 1704, del 7 de mayo de 1705 a 1713 y del 12 de mayo de 1715 a 1716[65].

[64] Todo lo contenido en las pásginas 149 a la 151 extraído de Dr. José María Montaña y Ramonet. Académico Numerario Bibliotecario de la Real Academia de Medicina de Sevilla. "Un hijo ilustre de El Arahal el Dr. Juan Muñoz y Peralta". Mauror, pág. 23-24.

[65] Ídem, pág. 24.

Las ordenanzas de la Regia Sociedad de Medicina y demás Ciencias indicaban que debía seguirse la doctrina espagírica en la aplicación de los fármacos, que se aplicaran las novedades médicas y quirúrgicas que hubieran mostrado su eficacia y que debían realizarse sesiones de anatomía en los hospitales con cadáveres, o en su defecto, con animales.

La labor de la Regia Sociedad fue más divulgativa que de investigación, destacando especialmente los cursos prácticos de Anatomía. Mas también se desarrolló una notable tarea en Botánica (muchos preparados de origen vegetal se utilizaban como medicamentos), en Física (se realizaron experiencias y se enseñaron cuestiones de electricidad, óptica, calor, hidráulica y acústica) y, por supuesto, en Química, como no podía ser de otra manera teniendo en cuenta que muchos de los miembros de la Sociedad eran médicos espagíricos. Con frecuencia se hacían experimentos químicos, aunque, al carecer de un laboratorio adecuado, éstos eran poco rigurosos y tenían más bien un carácter divulgativo y recreativo (J.M. Cano Pavón, 1993)[66].

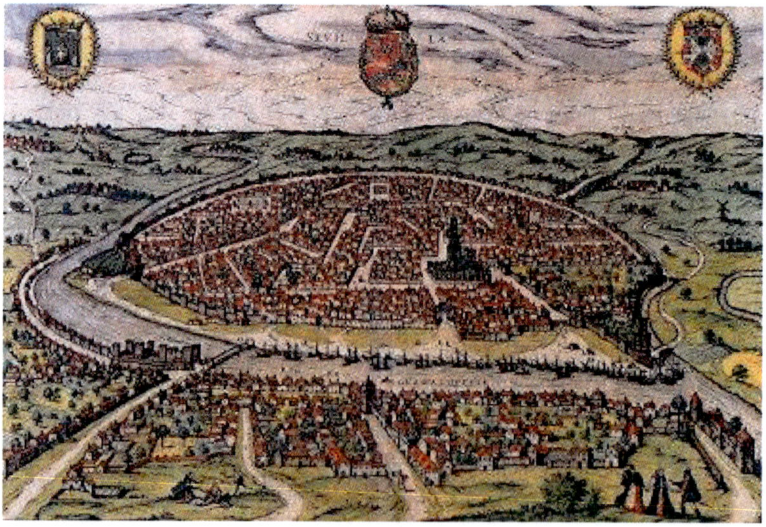

Panorámica de Sevilla Georg Braum y Frans Hogenber (Siglo XVII).

[66] "El Milagro de Sevilla". El devenir de la Ciencia. Historia de la Ciencia. Curiosidades Científicas. Actualidad Científica Cultura. Viernes 27 de mayo de 2011.

CAPÍTULO 9.
Médico de Corte. Viajes, pacientes, Duque de Osuna.

El prestigio profesional de Muñoz y Peralta llega a la Corte y el día 22 de febrero de 1700, es nombrado Médico de Cámara del rey. Apenas tiene treinta y dos años. El nombramiento le es entregado por el Asistente Real de Sevilla, don Lorenzo Fernández de Villavicencio (1665-1741), marqués de Valhermoso. El informe favorable lo firman don Francisco de Rivas, don Cristóbal de Contreras y don Gregorio Castel y, entre otras lisonjas, dicen de Peralta que *...es sujeto de grande literatura.*

A partir de aquí, nuestro personaje, prestó numerosos servicios a la Corona. Por ello, el día 30 de junio de 1719, recibe el título de *Medico de Camara de exercicio de Entrambas Majestades.* Es la máxima categoría profesional a la que puede aspirar un médico de la España del siglo XVIII. El propio rey, le encarga empresas importantes, si bien la primera había sido anterior a su nombramiento, pues, a finales del siglo XVII, ya había sido enviado a Bilbao por orden de S.M. para estudiar la epidemia que asolaba a la ciudad.

Luego consta que atendió al duque de Montellano (1643-1713) Virrey de Cerdeña y Presidente de Castilla. Asistió al propio Felipe V, tanto en la Corte, como en sus desplazamientos. Así por ejemplo, se traslada a Barcelona, al verse afectado el rey de una grave disentería. También estuvo en Zaragoza, en el año 1711, para atender a la reina. Asimismo, cuidó hasta su muerte al infante don Felipe. Se dice que estuvo cuatro días con sus noches al lado del enfermo.

Sus servicios profesionales fueron requeridos desde el extranjero, y se le llamó desde Francia para atender al rey Luis XIV. Por orden real viajó a Holanda para cuidar al duque de Osuna, Francisco María de Paula Téllez de Girón (1678-1716) en su enfermedad, con el cual hizo una gran amistad y le nombró médico de Cámara. Todo este trabajo le obligó a residir en la Villa y Corte, aunque, al principio no deja su casa de Sevilla, y a pesar de los dificultosos viajes de la época, viene y asiste a muchas reuniones de la Regia Sociedad[67].

[67] Dr. José María Montaña y Ramonet. Académico Numerario Bibliotecario de la Real Academia de Medicina de Sevilla. "Un hijo ilustre de El Arahal el Dr. Juan Muñoz y Peralta". Mauror, págs. 24-25.

Muñoz y Peralta, poco a poco se fue ganando la confianza de Felipe V, al que conoció personalmente ya que era médico de cámara del duque de Osuna. En 1710 consiguió curar al rey de unas fiebres que había contraído durante la batalla de Lérida y en la primavera de 1711 consigue salvar, junto al catedrático de la Universidad de Zaragoza, José Suñol, a la reina María Luisa de Saboya de una situación crítica. Ambos hechos hacen que Felipe V eleve a Juan Muñoz y Peralta a la posición de médico de cámara en ejercicio, sin seguir todo el protocolo y consultas necesarias para tal situación.

Pasados los años esta circunstancia no se tendrá en cuenta y surgirán problemas como consecuencia de una decisión tan precipitada. Tras la curación de la reina se le encomienda por mandato real, acompañar al duque de Osuna, éste fue enviado como representante del monarca español para la firma de los Tratados de Paz de Utrech. Peralta permanece en Utrech hasta 1714, si bien hace intentos de regresar a España a finales de 1712, alegando problemas de salud.

Posteriormente pasa a París, donde es requerido para atender en sus últimos momentos al rey Luis XIV y permanece en la capital francesa hasta los primeros meses de 1716. Por fallecimiento del duque de Osuna, regresa a Madrid en mayo de ese año, con la intención de aclarar su situación. La plaza de médico de cámara otorgada por Felipe V en 1711 ha sido ocupada por otro galeno, y Peralta está sin ocupación alguna. Durante tres años va a pleitear para ver reconocida la plaza que le corresponde legalmente, consiguiendo finalmente que se le nombre médico de cámara supernumerario, siendo el primero en acceder a una plaza en propiedad en cuanto esta vacase. Su antigüedad quedó establecida en 1719. Con esa decisión se apartó a Peralta de la posibilidad de acceder a los puestos de primer médico de cámara así como presidente del Protomedicato y de la Real Sociedad de Sevilla, cargos vitalicios asociados al de primer médico de cámara desde tiempos de Juan Higgins, responsabilidades que le correspondían como médico más antiguo al servicio del monarca[68].

[68] Castellanos Guerrero, Jesús (Coord.). VARIA histórico-médica. Sociedad Española de Historia de la Medicina, 2001, Málaga, págs. 208-209.

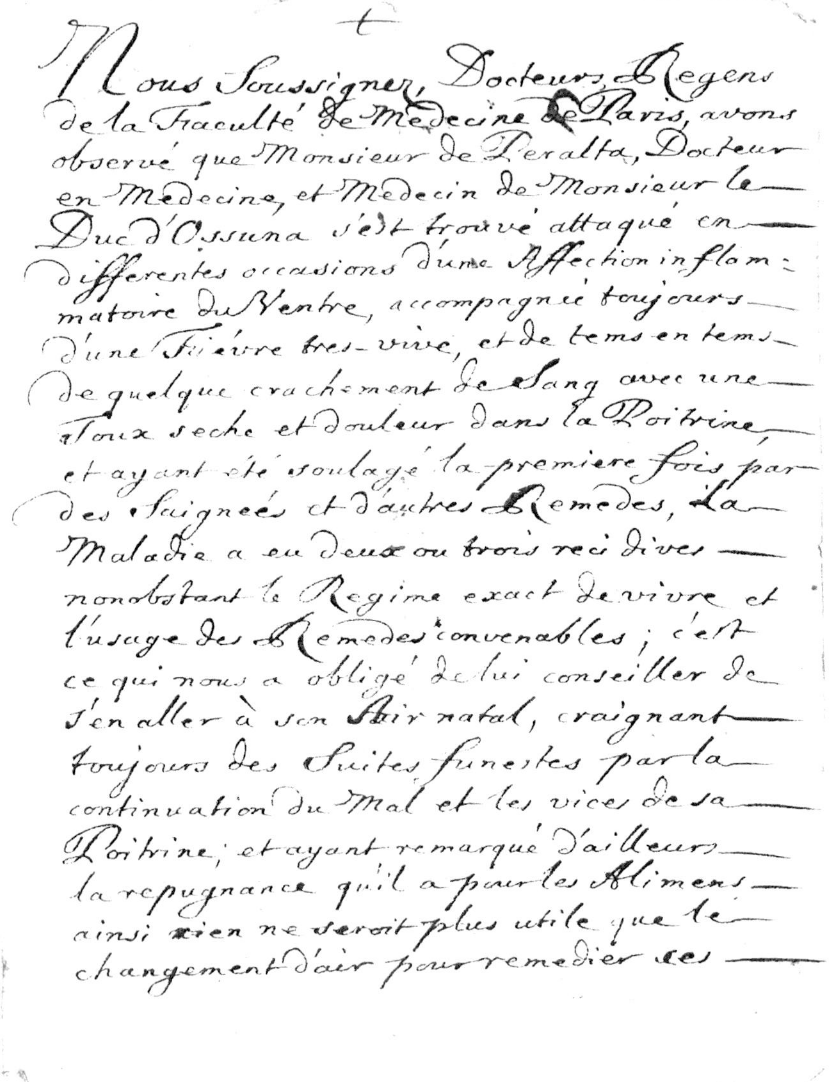

Nous Soussignez, Docteurs Regens
de la Faculté de Medecine de Paris, avons
observé que Monsieur de Peralta, Docteur
en Medecine, et Medecin de Monsieur le
Duc d'Ossuna s'est trouvé attaqué en
differentes occasions d'une Affection inflam=
matoire du Ventre, accompagnée toujours
d'une Fievre tres-vive, et de tems en tems
de quelque crachement de Sang avec une
Toux seche et douleur dans la Poitrine,
et ayant été soulagé la premiere fois par
des Saignées et d'autres Remedes, La
Maladie a eu deux ou trois recidives
nonobstant le Regime exact de vivre et
l'usage des Remedes convenables; c'est
ce qui nous a obligé de lui conseiller de
s'en aller à son Air natal, craignant
toujours des Suites funestes par la
continuation du Mal et les vices de sa
Poitrine; et ayant remarqué d'ailleurs
la repugnance qu'il a pour les Alimens
ainsi rien ne seroit plus utile que le
changement d'air pour remedier ces

Ministerio de Cultura y Deporte. Archivo Histórico Nacional.
INQUISICIÓN, 3946, Exp. 4.

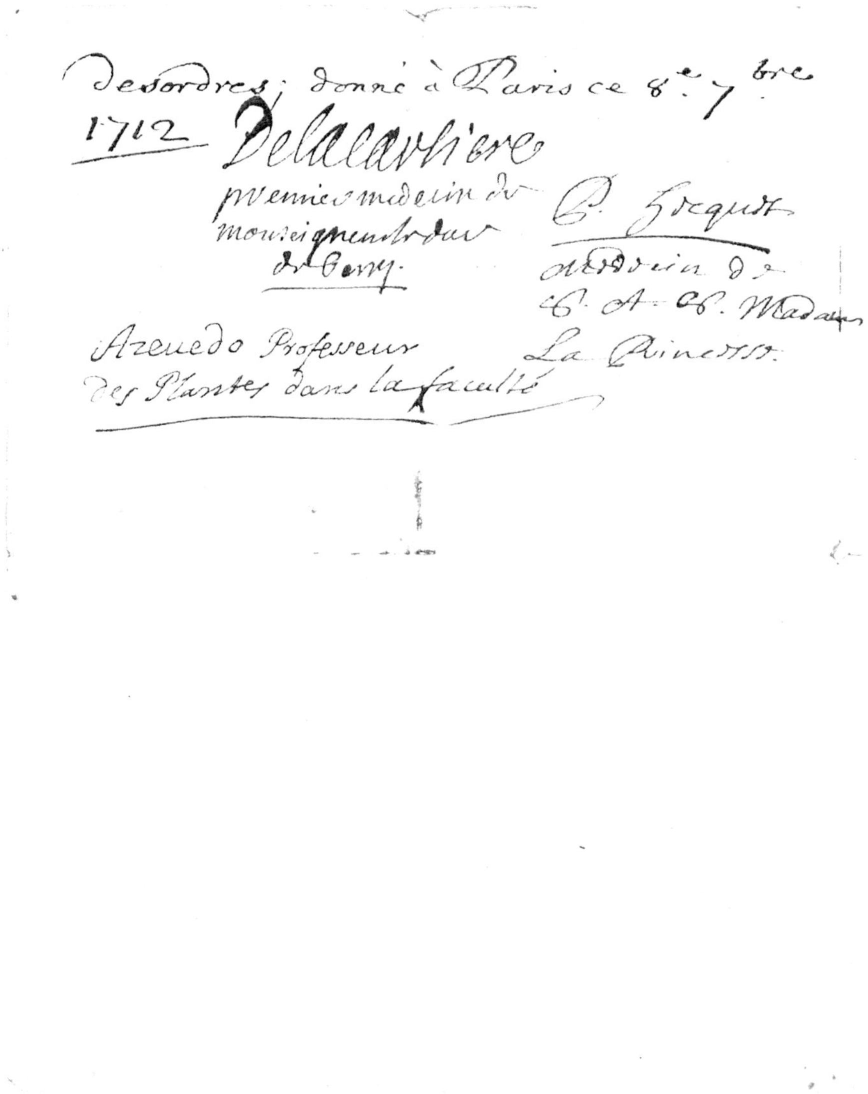

desordres; donné à Paris ce 8.e 7bre
1712 Delacarriere
premier medecin de
monseigneur le duc
de Berry.
P. Jacques
Medecin de
S. A. R. Madame
La Princesse.
Azevedo Professeur
des Plantes dans la faculté

Segunda página del documento anterior en el cual se plasman las firmas de los médicos suscribientes: Delacarriere, Azevedo y P. Jacques

Los documentos anteriormente plasmados deben entenderse dentro del contexto de una enfermedad que sufrió Peralta, debido a ello pidió a S.M. poder volver a España; esta carta serviría para apoyar las tesis de nuestro personaje, debido a sus dolencias. Pero como hemos visto anteriormente no lo consiguió hasta el fallecimiento del duque de Osuna en 1716. Esto nos puede dar una idea de la valía que para sus superiores atesoraba Muñoz y Peralta.

Esta podemos denominar carta-certificado (un antiguo certificado médico) fue firmada como ya hemos visto anteriormente, por refutados doctores. Está escrita en francés y traducida viene a decir:

> *Nosotros, los abajo firmantes, doctores de la Facultad de Medicina de Paris, hemos observado que el Sr. Peralta, doctor en Medicina y medico del duque de Osuna se ha encontrado afectado en distintas ocasiones de afeccion inflamatoria del vientre, acompañada siempre de fiebre y de vez en cuando escupe sangre con una tos seca y dolor en el pecho.*
>
> *Habiéndolo curado, ya una vez, con medicamentos y otros remedios. La enfermedad ha tenido dos o tres apariciones por lo que se debe seguir un regimen y usar los remedios convenientes. Por lo que le hemos tenido que aconsejar que vuelva a su país natal, temiendo que se ponga peor, es necesario que cambie de aires para evitar desordenes.*
>
> *Firmantes: Delacarriere, Azevedo y P. Jacques.*
>
> *Paris, 8 de octubre de 1712.*

Con la siguiente carta veremos cómo los intentos de Peralta de volver a España que éste había realizado a finales de 1712, habían sido infructuosos. Prueba irrefutable de la alta estima en la que S.M. Felipe V le tenía.

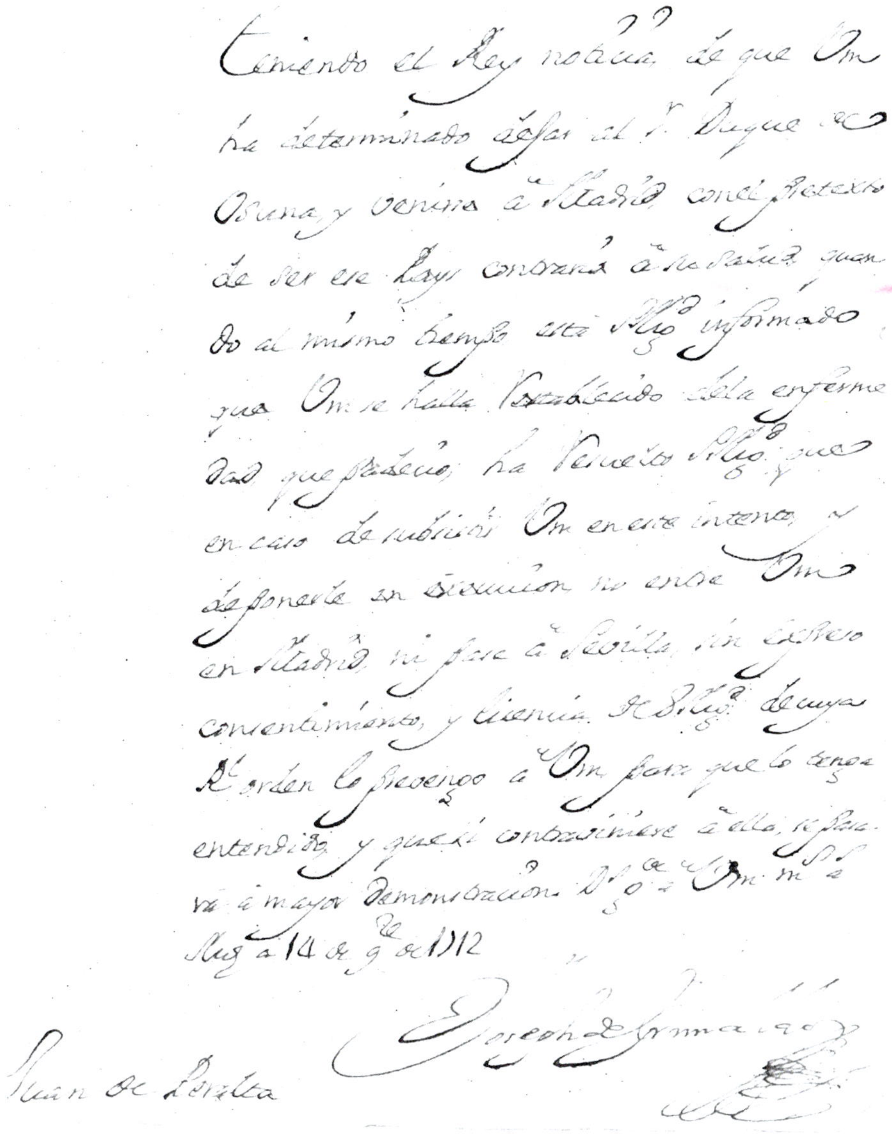
Teniendo el Rey noticia de que Vm. ha determinado dexar al S.r Duque de Osuna y venirse a Madrid con el pretexto de ser ese Pays contrario a su salud, quando al mismo tiempo está S. Mg.d informado que Vm. se halla restablecido de la enfermedad que padecio; ha resuelto S. Mg.d que en caso de subsistir Vm. en este intento, y de ponerle en execucion, no entre Vm. en Madrid, ni pase a Sevilla, sin expreso consentimiento, y licencia de S. Mag.d de cuya R.l orden lo prevengo a Vm. para que lo tenga entendido, y que si contraviniere a ello, se pasara a mayor demonstracion. Dios gũe a Vm. m.s a.s Madrid a 14 de 9.bre de 1712

Joseph de Grimaldo

S.r Juan de Peralta

Ministerio de Cultura y Deporte.
Archivo Histórico Nacional, INQUISICIÓN, 4267. Exp.8.

Teniendo el Rey noticia de que Vm. ha determinado dejar al Sr. Duque de Osuna y venir a Madrid con el pretexto de ser ese país contrario a su salud cuando al mismo tiempo este Su Majestad informado que Vm. se halla restablecido de la enfermedad que padeció Vm. ha resuelto que en caso de rubricar Vm. en ese intento y de ponerle en ejecucion no entre Vm. en Madrid ni pase a Sevilla, sin expreso consentimiento y licencia de S.M. de cuya orden le prevengo a Vm. para que lo tenga entendido y que si contraviniese a ella se pasara a mayor demostracion, Dios guarde a Vm.

14 de diciembre de 1712.

Firmado: Joseph de Lerma.

Era propio de la época (como en toda la Historia de España hasta los tiempos actuales), que estos grandes personajes como Peralta, establecieran verdaderas redes clientelares entre personajes; nada nuevo bajo el sol de nuestra hermosa Patria. Seguidamente presentamos un ejemplo en una carta que dirige a nuestro protagonista un tal La Bouvent. Esta amistad procedía de la estancia de Muñoz y Peralta en Francia.

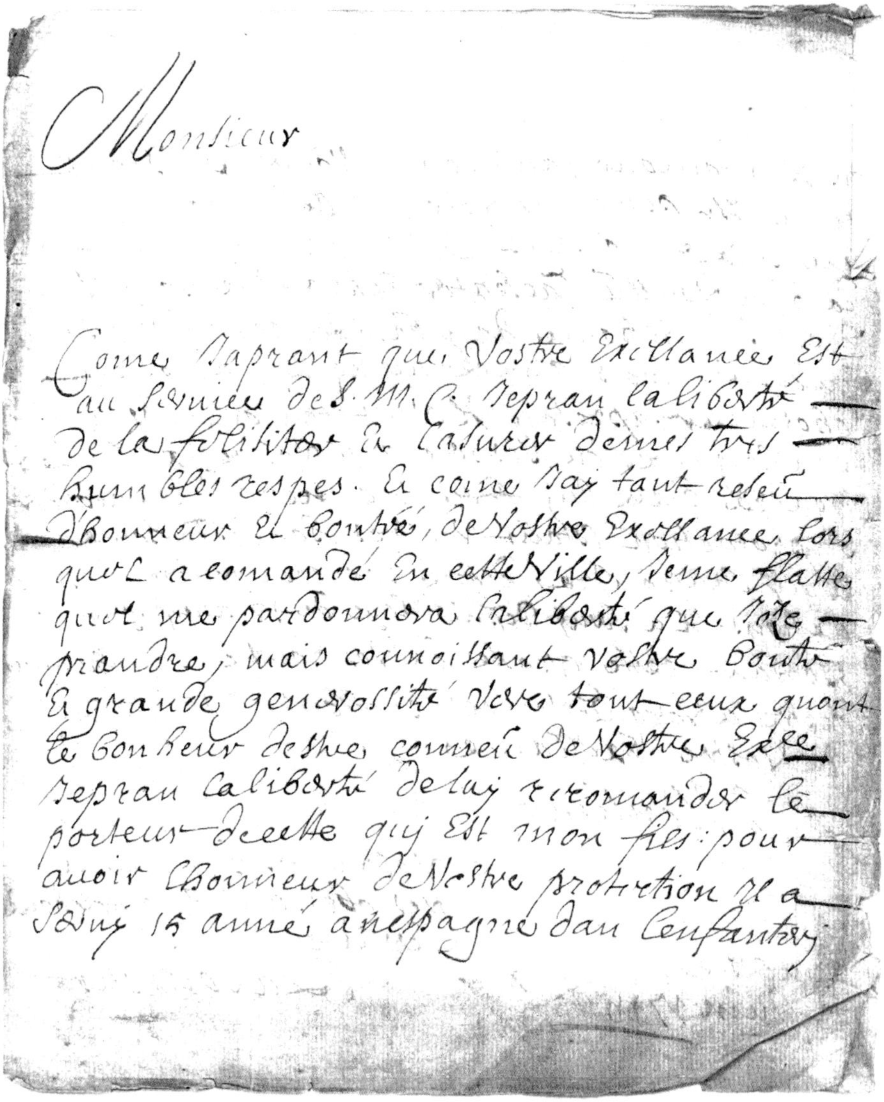

Monsieur

Come Japrant que Vostre Excellance Est
au service de S. M. C. Jepran la liberté
de la feliciter Et l'asurer de mes tres
humbles respes. Et come Jay tant reseu
d'honneur Et bonté de Vostre Excellance lors
quel a comandé En cette Ville, Je me flatte
quel me pardonnera la liberté que Je ze
prandre, mais connoissant Vostre Bonté
Et grande generossité vers tout ceux quont
le bonheur destre connu de Vostre Exce
Jepran la liberté de luy recomander le
porteur de cette qui Est mon fils: pour
avoir l'honneur de Vostre protection il a
servy 15 anné a Espagne dan l'enfanterie

Ministerio de Cultura y Deporte. Archivo Histórico Nacional, 3946, Exp.4.

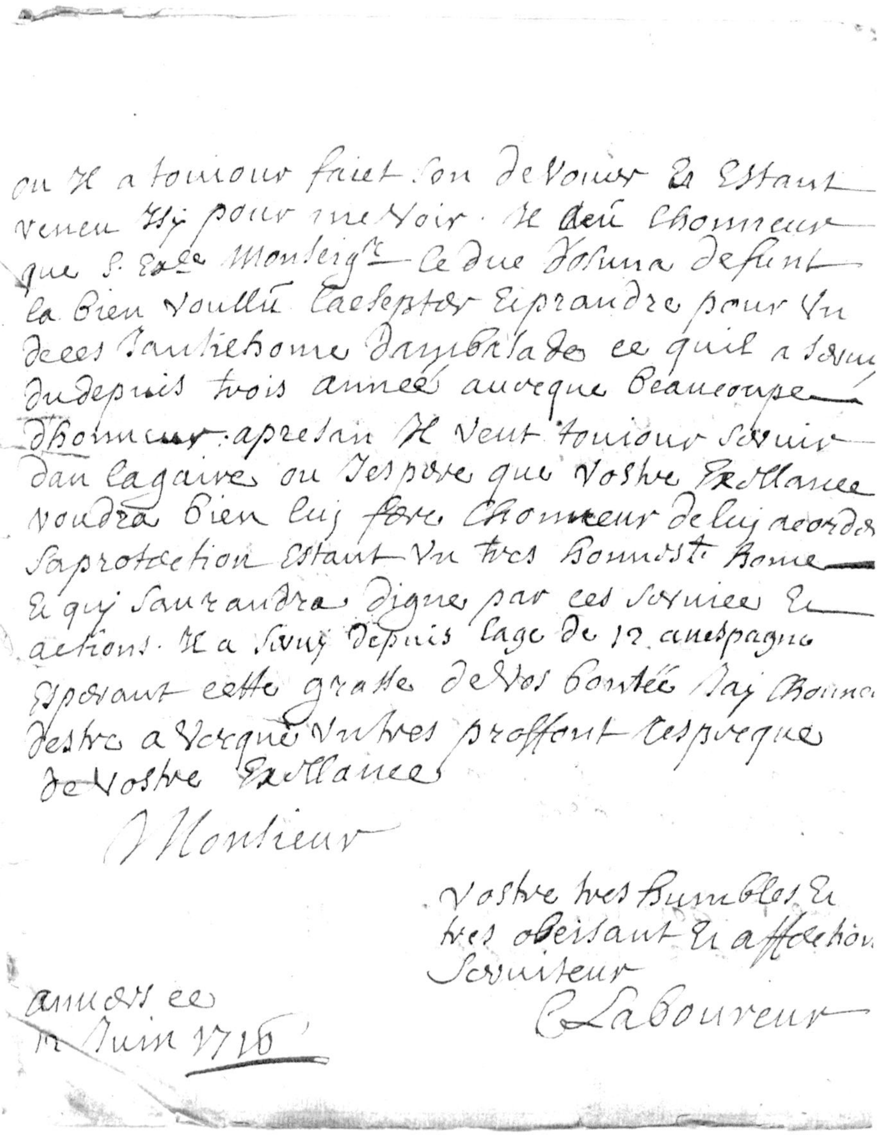
ou Il a toujour faict son devoir En Estant
venu Icy pour me voir. Il deu l'honneur
que S. Exce Monseigr le duc d'Osuna defunt
la bien voullu l'accepter E prandre pour Vn
de ces santiehome dayudada ce quil a servi
depuis trois années avecque beaucoupe
d'honneur. apresan Il veut toujour servir
dan la gaire ou J'espere que Vostre Excellance
voudra bien luy fere l'honneur de luy acorder
sa protection Estant Vn tres honneste home
Et qui sauzandra digne par ces service Et
actions. Il a servy depuis l'age de 12 anEspagne
Esperant cette grace de vos bontée J'ay l'honneur
d'estre a verque Vn tres proffont respeque
de Vostre Excellance

Monsieur

Vostre tres humbles Et
tres obeisant Et affectioné
Serviteur
Labourreur

Anvers ce
12 Juin 1716

Segunda Página de la carta anterior.

En esencia, en la carta, el Sr. La Bouvent le dice a Muñoz y Peralta:

> *Le pido retomar la libertad, ya que Usted es tan bueno y bondadoso, nuestra excelencia, le pido que me de la libertad en esta ciudad, en libertad lo retomare, pero conociendo la bondad y la gran generosidad que desprende, le pido que se haga cargo de mi hijo para que disfrute de su proteccion. El lleva quince años en España en infantería, el solo vino una tarde como quiso el muy excelente señor el duque de Osuna.*
> *El espera que su excelencia quiere darle su proteccion ya que es hombre honesto como sabra.*
> *El ha estado desde que tenía doce años esperando esto de su excelencia.*
>
> *Su humilde y obediente servidor.*
>
> *C. La Bouvent*
>
> *Arnest, 19 de junio de 1716.*

Juan Muñoz y Peralta fue un hombre que levantó odio y admiración, ya se ha plasmado en esta obra la frase: *en España se tolera el fracaso pero no se perdona el éxito*. Por lo visto, y lo que se desprende en esta carta, en Francia tampoco, y durante su estancia en el país galo, nuestro paisano también sufrió el mal supuestamente patrio de la envidia, pero como veremos seguidamente es internacional. Esta carta también está escrita en francés.

+

J'ay lieu deme plaindre
Monsieur que vous et cou
tiet les cousaille quelon
vous donne contre moy
puis quéil vou fout man
quer alaparolle que vous
maniett[illegible] donné de me fai
re launeur de donner quel
que soit de vous nauelle
en verritez ille ni apas de
justice a mere fuser une
chose que vous devez estre
persuadez qui me feroit
le plus gran plaisir dumon
de ie latan avec in pasiene
et suis Monsieur Votre servant
paris ce 6eme juliette. Dubar

Ministerio de Cultura y Deporte, Archivo Histórico Nacional, INQUISICIÓN, 3946, Exp.4.

Se trata de una carta muy escueta y concisa, escrita en francés, tiene como fecha un 6 de julio pero no pone el año. La firma un sirviente "votre servant" que se llama algo así como Dubarle.

En ella, este sirviente le escribe a su señor para quejarse pues ha escuchado unas habladurías que van contra él. El sirviente continúa diciendo que pondrá todo en manos de la Justicia incluso sus manuales para que esta no le dé el gusto de verlo persuadido ya que le daría una gran alegría y de esta manera él espera esta decisión de la Justicia con impaciencia.

La siguiente carta nos da muestras de que nuestro paisano no perdió el tiempo en París, aparte de sus éxitos como médico, parece ser que también obtuvo victorias en el terreno sentimental. Como botón de muestra esta carta que le dirige una señora, seguramente perteneciente a la Corte francesa, de gustos mucho más relajados que la anodina Corte española del XVIII.

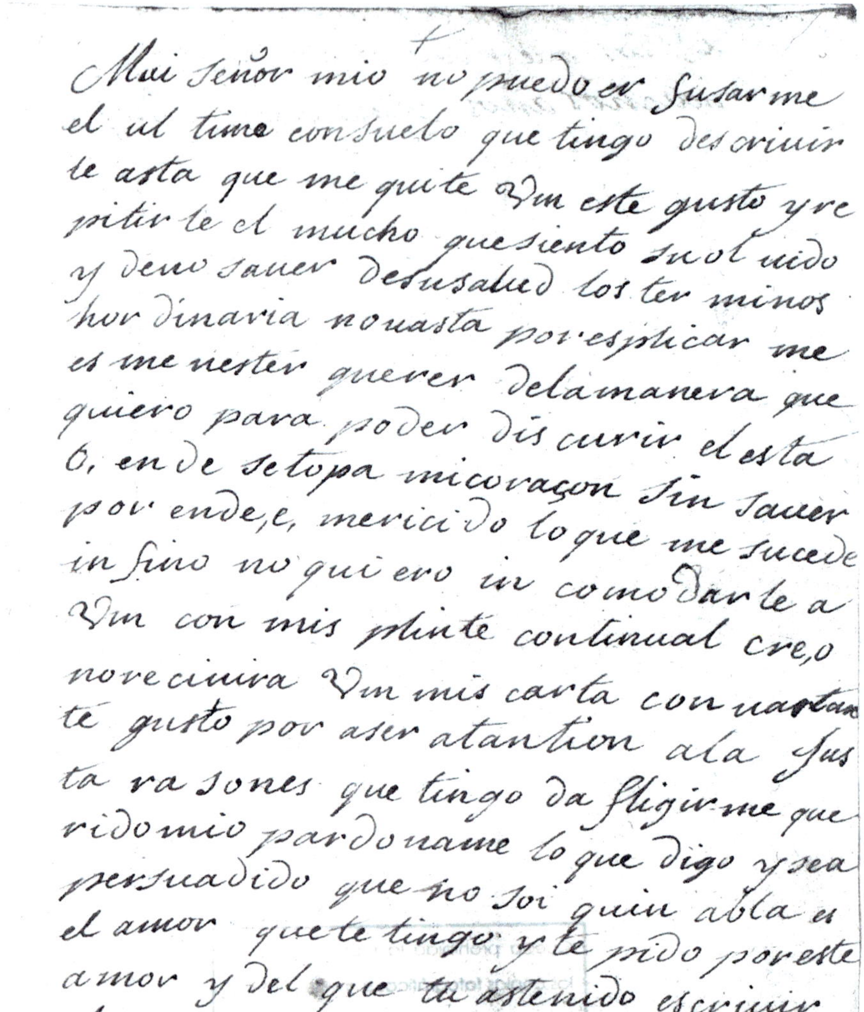

Mui señor mio no puedo es susarme
el ul timo consuelo que tingo descriuir
le asta que me quite Vm este gusto y re
pitir le el mucho que siento su ol uido
y deuo sauer desusalud los ter minos
hor dinaria nouasta por esplicar me
es me nester querer delamanera que
quiero para poder dis curir el esta
o, en de setopa micoraçon sin sauer
por ende, e, mericido lo que me sucede
in fino no qui ero in comodar le a
Vm con mis plinte continual cre,o
no re ciuira Vm mis carta con nastan
te gusto por aser atantion ala jus
ta ra sones que tingo da fligirme que
ridomio pardoname lo que digo y sea
persuadido que no soi quin abla es
el amor que te tingo y te pido por este
amor y del que tu astenido escriuir
el mas presto que se podra por sauer
si tu as lle gado con salud ques lo que
deseo mas que todo no se como uiuo

Ministerio de Cultura y Deporte, Archivo Histórico Nacional, INQUISICIÓN, 3946. Exp.4.

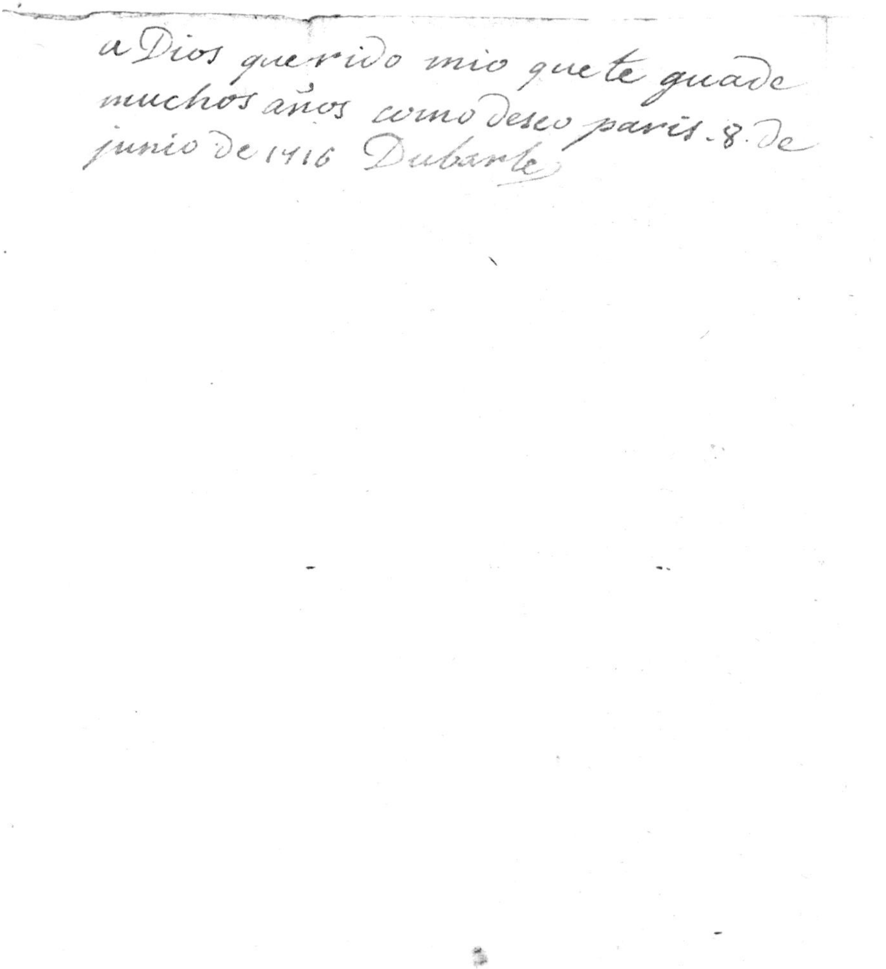
a Dios querido mio que te guade
muchos años como deseo paris. 8. de
junio de 1416 Dubarte

Segunda página de la carta anterior.

Dice lo siguiente:

Muy señor mio, no puedo excusarme el ultimo consuelo que tengo de escribirle hasta que me quite Vm. este gusto y repetirle el mucho que siento su olvido y debo saber de su salud, los terminos "hordenaria nonasta" por explicarme; es menester querer de la manera que quiero para poder discurrir el estar ende se topa mi corazon sin saber por ende, e merecido lo que me sucede, en fin no quiero incomodarle a Vmcd. mis cartas bastante gusto por hacer atencion a la justa razones que tengo de afligirme, querido mío. perdóname lo que digo y sea persuadido que no soy quien habla, es el amor y del que tu has tenido, escribir el mas presto que se podra saber si tu has llegado con salud, que es lo que deseo mas que todo. No se como vivo, a Dios querido mio, que te guarde muchos años como deseo. Paris 8 de junio de 1716.

Firmado. Dubarle

Como muestra de las buenas relaciones que tenía Muñoz y Peralta, ponemos como ejemplo la siguiente carta, la misma no plasma fecha (aunque posiblemente sea de 1716, fechas por las que falleció el duque de Osuna, y Peralta regresó a Madrid) ni tiene firma, en la cual nuestro personaje se dirige: *A su Excelencia el conde de Mongorges, mariscal del campo y de armas de su maestro católico, nos veremos en la corte de Madrid.*

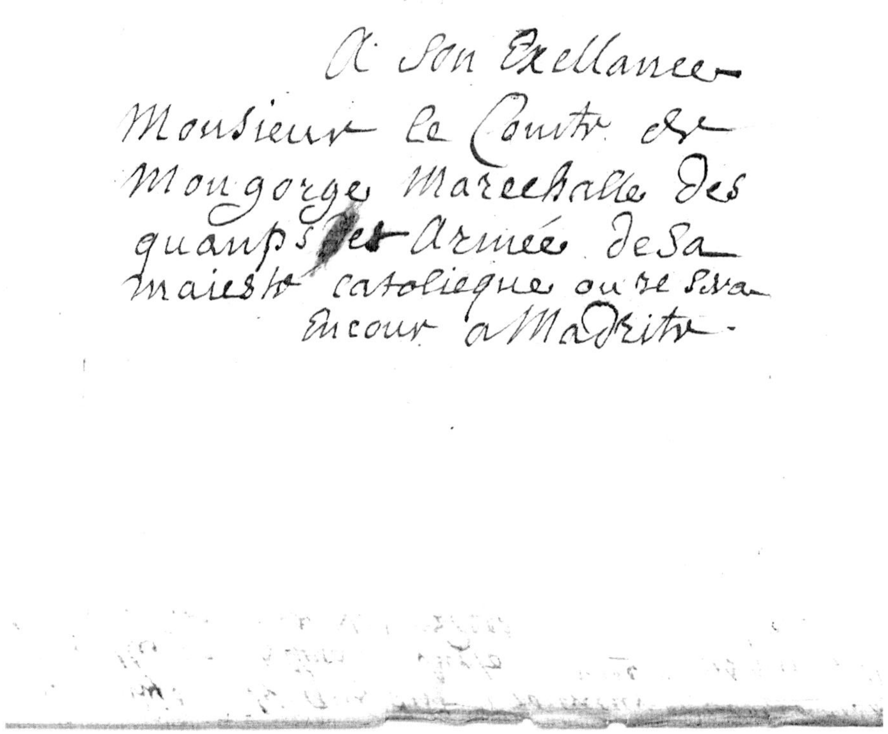
A Son Exellance
Monsieur le Conte de
Mongorge Marechalle des
quanps et armée de Sa
maiesto catolieque ou se Sera
Encour a Madrite.

Ministerio de Cultura y Deporte, Archivo Histórico Nacional, INQUISICIÓN, 3946. Nº 4.

CAPÍTULO 10.
Historia de la Farmacia. Siglos XVII y XVIII.

Los orígenes de la farmacia se mezclan de forma inseparable con los de la Medicina y otras ciencias como la Química o la Biología. Por ello, no es posible determinar quién fue el primer farmacéutico de la historia, ya que cada cultura antigua tuvo sus diferentes tipos de sanadores. De esta forma, grandes personajes como Hipócrates, Dioscórides o Galeno se consideran médicos-farmacéuticos. Durante la Edad Media destaca la aportación de los musulmanes, que introducen en España conceptos ya puramente farmacéuticos, como la destilación o los albarelos: los típicos recipientes utilizados en farmacia para guardar cualquier extracto, tanto vegetal como animal, usado para preparar medicamentos. Es en los siglos XVII y XVIII cuando el farmacéutico se diferencia más claramente de otros profesionales y se dedica casi en exclusiva a descubrir y estudiar, desde un aspecto químico, nuevos fármacos. Prueba de esta diferenciación es que en la España de Felipe V, en 1737, se aprueban los estatutos del Real Colegio de Boticarios de Madrid para que se dedicase al "cultivo y adelantamiento de la Farmacia, Química, Botanica e Historia Natural".

En el siglo XIX se vuelve obligatoria la colegiación de los farmacéuticos en España. La universidad española en ese momento se estructuraba en cinco facultades entre las que estaba la de Farmacia, a pesar de que sólo existían cuatro centros: Madrid, Barcelona, Granada y Santiago de Compostela. En esa época apenas se licenciaban 300 personas. Por esos años se hacen grandes avances en Medicina que permitieron también evolucionar a la Farmacia: aparecen infinidad de fármacos (como los derivados del ácido acetilsalicílico) y tecnologías que permiten preparar los medicamentos con nuevas formas farmacéuticas, como cápsulas o inyectables. Hasta la primera mitad del siglo XX, la producción industrial de medicamentos era muy limitada. Los farmacéuticos se dedican principalmente a elaborar fórmulas magistrales a medida que los médicos prescriben. Hacia la segunda mitad, la producción industrial despega y el sector farmacéutico experimenta un gran desarrollo, asemejándose más a lo que conocemos hoy en día: aparecen muchos medicamentos de uso común, como los antibióticos de uso oral, los antihistamínicos o los anestésicos[69].

[69] "Los Farmacéuticos ayer y hoy". KERN PHARMA, 25/09/2017.

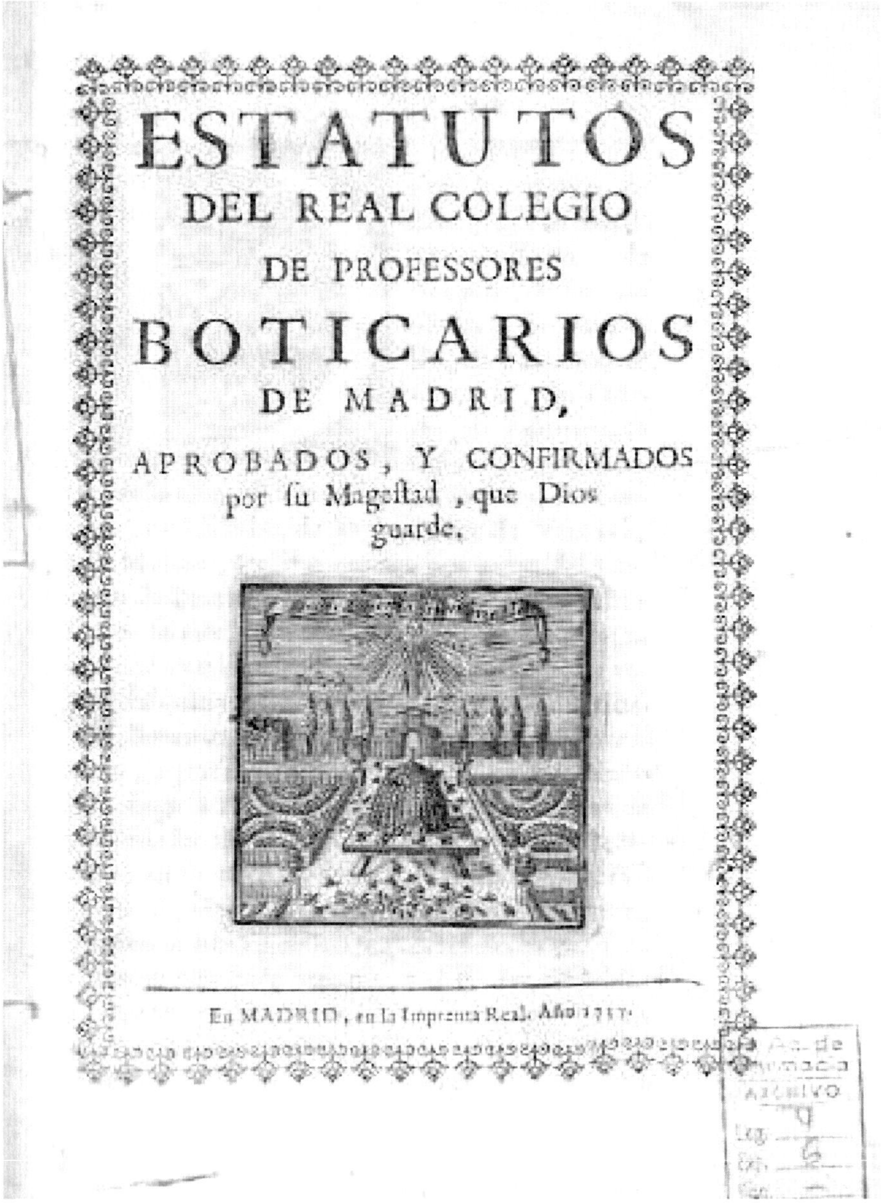

ESTATUTOS
DEL REAL COLEGIO
DE PROFESSORES
BOTICARIOS
DE MADRID,
APROBADOS, Y CONFIRMADOS
por ſu Mageſtad, que Dios
guarde.

En MADRID, en la Imprenta Real. Año 1737.

Reproducción de la portada de los Estatutos del Real Colegio de Profesores Boticarios de Madrid. 1737.

En el siglo XVIII, el Real Colegio de Profesores Boticarios de Madrid, formó unas Ordenanzas y Estatutos (14 de septiembre de 1737) para el cultivo y extensión de la Farmacia, la Química, la Botánica y la Historia Natural. A los entusiastas ojos del rey y de sus hombres de ciencia, el ejercicio y práctica de estos saberes derivaría en un notable beneficio para la salud pública.

El Colegio estaba formado por boticarios de Madrid con botica propia, y articuló su funcionamiento a través de un director, dos diputados, un secretario, un fiscal, un tesorero y un contador. La corporación estableció un Jardín Botánico y un laboratorio químico, en el que se organizaban cursos de "operaciones químicas" y de "lecciones y demostraciones de plantas y drogas exóticas" dirigidos a colegiales, a practicantes de Farmacia de la Corte y a mancebos de botica.

Si un boticario deseaba su ingreso en la institución, debía presentar un memorial al Colegio, para su posterior examen en Junta General. El fiscal elaboraba un informe y se procedía a una votación secreta, en la que se decidía o rechazaba la admisión del solicitante. Aceptado el ingreso, el colegial, juraba ante el secretario "defender la pura y limpia Concepción de María Santísima, Madre de Dios, y Señora Nuestra", y acompañaba a su promesa de la de guardar los estatutos y acuerdos, así como la obediencia al Director.

Como se puede apreciar en la imagen que antes habíamos reflejado relativa a estos Estatutos, fue voluntad del Real Colegio de Profesores Boticarios de Madrid ser recordado mediante una imagen que había de resumir las virtudes del ejercicio de la profesión. Con este propósito se recogía en el Estatuto XXXIX de las Ordenanzas la siguiente indicación: "...Píntese una hermosa colmena en un pequeño jardín, y un sol verticalmente. En el jardín se pintarán varias hierbas y flores, que apetecen las abejas, romero, ruda, etc., y en especial, la melisa o toronjil. Píntese una porción de abejas, todas en acción, a unas que entran, y otras que salen por la puertecilla de la colmena, a otras como que están chupando las flores, etc. Mote: "Medicamenta, non mella" (Los medicamentos no son miel).

La contemplación de esta hermosa imagen nos retrotrae a tiempos en los que el ejercicio de la Farmacia estaba íntimamente relacionado con el escolasticismo galenista y las influencias astrológicas, alquímicas y mágicas. La revolución Farmacológica, apoyada sobre otros principios científicos, habría de tener su pleno desarrollo en el siglo XIX, bastantes años después de 1737, fecha en la que quedaron aprobados los estatutos y el emblema del Real Colegio de Profesores Boticarios de Madrid[70].

Durante el siglo XVIII la terapéutica no es única, sino un conjunto de diferentes tendencias muchas veces incompatibles entre sí. Eclecticismo, empirismo, dogmatismo, galenismo, yatroquimismo, farmacia popular, pugnan por imponerse sin conseguirlo. La homeopatía se une a tan abigarrado escenario y proliferan terapéuticas heterodoxas: el agua de alquitrán como panacea, el agua y la música.

Las opciones terapéuticas del siglo XVIII configuran un escenario abierto, en el que se acumulan y en ocasiones se mezclan remedios procedentes de diversas concepciones del organismo humano y del medicamento. La época es pródiga en polémicas y controversias: dogmáticos contra empiristas, teóricos frente a escépticos, galenistas en oposición a los yatroquímicos, naturistas contra los partidarios de que el médico realice una intervención enérgica, aunque violente a la naturaleza del enfermo, remedios oficiales y académicos, y frente a ellos la farmacia barata, doméstica y popular, con sus remedios caseros. Es una terapéutica como corresponde a su época, barroca y recargada, generosa en teorías, disputas, controversias y remedios.

Los galenistas y los yatroquímicos protagonizaron el principal enfrentamiento, el de mayor calado ideológico, pero hubo otras muchas polémicas. Berkeley, desde posiciones tardoalquímicas, propone zanjar la polémica de su siglo y afirma que el agua de alquitrán es la panacea, el medicamento que lo cura todo

[70] Estatutos del Real Colegio de Boticarios de Madrid, aprobados y confirmados por su Magestad... Real Colegio de Boticarios de Madrid. En Madrid: en la Imprenta Real, 1737. http://bibliotecavirtualranf.com/i18n/registro.cod?id=10119

purificando y redimiendo la naturaleza del hombre. Vicente Pérez pone en escena otra panacea, el agua, y tan humilde compuesto se convierte en remedio tan universal como económico. No falta quien propugne el escepticismo terapéutico, afirmando que es mejor no hacer nada puesto que nada puede hacerse. Sigue en boga, como lo atestigua la obra del P. Rodríguez, una terapéutica alternativa, nada menos que la música como medicamento.

No faltan los agrios enfrentamientos entre profesionales, en una especie de todos contra todos: médicos contra cirujanos, químicos, boticarios y destiladores, a quienes consideran insuficientemente capacitados por no haber cursado los estudios universitarios propios de los médicos; profesionales de la Medicina contra aficionados al arte de curar, como Vicente Pérez, Berkeley, Feijóo y Antónimo Joseph Rodríguez[71].

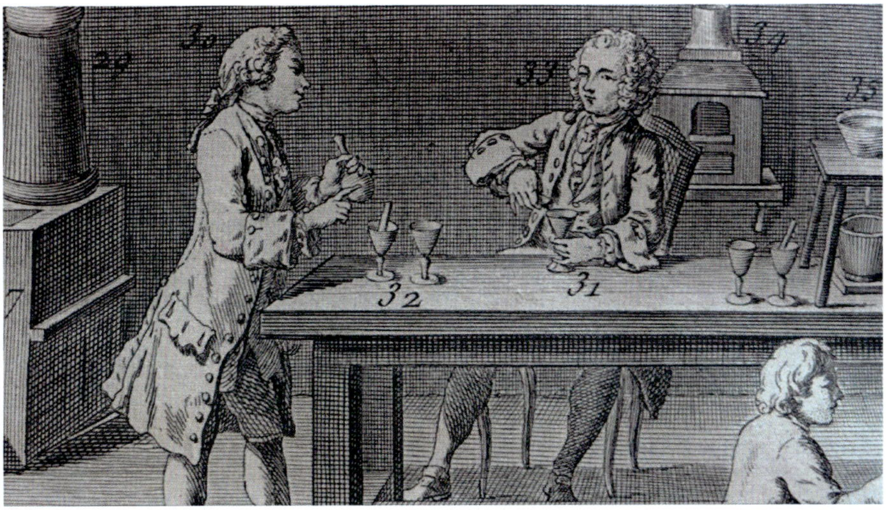

Laboratorio de farmacia siglo XVIII.

[71] Esteva de Sagrera, Juan: "La Farmacia del siglo XVIII". Elsevier Offarm. Vol. 26. Núm. 4, págs. 118-122. (Abril de 2007).

En el s. XVII, los farmacéuticos tienen un papel indiscutible en el ámbito de la ciencia, y comienzan a dedicarse a la química con más interés. Abundan las publicaciones científicas escritas por farmacéuticos, comienzan a introducirse en las academias y asociaciones científicas, adquieren nuevos roles como formadores, investigadores o en puestos de reciente creación como Boticario Mayor del Rey o Boticario Mayor del Ejército.

La oficina de farmacia se desarrolla separando la zona de atención al público del laboratorio y utilizando materias primas cada vez más fiables. Se introduce la quina, la ipecacuana, el bálsamo del Perú, etc. Los farmacéuticos del Barroco fueron los grandes impulsores del uso de productos químicos como medicamentos, a lo que muchos médicos de la época se oponían, burlándose de ellos abiertamente. Esto deja claro la mentalidad que los boticarios, como hombres de ciencia que eran, tenían en un período de la historia complejo, en el que chocaban las nuevas teorías con la Iglesia y con lo establecido (que se lo digan a Galileo Galilei).

También se mantenían remedios de toda la vida, como la triaca, la carne de momia... no se borran siglos de ignorancia así como así. Como novedad terapéutica aparecen los enemas, que arrasaron sobre todo entre las clases altas. El caso es que su aplicación era responsabilidad del farmacéutico, pero delegaban en sus ayudantes y se limitaban a supervisar el evento.

Los boticarios franceses destacan en este siglo como los alemanes en el anterior. Beguin descubre la acetona, Seignette el tartrato sódico potásico, Glaser el nitrato y sulfato potásicos, Le Fevre el acetato mercúrico e inventa el oleómetro. Glaubero (alemán) descubre el acetato potásico y el cloruro de etilo. El español Juan Salvador y Bosca crea el primer herbario de la flora nacional.

Por fin llegó el s. XVIII y la Ilustración, una época dorada. La yatroquímica sigue ganando terreno (ácido bórico, quina, mentol, etc). Se extiende el uso de los albarelos, de uso exclusivo farmacéutico, surgen más academias científicas, como la Nacional de

Medicina, fundada en la rebotica del ilustre boticario José Hortega o la de Ciencias de Barcelona, fundada también en una rebotica, la de Francisco Sala. Nace el Colegio de Farmacéuticos de Madrid muy a pesar del colectivo médico, que quería controlar a los farmacéuticos, que publica farmacopeas, imparte formación, crea un laboratorio de química, y curiosamente, prepara en exclusiva la triaca.

Siguieron apareciendo nuevos fármacos, muchos traídos de América, como la causia. Otros se recuperaron de tiempos pasados, como el aceite de ricino y se usaron junto con los más modernos, como el aceite de hígado de bacalao. Sin duda el arsenal terapéutico mejoró, pero se seguían utilizando panaceas, como el *elixir de larga vida*, patentado en Inglaterra[72].

[72] https://farmaciamarcos.es/historia-farmaceutica/historia-de-la-farmacia/

CAPÍTULO 11.
Práctica médica a distancia.
Relación espistolar médico-paciente. Muñoz y Peralta un médico de éxito.

En el siglo XVIII era una práctica común enviar cartas de consulta a médicos, y particularmente a médicos afamados. Recurrir al espacio virtual de la consulta epistolar era para los pacientes en muchos casos el último paso de un largo itinerario terapéutico o el intento de superar la distancia que se dio por motivos diferentes entre médico y enfermo. En España, son muy pocas las cartas de pacientes que han sobrevivido de la Edad Moderna y llegado a nuestros tiempos.

Una gran excepción son las cartas dirigidas al médico Juan Muñoz y Peralta. El objetivo de este trabajo es analizar estas cartas para reconstruir desde la perspectiva del propio enfermo porqué y cómo entraban en contacto con Peralta, sus actitudes frente a diferentes propuestas terapéuticas que oscilaban entre lo tradicional y lo moderno y, sobre todo, la relación médico-paciente que se desarrollaba en un contexto muy particular: en el espacio virtual de la correspondencia.

El 13 de septiembre de 1717 Ana Josefa de Barrientos y Rueda, una mujer joven de familia noble, tomó la pluma para redactar por tercera vez una carta de consulta al médico real Juan Muñoz y Peralta. No contenta con el tratamiento poco eficaz de los médicos de Carmona, una villa en los alrededores de Sevilla, decidió dirigirse al afamado médico Juan Muñoz y Peralta. La enferma tenía noticia de sus éxitos que había obtenido en la cura de enfermedades semejantes a la suya, y junto con la alta reputación en general del médico, llegó a depositar toda su esperanza y confianza en las capacidades curativas de Peralta.

Ese tipo de "dependencia", creada hacia la figura de un médico, se expresa claramente en las palabras de Ana Josefa cuando afirma "que solamente de su mano puedo esperar algún alivio". La falta de la esperada respuesta de Peralta le conduce a repetir incansablemente la confianza única en Peralta e incluso a ofrecer "a passar a essa corte si para mi curazion le pareciere necessario", que implicaría un viaje a Madrid de unos 540 kilómetros[73].

[73] Schmitz, Carolin: "Práctica médica en el espacio virtual: Relaciones a distancia entre Juan Muñoz y Peralta (1665-1746) y sus pacientes". Medicina e Historia. Revista de Estudios Históricos de Ciencias de la Salud. Nº 1. 2017. Quinta Época.

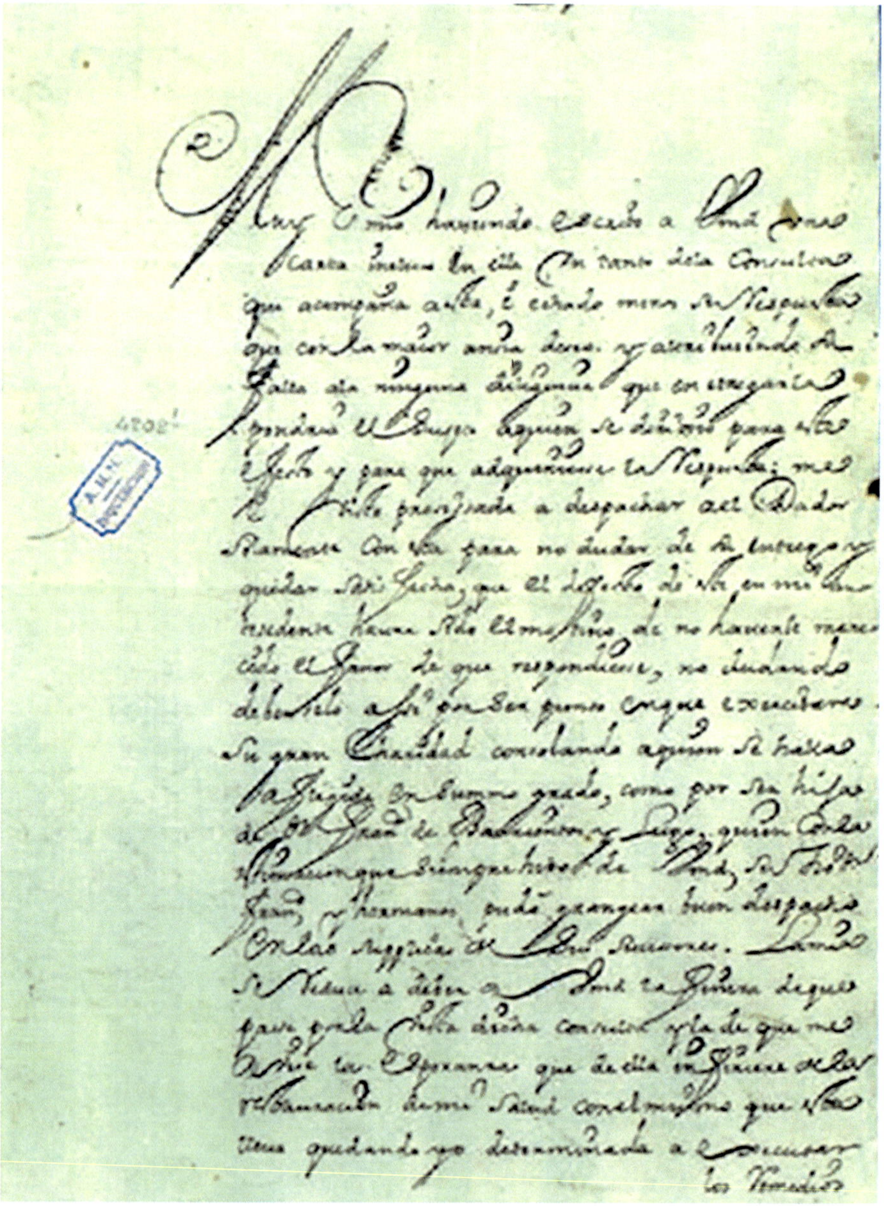

Carta manuscrita de una paciente de Peralta: Ana Josefa de Barrientos y Rueda, 24 de agosto de 1717, Carmona (Sevilla). Ministerio de Cultura y Deporte. Archivo Histórico Nacional, INQUISICIÓN, 4208, Exp.1. (Primera página).

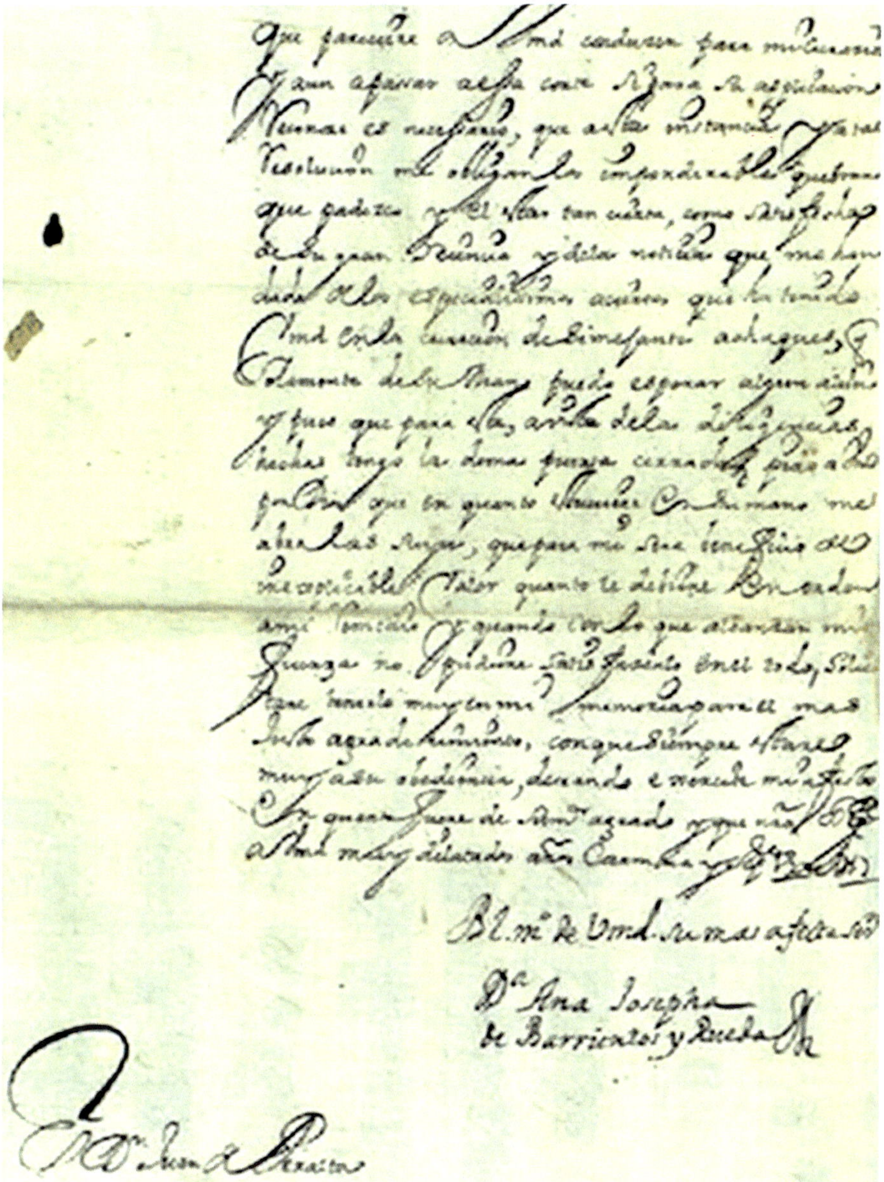

B.l.m. de Vmd. su mas afecta

Dª Ana Josepha
de Barrientos y Rueda

Carta manuscrita de una paciente de Peralta: Ana Josefa de Barrientos y Rueda, 24 de agosto de 1717, Carmona (Sevilla). Ministerio de Cultura y Deporte. Archivo Histórico Nacional, INQUISICIÓN, 4208, Exp.1. (Segunda página).

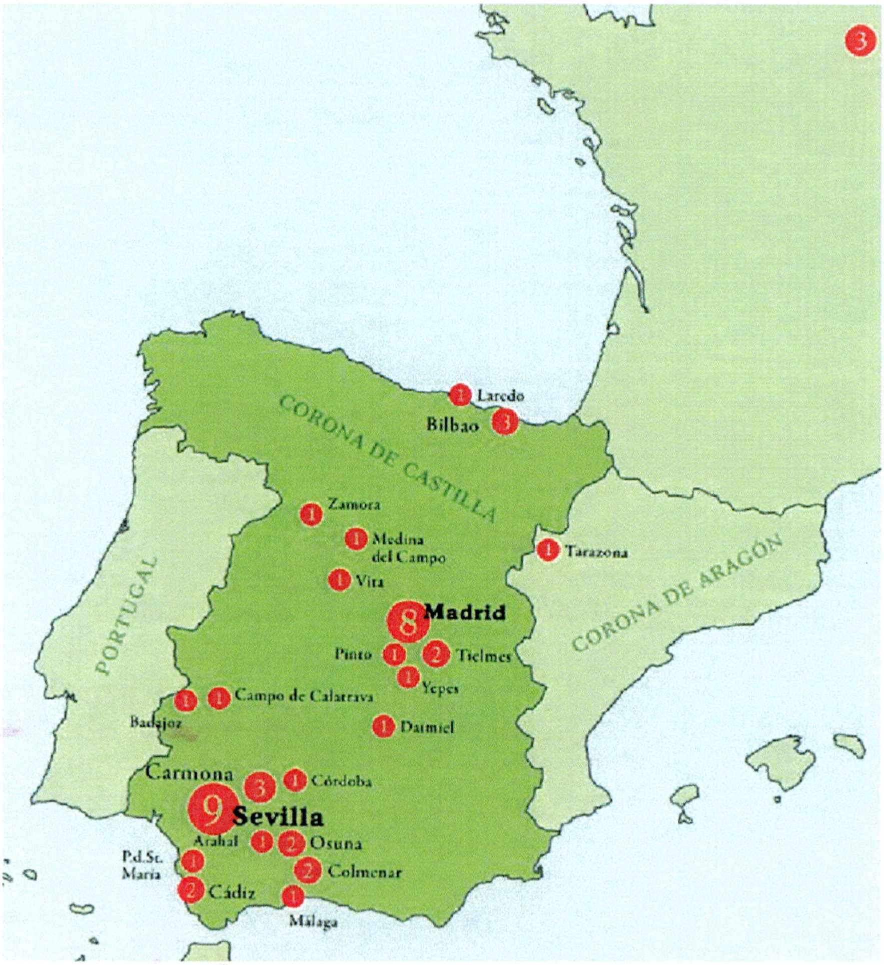

Distribución geográfica de las cartas de pacientes dirigidas al médico Juan Muñoz y Peralta. diseño de Benno Ludwigs. 2012.

Dentro de la sección de la Inquisición del Archivo Histórico Nacional, bajo las signaturas Leg. 4208, exp. 1, Leg. 3946, exp. 4 y Leg. 4267, exp. 8, se hallan aproximadamente 300 cartas dirigidas a Juan Muñoz y Peralta que fueron redactadas entre los años 1709 y 1721.

La mayor parte de este fondo epistolar está compuesto por cartas de otros médicos, que bajo la forma de una consulta querían saber la opinión de Peralta en cuestiones médicas concretas o que pretendían intercambiar información acerca de sus pacientes. Sólo una pequeña parte procede de los pacientes de Peralta, los cuales se dirigían al médico real bien directamente o bien mediante un mediador. Las 67 cartas que componen en total aquellas consultas a distancia (conservadas principalmente en el Leg. 4208, exp. 1 y algunas pocas en Leg. 3946, exp. 4) es una cantidad relativamente pequeña en comparación con los varios centenares de cartas que forman las colecciones de los famosos médicos europeos como el suizo Auguste Samuel Tissot (aprox. 1.000, de las cuales 450 están escritas directamente por el paciente) o el francés Étienne François Geoffroy (400), etc.

No obstante, su valor es inestimable, no sólo para la historia del paciente, sino también para la historia de la medicina en general, ya que informan sobre varios aspectos de la práctica médica de uno de los médicos más destacados del movimiento novator español. Se trata, además, de una época anterior a la Ilustración, que algunos llaman "primer siglo XVIII", un momento histórico pocas veces considerado en los estudios que se basan en consultas médicas epistolares.

Las más importantes para nosotros son las 67 cartas de consulta que fueron redactadas por pacientes o en nombre de ellos entre los años 1709 y 1721. Estos doce años se enmarcan justo en el espacio de tiempo en el que Peralta desempeñaba la función de médico de corte, es decir desde su llegada a Madrid, inclusive su estancia en París, hasta la encarcelación por la Inquisición.

La mayoría de las cartas, sin embargo, están datadas a partir de 1716, es decir después de su vuelta de París. Este hecho puede estar relacionado con la pérdida de su patrón y su paciente principal, el duque de Osuna, ya que a partir de su muerte Peralta disponía de más tiempo y de mayor libertad para atender a su variada clientela. Ese conjunto de cartas documenta los casos de un total de 54 pacientes, 34 de los cuales eran hombres y de 18 mujeres. Dos casos no han podido ser identificados.

Sin embargo, para clasificar las cartas, la pregunta clave ha sido: si las cartas venían directamente de los pacientes o si estaban mediadas por otra persona no experta o por un médico. Siguiendo este esquema que ordena y agrupa las cartas según la autoría, se han establecido tres categorías diferentes: en primer lugar están las cartas escritas por el propio enfermo, que posibilitan un acceso directo a la experiencia singular de su enfermedad, esto es, a su vivencia personal. Partiendo del número total de 67 cartas, 24 de ellas entran en la categoría "paciente", de las cuales 18 están escritas por hombres y 6 por mujeres. En segundo lugar, figuran las cartas para cuya redacción se recurrió a una persona cercana al paciente, es decir un pariente o un amigo, a quienes por lo tanto se les considera parte de la esfera del enfermo. Las 25 cartas que proceden de los mediadores no-expertos, suponen un porcentaje casi idéntico al de los pacientes. Su división por género es muy desigual: 22 hombres y 3 mujeres.

Por último, en 13 eran médicos los que habían mediado en nombre del enfermo o habían redactado el informe médico que a menudo era enviado como complemento a la consulta. Estos informes muchas veces no indicaban el autor, ni la fecha, ni el lugar, ya que se entienden como un documento adicional que acompañaba las consultas de los pacientes para una mejor comprensión del caso. La mayoría de estos informes figuran en los documentos conservados sin la carta de presentación con la que originalmente se habían enviado[74].

[74] Todo lo contenido en las páginas 183 y 184 extraído de Schmitz, Carolin: Tesis Doctoral Inédita: Los enfermos en la España Barroca (1600-1740) y el pluralismo médico: espacios, estrategias y actitudes. Valencia 2016. Dirigida por María Luz López Terrada y Álvar Martínez Vidal (tutor). Instituto de Historia de la Medicina y de la Ciencia "López Pilero". UV., págs. 27-29.

La carta plasmada en primer lugar que procedía de Ana Josefa de Barrientos es sólo un ejemplo para las muchas cartas de consulta, escritas por el paciente o un mediador cercano, que se cursaban en España y el resto de Europa en el siglo XVIII. Se trata de una consulta que no se realizaba en persona, ni en un lugar geográfico concreto, sino dentro del espacio virtual de la correspondencia, en el que entraban en interacción el enfermo y el médico. Como lo ejemplifica el caso de Ana Josefa de Barrientos, era característico recurrir a ese espacio virtual cuando ya se ha pasado por otras opciones terapéuticas disponibles tanto en la propia localidad como fuera de ella.

La práctica de la consulta a distancia representaba para muchos casos el último recurso dentro de la búsqueda de salud. Es justamente por ese último aspecto que las cartas albergan un gran potencial para la historia del paciente, ya que como paso final del itinerario terapéutico permiten reconstruir muchas de las decisiones que se han tomado a lo largo del proceso de recuperar la salud. Escritas por los propios enfermos o por una persona cercana, las cartas además proporcionan una gran cantidad de información que facilitan el acceso al mundo epistemológico y emotivo del enfermo.

Así, incluyen el conocimiento médico de los "legos", es decir sus explicaciones de causa para la enfermedad, informan sobre cómo percibían la dolencia y las experiencias con los diversos tratamientos anteriores y, además, revelan el tipo de relación médico-paciente que caracterizaba el encuentro entre enfermo y sanador en el espacio virtual de la correspondencia.

El concepto de "espacio" que se emplea para este estudio entiende el espacio principalmente como un espacio social que se constituye a través de las relaciones sociales y de las prácticas que realizan los actores implicados. El espacio específico de la correspondencia, en el que interactúan los dos actores, el médico y el paciente, ofrece características particulares que no las comparte necesariamente con otros espacios de la práctica médica. Partiendo de las cartas conservadas que pacientes o sus mediadores legos habían dirigido entre 1709 y 1721 al médico de corte Juan Muñoz y Peralta, el objetivo del presente estudio es analizar el desarrollo de la relación paciente-médico en el contexto particular de un tratamiento a distancia. Organizado en cinco apartados, se tratará en primer lugar la figura del médico, ya que sólo se comprende la auto-representación y la conducta del enfermo en la consulta epistolar en relación con la persona destinataria. En segundo lugar, se analizará el contenido de las cartas siguiendo las diferentes fases que caracterizaban una consulta a distancia, explorando los motivos que exponían los pacientes y sus mediadores para consultar la opinión de Peralta y las estrategias que estos aplicaban para poder entrar en una correspondencia con el médico. En tercer lugar, se estudiará cómo percibían los pacientes los anteriores tratamientos aplicados por otros médicos.

De allí, se pasará a analizar cómo se desarrollaban las relaciones entre Peralta y sus pacientes una vez iniciado el tratamiento a distancia. ¿Cuáles eran las opciones para negociar e influir en el dictamen terapéutico, y en qué forma hacían uso de ellas? Para finalizar el estudio, se considerará otro aspecto relevante en lo relativo a la configuración de la relación médico-paciente: el negocio en torno al suministro de los "polvos y píldoras" especiales[75].

La conservación del material en el que se basa este estudio –las cartas de pacientes– se debe a una consecuencia del episodio inquisitorial: cuando Peralta salió de la cárcel, por una irregularidad burocrática no se le devolvieron los documentos personales, entre ellos su biblioteca y su correspondencia, que fueron confiscados al iniciarse el proceso. Debido a esa circunstancia hoy en día se sigue conservando su fondo epistolar dentro de la sección de la Inquisición del Archivo Histórico Nacional. En el mapa anteriormente plasmado, se nos muestra la distribución del origen geográfico de los remitentes, a primera vista es evidente que Juan Muñoz y Peralta fue, por su práctica profesional y por su red clientelar, un médico preferentemente castellano.

[75] Todo lo contenido en las páginas 185 a la 186 extraído de Schmitz, Carolin: "Práctica médica en el espacio virtual: Relaciones a distancia entre Juan Muñoz y Peralta (1665-1746) y sus pacientes". Medicina e Historia. Revista de Estudios Históricos de Ciencias de la Salud. Nº 1. 2017. Quinta Época.

Los motivos para iniciar una consulta a distancia muchas veces estaban relacionados con una falta de eficacia de los tratamientos aplicados por los médicos del lugar o de todos los demás remedios que se habían ido probando durante un largo proceso de recuperación. El largo itinerario por diversas formas de curar que habitualmente precedía una consulta por correo, lógicamente implicaba que aquellas consultas se hicieran raramente en dolencias agudas, siendo lo más habitual que se realizaran para enfermedades crónicas.

Entre los motivos generales para dirigirse específicamente a Peralta fue, sobre todo, la alta reputación y "el crédito" de médico distinguido, lo que movía a los enfermos a poner sus esperanzas en manos de él. Sus éxitos terapéuticos en casos complicados se habían difundido entre diversos círculos y llegaban a los oídos de los enfermos tal vez por recomendaciones de amigos o conocidos o, tal vez incluso, por las publicaciones de Peralta.

Las fuentes de información podían haber sido múltiples, pero el caso es que algunos enfermos, o sus familiares, tenían noticias concretas de las curaciones que Peralta había logrado en enfermedades similares. Por ejemplo, según las palabras de Fernando de Zuloeta, el marido de una mujer enferma, la decisión de elegir a Peralta como médico corresponsal fue motivada precisamente por éxitos anteriores en afecciones parecidas. Así expuso como *"es Vuestra merced el unico que le [remedio] sabra, como que le curo aquella enfermedad tan grabe que hara Vuestra merced memoria que decían tenia in flamado el celebro [cerebro] y era un delirio melancolico que le duro cuatro meses"*.

Aparte de su buena reputación y los aciertos en sus tratamientos, había pacientes, particularmente de Sevilla y los alrededores, que subrayaban el origen geográfico común como razón para consultarle. En estos casos, el vínculo emocional por compartir la misma patria aumentaba todavía más la confianza que el paciente depositaba en Peralta como médico adecuado. Este motivo explica en cierto modo las numerosas cartas que procedían de Sevilla y sus alrededores, convirtiéndolo en uno de los focos principales de la red clientelar. Señalar ser originario de la misma zona podía ser en otros casos, no sólo un motivo, sino también empleado como estrategia, como se especificará a continuación[76].

Resulta muy ilustrativo para ese aspecto la carta que Juan Lozano Bravo, un capellán de El Arahal, el pueblo natal de Peralta escribió en julio de 1716 a una persona en la corte que era amiga del médico. A esa persona, un tal Francisco García Tentos, le pidió el favor de que le comunicara a Peralta la enfermedad que padecía, para así obtener una receta de su mano. Lo curioso de ese caso es que el capellán estaba manteniendo por las mismas fechas una correspondencia directa con Peralta sobre un asunto relacionado con un puesto al que aspiraba. Sin embargo, para el tema de su salud y la relacionada obtención de la receta prefirió, por lo visto, buscar a una persona que mediara entre él y el médico. Puesto que el capellán se había dirigido dos veces a Peralta, repitiendo el mismo favor relacionado con su oficio, es bastante probable que consideraba más acertado emplear un mediador para una cuestión de mayor relevancia como era su salud[77].

Por ejemplo, para una religiosa enferma de Daimiel, María Luisa "de la concepción religiosa del relicario de Carmelitas descalzas de esta villa", el Marqués de Santa Cruz y Bayona pidió al médico Francisco Alegre que realizase un informe de experto para relatar con todo detalle y en sus términos apropiados a Peralta el caso de la enferma[78].

Además de los motivos ya enumerados, otras veces era simplemente una cuestión práctica y temporal. Así, en el caso de las cartas que coincidían con la vuelta de Peralta de París a España, algunos enfermos alegaban que la razón para dirigirse en ese momento y no antes a Peralta era por "la noticia de su arrivo a esta corte".

[76] Ídem.

[77] Schmitz,Carolin: Tesis Doctoral Inédita: Los enfermos en la España Barroca (1600-1740) y el pluralismo médico: espacios, estrategias y actitudes. Valencia 2016. Dirigida por María Luz López Terrada y Álvar Martínez Vidal (tutor). Instituto de Historia de la Medicina y de la Ciencia "López Pilero". UV., pág. 325.

[78] Ídem, pág. 293.

Estrategias en relación a cómo establecer una correspondencia con Peralta, hay que recordar que la situación inicial de una consulta a distancia estaba marcada por una fuerte asimetría en cuanto a la relación médico-paciente. Por un lado estaba Peralta, en una posición superior, quien recibía las solicitudes y decidía sobre si o no atenderlas. Por otro lado, el enfermo, desesperado por encontrar una solución para su problema de salud, que se encontraba en una posición inferior y de dependencia del médico.

Como ha señalado Dinges, las fórmulas de cortesía que impregnaban las consultas no eran simplemente formas que se guardaban, sino que también eran muestras de la asimetría que caracterizaba esta relación. Es en ese contexto donde hay que situar el empeño con el que los autores de las cartas intentaban entrar en una correspondencia con un médico cortesano. Para conseguir la atención de Peralta empleaban diversas estrategias. Algunas de ellas requerían la participación de otras personas con cierta influencia, otras consistían en tácticas retóricas que se introducían en el discurso narrativo. Para analizar las estrategias utilizadas por los pacientes se recurrirá, a modo de ejemplo, a la correspondencia que Ana Josefa de Barrientos y Rueda, la paciente con la que se ha introducido el presente trabajo, mantuvo con Muñoz y Peralta entre 1717 y 1718.

La consulta de Ana Josefa de Barrientos es un caso singular y destaca del resto de las cartas conservadas, por un lado, por ser una correspondencia propiamente dicha, ya que consiste de tres cartas sucesivas de la misma paciente e incluye alusiones al contenido de la respuesta de Peralta que refleja en cierto modo el comportamiento y la postura de Juan Muñoz y Peralta con sus pacientes; y, por otro lado, por mostrar desde una voz femenina los diferentes pasos que conformaban el proceso de mantener una consulta a distancia. Como primer paso para establecer el contacto con el médico real, la paciente de procedencia noble se sirvió de la táctica de recurrir a un mediador, y encargó a su primo y futuro marido Pedro José de Rueda y Porres la redacción de una consulta en su nombre.

Emplear personas con cierta influencia y/o conocidas por Peralta para que interviniesen a favor del enfermo en su afán de ser atendido por este médico en concreto, era una estrategia habitual. La función de los mediadores era importante no sólo para los casos en los que los enfermos estaban físicamente impedidos para redactar ellos mismos la consulta. Es más, es muy probable que la implicación de una tercera persona que gozaba de cierta influencia pudiera jugar a favor del solicitante.

Los mediadores, habitualmente masculinos, eran en muchos casos familiares directos, como el marido, el padre o el hermano, o bien personas a su servicio, como criados, capaces de escribir, que se dirigían a Peralta en nombre de sus amos enfermos; o, al revés, amos que se valían de su fama y de su buena reputación para lograr, para sus servidores, la asistencia de Peralta. Pardo Tomás y Martínez Vidal, entre otros, han señalado la complejidad que el sistema de mediación podía asumir, ya que a veces requería la implicación no sólo de una tercera persona sino de varias, por lo que las cartas "reveal a network of interconnected mediations"[79].

Por ejemplo, en un caso fue el médico cordobés Francisco Antonio de Herrera Paniagua, socio de la Regia Sociedad y censurador de dos tratados de Peralta, quien intervino para que atendiese a la hija enferma de un amigo suyo. A través de tres cartas intentó conseguir el favor del compañero médico y, además involucró al Almirante de Aragón para que le entregase el informe del caso a Peralta. Este tipo de mediación no garantizaba necesariamente que se lograse dicho objetivo. Tampoco fue así en el caso de Ana Josefa. A falta de una respuesta de Peralta después de enviarle tres cartas, tomó la decisión de dirigirse personalmente a él y le envió su primera carta acompañada de un informe médico el 24 de agosto de 1717. Cuando tres semanas después todavía no le había llegado ninguna respuesta del médico, volvió a escribirle otra vez el 13 de septiembre de 1717. En ambas cartas de presentación la enferma aplica diversas estrategias retóricas que se repiten también en

[79] Schmitz, Carolin: "Práctica médica en el espacio virtual: Relaciones a distancia entre Juan Muñoz y Peralta (1665-1746) y sus pacientes". Medicina e Historia. Revista de Estudios Históricos de Ciencias de la Salud. Nº 1. 2017. Quinta Época.

otras cartas de pacientes de Peralta. Por ejemplo, para poner en su segunda carta mayor énfasis a su petición, le recordó que era hija de Fernando de Barrientos y Lugo, quien por lo visto, ya le había hecho algunos favores a Peralta y personas de su entorno.

Mencionar nombres o personas de influencia o señalar tener un vínculo con personas conocidas en la corte era una táctica común en un mundo que se regía a través de relaciones personales y un sistema de favores. Establecer alguna conexión social con el médico, aunque de forma indirecta mediante otra persona, era un billete que facilitaba para el solicitante el acceso a la esfera restringida de la medicina cortesana.

La importancia que Pardo Tomás atribuye a los tres "p" – el patronazgo, el paisanaje y el parentesco– como elementos constitutivos para una carrera médica en la corte, puede en parte tener su validez también para el mundo de los enfermos en su afán de convertirse en pacientes de un médico real. El aspecto del paisanaje cobra especial importancia para los muchos pacientes que escriben a Peralta desde Sevilla y sus alrededores. En la carta de una paciente de Sevilla, Josefa Zavalza, ella utilizó deliberadamente el hecho de haber compartido durante un tiempo el mismo entorno geográfico. Estando embarazada, pidió la opinión de Peralta para saber cómo podría prevenir para su futuro bebé el mismo trágico destino que habían tenido sus tres hijos anteriores, quienes murieron todos a las seis semanas de nacer.

Debido a la prisa que tenía al estar a punto de parir, Josefa Zavalza estaba especialmente interesada en conseguir una respuesta de Peralta. Para ello, su estrategia consistía en relevar el vínculo que había entre ella y el médico, que se basaba según ella, en haber sido vecinos en Sevilla en algún momento del pasado. De manera bastante retorcida –*"No quiso Dios que mientras logre el tener a Vuestra Merced por vecino, biniese esse acidente para que tubiese la satisfaccion de que Vuestra merced me consolase de mas cerca"*– Josefa Zavalza lamentó no coincidir ni en el tiempo ni en el espacio con la presencia de Peralta para atenderle. Sin embargo, para la enferma la antigua relación vecinal superaba las distancias actuales –*"pero no por la distancia pierdo las esperanzas de que Vuestra merced me [h]aga este favor"*– sugiriendo así un compromiso especial por el llamado paisanaje.

Uno de los elementos más frecuentes en las cartas a Peralta es el énfasis con el que subrayaban los autores la fe y confianza que tenían en las capacidades del médico. Ana Josefa de Barrientos, por ejemplo, no se cansaba de expresar las grandes y únicas esperanzas que depositaba en las manos de Peralta[80].

En sus dos cartas de presentación se repetían expresiones como *"tan anxiosa de mi alivio, como cierta de que solo lo puedo conseguir de su mano"*, *"pues su parezer es el unico que espero"* o *"que solamente de su mano puedo esperar algún alivio"*. Confiar y tener fe en las capacidades del médico constituía una de las premisas más importantes para un tratamiento eficaz. Así lo señaló también el médico Miguel Marcelino Boix y Moliner, consocio de Peralta y miembro fundador de la Regia Sociedad, al tratar en su obra *Hippocrates Defendido* (1711) las obligaciones del enfermo: *"No puede un medico desear mas para curar un enfermo a su satisfacion, que el conseguir de el que tenga fe, o confiança con los remedios, o con lo demas que executare conducente a su salud. Refiere Galeno en el lib. 6 de las Epidemias en la sección 4, text. 8 que en Pergamo sanaron muchos enfermos desahuciados de los médicos, por medio de aquellos faranduleos, jugadores, que el los llama Praestigiatores, solo por la confiança con que los animavan. [...] No me inclino a esta curación, refiero solo lo que los autores cuentan; ponderando solamente la confiança de los enfermos con el Medico"*.

Mientras que la fe y confianza que expresaban los y las pacientes en sus cartas a Peralta eran probablemente sentimientos auténticos, al mismo tiempo no dejaban de ser parte de la retórica que sabiamente empleaban para satisfacer las expectativas de los médicos. Además, al insistir en que sola y únicamente se confiaba

80 Ídem.

en las habilidades de Peralta, el paciente insinúa con ello un cierto compromiso con el médico. Una actitud de fidelidad que cobraba importancia a la hora de promocionarse como buen enfermo que aseguraba una estable y continua relación médico-paciente. Desde el punto de vista del médico resultaba más rentable (también económicamente) aceptar tratar a un paciente que le expresaba tan claramente su fidelidad que a otro que no lo hacía. La repetida mención por parte del enfermo de sólo confiar en Peralta era por lo tanto una estrategia importante para captar la atención del médico.

Como ya se ha mencionado al introducir el presente estudio, para darle más peso todavía a su petición y mostrar el alto nivel en que ella estaría dispuesta a colaborar en el buen funcionamiento de la terapia, Ana Josefa de Barrientos se ofreció a acudir personalmente a la Corte si el tratamiento lo requiriese. Una propuesta que repitió también en la segunda carta que escribió. Como ella, hubo otros pacientes que igualmente proponían emprender el viaje largo de Sevilla a Madrid para recibir la atención personal de Peralta. Entre ellos, personas pertenecientes a la alta nobleza como Alonso de Vargas Sotomayor y Guzmán, el II marqués de Castellón, quien escribió en su carta que "estoy tan asegurado tenerlo [alivio] de Vuestra merced, que si fuere menester pasare a la Corte". Aunque sólo fuese teóricamente, mostrarse dispuesto a realizar un largo trayecto de unos quinientos kilómetros para ver a Peralta en persona, se puede interpretar como máxima expresión de su respeto y aprecio hacia el médico.

Ahora bien, gracias a todas las estrategias que Ana Josefa de Barrientos había empleado en sus dos cartas de presentación –utilizar un mediador, mencionar a su padre, asegurarle su fidelidad y ofrecer acudir a la corte–, el 21 de diciembre de 1717 recibió finalmente una respuesta de Peralta. Por lo que se puede deducir de una tercera carta de Ana Josefa, Peralta le había ordenado en su tan esperada réplica que consiguiese unas determinadas píldoras que vendían en Sevilla, y que se las tomase con agua de cereza[81].

[81] Schmitz, Carolin: "Práctica médica en el espacio virtual: Relaciones a distancia entre Juan Muñoz y Peralta (1665-1746) y sus pacientes". Medicina e Historia. Revista de Estudios Históricos de Ciencias de la Salud. Nº 1. 2017. Quinta Época.

Se puede concluir, pues, que mantener como paciente correspondencia con Juan Muñoz y Peralta no era necesariamente un reto fácil de conseguir. A veces eran necesarios varios intentos y repetidas solicitudes. La experiencia de la joven enferma de Carmona no fue un caso aislado, sino que son varias las cartas en las que, a falta de una respuesta de Peralta, se volvía a plantear el mismo problema. La existencia de similares formas retóricas que adornaban las cartas de presentación muestra como los aspirantes se servían de un conjunto común de estrategias.

Las terapias anteriores de otros médicos, la percepción del paciente, como ya se ha indicado, las cartas de pacientes que recibía Peralta solían incluir casos de enfermos crónicos que habían pasado por diversos tratamientos médicos. Esas historias clínicas relatadas por el enfermo mismo eran para el médico corresponsal una información muy relevante, ya que el conocimiento de los pasos terapéuticos previos le permitía conocer las expectativas del cliente y elaborar un dictamen más certero. Además, en la carta de presentación era donde el enfermo tenía ocasión de exponer su propia versión de lo vivido hasta entonces. En este apartado se tratará la forma en la que el paciente representaba su experiencia con los tratamientos recibidos, es decir, cómo percibía los efectos de los remedios aplicados y cómo se comportaba durante los episodios asistenciales. Se discutirá además qué otros valores estratégicos podía llegar a tener la narración individual de los tratamientos anteriores, aparte de comunicar datos sobre los precedentes pasos terapéuticos.

La carta que Juan Manuel de Esquivel y Vázquez envió desde Sevilla en octubre de 1720 transmite una imagen vívida de los padecimientos que sufría a causa de las almorranas. Según su relato, padecía ese *"travaxoso aczidentte"* desde el año en que Peralta se trasladó a Madrid, es decir desde hacía unos once años. Durante ese período los médicos de Sevilla le habían aplicado diversos remedios. Entre ellos había algunos que le dejaban indiferente, como un ungüento de manteca de cerdo con vinagre, vino y *"polvos de [h] uanes"*.

Sin embargo, había otros que le habían causado una mala experiencia, como *"la hierba del gordo lobo"*. Esta hierba, majada entre dos guijarros, le fue aplicada *"en la parte que aze rabiar"*. El enfermo, en su carta, continúa detallando la percepción de ese remedio y escribe: *"la mantuve, no obstante de castigar demasiadamente, treinta y seis oras, y no pude sentarme en diez u onze dias"*. De ese modo, Juan Manuel de Esquivel logró transmitir en su carta a Peralta una idea clara de los dolorosos efectos que le produjo un medicamento determinado. En su descripción de los remedios, no omitió introducir la manera sumamente paciente con la que aguantaba *"tantos y tan reiterados martirios"*.

De forma parecida presentó Catalina de Larroca su relato clínico: como una historia de sufrimiento en la que mostraba a la vez su conducta paciente y obediente a los dictámenes terapéuticos. Catalina de Larroca, una mujer de la villa de Osuna, era otra enferma perteneciente a la clientela andaluza que Muñoz y Peralta seguía manteniendo no sólo desde la Corte, sino incluso cuando se hallaba fuera de España. La carta de esta paciente aparece fechada el 11 de diciembre de 1714, momento en que Peralta estaba acompañando al Duque de Osuna en su viaje a Utrecht y París. Ahora bien, la enfermedad que mortificaba a Catalina de Larroca desde hacía cuatro años era una mezcla de varias dolencias, entre ellas flatos, dolor de corazón y un tumor en el hígado[82].

Al consejo de los médicos de beber más, su cuerpo respondía con jaquecas y un aumento del dolor en el corazón. El siguiente paso consistía en la aplicación de sangrías y medicamentos, resultando en que *"en 3 meses me an echo cinco sangrias que me tienen quitadas las fuerzas"*. Además, tomaba cada dos noches seis píldoras de *"termentina, orocuz y mechoacan"* y como preparación bebía una hora antes de tomarlas agua mineral *"con un poco de palo nafretico que pone el agua azul"*. A pesar de haberle abierto *"dos fuentes"*, esto es dos aperturas artificiales, la paciente se sentía *"continuamente estreñida"*. Como último remedio los médicos le ordenaron aplicar una bizma para el corazón (un paño mojado en

[82] Ídem.

agua de acederas, hebras de azafrán, vino, limón y clavo) y unas unturas de aceite de almendras para el hígado y los riñones. Obediente a las órdenes de los médicos que la trataron, Catalina de Larroca aceptaba todos los remedios que le habían ordenado: "lo hago, pero tengo poco alivio".

En cuanto al régimen alimenticio, la enferma comentó que éste consistía desde hacía un año solamente en puchero, con el resultado que "a veces me veo tan aburrida que estoy tentada de comer de todo". La carta de Catalina de Larroca es un informe minucioso de los diversos tratamientos recibidos con anterioridad, que en ocasiones incluye la composición concreta de los remedios que se le habían aplicado. Con ello, la carta logra a la perfección su cometido al remitir la información decisiva que permitirá a Peralta establecer su dictamen facultativo. Pero, la narración de las experiencias personales con las terapias anteriores podía tener, además, otros dos efectos.

En primer lugar, ambos pacientes –Juan Manuel de Esquivel por un lado y Catalina de Larroca por el suyo– transmiten en sus cartas la imagen del "buen enfermo", una persona que acata las prescripciones médicas y aguanta con paciencia las consecuencias de las mismas. Representar su conducta de esa manera ante un médico de quien se espera conseguir una consulta a distancia formaba parte de las estrategias de "self-fashioning" que a menudo tejían los enfermos. En segundo lugar, en uno y otro caso tanto la enferma de Osuna como el paciente sevillano, plasman claramente la ineficacia de los remedios que les habían prescrito, así como el desagrado que habían experimentado. La antipatía de Catalina de Larroca hacia las sangrías, por ejemplo, queda más que patente. Con ese "valor empírico" generado por experiencia propia, el paciente sugería a su interlocutor, esto es a Peralta, qué era lo que no toleraba para que éste lo tuviera en cuenta para el tratamiento siguiente. De esa forma, el enfermo intentaba participar desde el principio en el diseño de la nueva prescripción terapéutica. Dada la falta completa de respuestas o anotaciones de Peralta en las cartas, no se puede determinar qué efecto realmente tenían tales sugerencias.

Los tratamientos en curso de Peralta: opción y uso con un margen de maniobra. Las cartas analizadas hasta ahora, eran en su mayoría cartas de presentación, es decir, de una primera toma de contacto. Por lo tanto, las formas en las que los pacientes pretendían influir en un futuro tratamiento prescrito por Peralta eran meramente retóricas. Este apartado estará dedicado a los tratamientos ya iniciados para así poder analizar las opciones reales que existían por parte de los enfermos en cuanto a negociar y codiseñar el dictamen terapéutico de Peralta. Independientemente de si había o no margen de maniobra, cabe plantearse la pregunta de si los pacientes y sus familiares hacían uso de él, y en qué forma, durante el tratamiento[83].

Partiendo de las cartas que procedían de un tratamiento en curso con Peralta, a modo de ejemplo se han seleccionado varios casos que en su conjunto reflejan los diferentes niveles de intervención en el proceso terapéutico, desde lo más dócil hasta lo más *"rebelde"*. Empezando por los enfermos obedientes, entre la clientela había varios pacientes que se preocupaban por seguir estrictamente la orden terapéutica. Así, para asegurarse que no contraviniesen el dictamen, escribían simplemente para preguntar cómo y en qué forma deberían tomar los medicamentos prescritos. Un ejemplo de este comportamiento es la carta de Tomás de Vera y Marausa en la que pidió a Peralta que le diese instrucciones más específicas en cuanto a cómo tomar la leche de burra prescrita, un remedio que aparece a menudo en la correspondencia de Peralta y también en los textos publicados por los médicos *"modernos"*. Tomás de Vera concluyó su carta advirtiendo que *"lo aviso para no [ha]ser nada más de lo que a Vuestra merced le paresiere debo"*.

Otro paciente igualmente cauteloso en cumplir con las normas, era Sebastián del Águila Chaves, un paciente de Peralta que acababa de trasladarse a la villa toledana de Yepes. El objetivo de su carta, sin embargo, era proponer a Peralta un ligero cambio en el tratamiento. Así, "como es de mi obligación", le comunica a Peralta los últimos avances en la curación, informándole que las purgas

[83] Schmitz, Carolin: "Práctica médica en el espacio virtual: Relaciones a distancia entre Juan Muñoz y Peralta (1665-1746) y sus pacientes". Medicina e Historia. Revista de Estudios Históricos de Ciencias de la Salud. Nº 1. 2017. Quinta Época.

habían surtido su efecto. Dada esa nueva circunstancia preguntó si podía omitir el uso de los purgantes. Junto con esa (pequeña) muestra de negociación terapéutica, el enfermo pidió a Peralta un nuevo dictamen actualizado, prometiendo guardarlo *"con estrecha observación"*. Por lo general, Peralta enviaba sus medicamentos o las recetas para los mismos junto con una "regla" que instruía a los pacientes de su uso correcto. A falta de una instrucción, eran los pacientes quienes a veces la pedían. Para tener una idea de esa "regla", se reproduce a continuación uno de los raros documentos manuscritos por el mismo Muñoz y Peralta, en el que explicó de forma pormenorizada los pasos específicos que debían seguirse para la toma de su medicamento.

"Amigo y Señor. Los polvos se toman tres veces al dia lo que va en cada papelito de una vez (ha de estar urgada la persona que los toma) un papelito por la mañana otro antes de medio dia, i otra a las seis de la tarde o noche poco mas o menos i se pueden desaiunar, o comer o beber una hora despues, i aunque esten con frio o calentura o sin ella siempre se han de ir tomando en esta forma, pues nada embaraça se toman echandolos en un vaso, i una cucharada de vino, i se deslien mui bien, i despues de desleido se echa agua natural dos o tres o mas onças o medio vaso de a medio que [a.tillo] i se vuelven a menear i se beben un papelito de cada vez [oi] aunque se quite la terçiana, o quartana, como se quitara sin duda en aviendo tomado nueve, no obstante se continuaran en la misma forma hasta tomar 21 papelitos o mas para no recaer. Despues de tomados, se pueden enjuagar con agua i beber un par de sorbos de agua".

Varios de los pacientes o sus mediadores informaron a Peralta sobre los efectos que tenían estos polvos en sus cuerpos afligidos. La manera en que reaccionaron ante efectos no esperados –como cuando los enfermos no percibían ningún cambio o, contrariamente, un notable empeoramiento de su estado– refleja una vez más el grado de obediencia o autonomía en la actitud representada del paciente[84].

[84] Ídem.

En una carta fechada en Madrid, Antonio Díaz, padre de la enferma María Teresa, escribió a Peralta para informarle sobre el empeoramiento que se produjo a continuación de haber tomado los polvos y sueros recetados por Peralta. Según el padre, la paciente padecía ahora de "congojas, trasudores, ahito, indigestion y el flato fuerte". A pesar de empeorar tras la toma de las medicinas, Antonio Díaz no contempló la posibilidad de dejar la medicación ni la de modificar la dosificación por su propia cuenta. En lugar de ello propuso otra interpretación para el deterioro que había experimentado su hija: era un proceso natural del cuerpo femenino en la fase premenstrual. Con toda modestia expuso su idea en la carta a Peralta: *"Aunque como lego se me a ofrezido puede ser rebulucion por la zercania del tiempo, en que espero el venefizio de la naturaleza"*.

Como persona fiel a las instrucciones de Peralta, preguntó si bajo las descritas circunstancias deberían seguir o no con el remedio. Al pronunciar y compartir como lego su opinión médica con Peralta, el pariente de la enferma entra claramente en un diálogo con el médico. En este caso, el uso del margen de maniobra se limitó sin embargo a esa intervención. En vez de considerar otras opciones para interferir en el tratamiento, se optó por dejar todo lo demás bajo el parecer y control de Peralta. La misma conducta respetuosa y obediente se mantuvo a lo largo de todo el proceso. Cuando unas seis semanas después envió otra carta para informarle sobre el último estado de María Teresa, simplemente enumeró los síntomas y concluyó con la misma pregunta si debería continuar con el dictamen.

Una carta que se encuentra en un punto intermedio de la franja *"dócil rebelde"* es la de la ya conocida Ana Josefa de Barrientos. En la tercera de sus cartas, fechada de 11 de enero de 1718, ella informa de forma acostumbrada a Peralta acerca de la evolución de la enfermedad y, en concreto, acerca de los efectos de las píldoras prescritas. Así, estando embarazada, le comunica la paciente que las píldoras no le hacían ningún efecto, ni negativo ni positivo, por lo que el problema de indigestión continuaba igual que antes.

Dada su falta de eficacia, le preguntó si le *"pareciera conviene graduarlas"*. Tanto el dar noticia sobre el poco efecto de las píldoras como la propuesta de modificarlas pueden ser a primera vista signos claros de negociación. En este caso, sin embargo, parece que procedía de las instrucciones de Peralta, ya que la frase citada seguía con las palabras *"en conformidad de la prevención que me hizo de que le avisara de ella para este fin"*.

Independientemente de si era Peralta quien le invitó a mantenerle informado sobre los efectos para poder ajustar la composición adecuada o si fue por iniciativa propia de la paciente, lo relevante es que Ana Josefa utilizó esa carta principalmente para consultar una serie de dudas terapéuticas que tenía. En primer lugar, quería saber la opinión personal de Peralta sobre la prescripción que le había hecho otro médico con el objetivo de reducir la cantidad de comida al mínimo. En segundo lugar, preguntó por lo apropiado de un consejo que procedía de una persona lega: *"si para el buen cocimiento podré usar del cafe, por haverme dicho un sujeto, aunque no medico, que para este efecto me sera de grande utilidad"*. Y, para terminar, quería asegurarse que una indicación que Peralta le había dado en otro momento (*"tomar el agua cocida sándalo rubio y raíz de china"*), no supusiese ningún problema para su embarazo. La carta de Ana Josefa es una carta de consulta en su sentido estricto[85].

Ella utilizó ese medio de comunicación para aclarar sus dudas acerca de diversas recomendaciones terapéuticas recibidas de parte de otro médico, de una persona no-experta y de Peralta mismo. Es decir, la paciente expuso abiertamente a Peralta los elementos que podrían influir en el tratamiento de su enfermedad y, en vez de decidir sola sobre ellos, incluyó a Peralta en el proceso de *"decision-making"*. Como ejemplo que representa el otro extremo de la franja docilidad–rebeldía sirven dos cartas procedentes de París. Fruto de la red de clientela que Peralta estableció durante su tiempo en París, tales consultas le llegaron cuando se acababa de reinstalar en Madrid.

[85] Schmitz, Carolin: "Práctica médica en el espacio virtual: Relaciones a distancia entre Juan Muñoz y Peralta (1665-1746) y sus pacientes". Medicina e Historia. Revista de Estudios Históricos de Ciencias de la Salud. Nº 1. 2017. Quinta Época.

En la primera carta, mediante la cual mantenía el tratamiento pese a la distancia a, Bartolomeo Odoardo Pighetti, un agente del Duque de Parma, le informó a Peralta sobre la evolución del malestar de una *"dama enferma"*. La mujer, que padecía de una llaga dolorosa en la parte baja de la espalda, no sintió ninguna mejoría con las píldoras de Peralta, a pesar de haber terminado los seis papelillos prescritos. Según el informe de Pighetti, la enferma tomó entonces la decisión de mandar que le cambiasen la composición de las píldoras, haciéndolas más fuertes que las primeras. Pero, dado que el efecto de las píldoras modificadas era demasiado agresivo, por haberle *"irritado la llaga, y por el dolor agudo que ha sentido, las ha dexado de tomar"* y volvió a la composición anterior. Según el informe de Pighetti, la enferma volvió a quejarse de la continua ineficacia de las píldoras, pero el mediador la consoló asegurándole que el remedio de Peralta *"no puede faltar de hacer su efecto, aunque sea un poco tarde y que sanara sin duda la llaga"*.

Aquí se manifiesta la presencia de varias voces en una carta, la llamada polifonía que ha sido señalada como una de las características de las cartas de los pacientes de esa época. En el discurso narrativo del mediador estaban por un lado la actitud impaciente de la paciente y por otro, el intento, por parte de su mediador, de darle esperanzas de curación. Cuando dos semanas más tarde no habían recibido aún una respuesta de Peralta, Pighetti redactó otra carta, insistiendo en la necesidad de una indicación concreta para cómo proseguir. Relató que con las píldoras el estado de la mujer no sólo no había mejorado, sino al contrario, decía que el mal se extendía y los dolores se volvían más *"agrios y agudos"*. Pighetti cerró la breve carta lamentando que *"su remedio que otros han experimentado tan provechoso, salga a esta pobre señora antes del daño"*.

Esa crítica explícita a las píldoras por la ineficacia y perjuicio que producían en la paciente es uno de los pocos ejemplos de la correspondencia de Peralta donde aparece una clara voz activa y reivindicativa que critica el incumplimiento de la prescripción terapéutica. Junto al intento por parte de la propia enferma de modificar la composición del medicamento, la conducta de la paciente y su mediador refleja el alto grado de autonomía que mantenían y expresaban incluso en un contexto tan particular como era la consulta a distancia. Mientras que los encuentros entre paciente y profesional en persona permitían formas más directas y osadas, la situación de la consulta a distancia requería otra manera de relacionarse, en la que las opiniones y negociaciones se revestían con diversas fórmulas de cortesía. Para procurar que la correspondencia continuase y que la respuesta de Peralta no tardase mucho, la libertad para expresar abiertamente quejas y propuestas de cambio era limitada[86].

Muchos de los pacientes de Peralta mostraban en las cartas una conducta marcada por la preocupación de cumplir las instrucciones del médico. En el caso de introducir una propuesta de cambio, ésta se acompañaba de una promesa de estrecha observación al dictamen actualizado. Ante posibles efectos inesperados o adversos de la medicación, algunos los desvinculaban de las píldoras con otras explicaciones propias. Otros, siguiendo la oferta del médico, apuntaban la ineficacia con el fin de encontrar con los datos proporcionados la correcta composición o, en su caso, de corregir la administración. Una manera indirecta para co-diseñar el tratamiento era plantear al médico una serie de dudas, incluyendo así a Peralta en el proceso de "decision making". Teniendo en cuenta los casos señalados en este apartado, la intervención activa, y aún de crítica directa, en el curso del tratamiento era –para la correspondencia de Peralta– extraordinario. Un negocio aparte: el suministro de polvos y píldoras. Como se ha indicado al principio de este estudio, una parte considerable de las cartas de pacientes a Peralta eran peticiones de suministro del fármaco químico que únicamente él recetaba. Si se considera el número total de las cartas de pacientes, 22 de las 67 cartas, es decir un tercio de las consultas estaba relacionado con el pedido o la experiencia en torno al medicamento recetado. A lo largo de los más de veinte años que ejercía como médico y defensor de la medicina moderna, en concreto de la iatroquímica, la fama que Muñoz y Peralta tenía entre su clientela se debía en gran medida a la elaboración (teórica) y

[86] Ídem.

venta de un preparado basado en polvo de quina. Las características con las que los médicos chymicos promocionaban "sus" medicinas consistían, sobre todo, en su mayor eficacia y por resultar mucho más agradable el consumo en comparación con las medicinas tradicionales. Así lo argumentó por ejemplo el médico Diego Mateo Zapata en su texto *Crisis médica sobre el antimonio* (1701).

Los escritos polémicos publicados por los defensores de la medicina iatroquímica eran vehículos eficaces para dar a conocer las ventajas de este tipo de remedios a un público amplio y abierto a los no expertos y por lo tanto a los futuros clientes. Para el caso particular de Peralta destaca un tratado que publicó en 1705, titulado *Contraconsulta* a la consulta que el Doctor D. Miguel Melero Ximénez [...] dio a luz sobre la enfermedad que padeció D. Miguel Tamariz. Se trata de un debate que se inició a raíz de un caso clínico real y reciente del militar sevillano Miguel Tamariz, en el que estaban implicados dos médicos, Peralta y Miguel Melero, ambos socios de la Regia Sociedad.

Como iniciador de la controversia, Peralta puso de relieve los inconvenientes de las sangrías ordenadas por Melero frente a las ventajas de su terapia a base de medicamentos chymicos. Hay que entender las obras polémicas de Peralta como parte de las vías de difusión que, junto con las recomendaciones personales, dieron visibilidad y notoriedad al producto que dispensaba. El resultado fue que el fármaco de Peralta y la receta para el mismo se habían convertido a principios del siglo XVIII en un bien comercial que gozaba de una alta demanda sobre todo entre la sociedad cortesana. A partir de allí, su fama se extendió también a otras partes de la península, resultando en que pacientes le enviaban pedidos desde Cádiz, Laredo, Bilbao, Medina del Campo, Sevilla, etc. La forma en la que el remedio, en forma de píldora o de polvo, llegaba a los solicitantes podía pasar por tres vías de distribución cuya base fundamental era una alianza entre Peralta y Juan Simón Fernández Lozano, un boticario de Sevilla[87].

---

[87] Schmitz, Carolin: "Práctica médica en el espacio virtual: Relaciones a distancia entre Juan Muñoz y Peralta (1665-1746) y sus pacientes". Medicina e Historia. Revista de Estudios Históricos de Ciencias de la Salud. Nº 1. 2017. Quinta Época.

Así, en muchos casos Peralta enviaba, tras un pedido previo a Lozano, los fármacos directamente a sus pacientes. Igual de común era que les facilitara la receta -ya pagada por los enfermos con el dinero que habían enviado en su carta de petición- con la que los pacientes se ponían en contacto con el boticario de Sevilla para conseguir vía postal los preparados.

Otras veces, los pacientes pasaban directamente por la botica sevillana, donde Lozano, avisado por Peralta, tenía los remedios listos para su recogida. Se trataba por lo tanto de un sistema bien elaborado que no sólo aseguraba un negocio estable y beneficioso tanto para el médico como para el boticario, sino que también se adaptaba con sus varias opciones ejecutivas a las preferencias de cada cliente. Mientras que en las consultas generales actuaban a menudo médicos como mediadores para facilitar la comunicación, en el caso de los polvos y píldoras se trataba de un negocio que se desarrollaba únicamente entre Peralta y la esfera del paciente. Parece que entre su clientela era conocida la indicación terapéutica de sus polvos, ya que varios de ellos le escribían específicamente por *"unos polvos de los que Vuestra merced tiene para las calenturas"*. Sin consultar o concretar más la naturaleza de la enfermedad, los clientes requerían simplemente el producto, con lo que se explica también lo superflua que hubiese sido la intervención de otro médico.

Cuando no era el enfermo mismo quien se dirigía con semejante solicitud al médico, era común recurrir a otras personas, muchas veces conocidas por Peralta, para que éstas consiguiesen en su nombre la deseada receta o el mismo fármaco. La táctica de la mediación, en concreto el intercambio de favores, cobró importancia sobre todo para casos en los que los enfermos no querían revelar su identidad por la vergüenza que les producía el mal que sufrían. Un ejemplo de ello es un caso de impotencia: un hombre de Cádiz, de quien no consta más información aparte de que era recién casado, con 38 años de edad y que contactó con un amigo en busca de ayuda para el problema de impotencia que padecía. Al comenzar su carta con las palabras de *"solo con la confianza de nuestra amistad me atreviera a declararme"* y cerrar la misma con "toma esto con todo empeño y sigilo", no cabe duda de lo incómodo que era para él de compartir el asunto con otra persona. El motivo, sin embargo, que le hizo confesar a su amigo su enfermedad era porque había escuchado que en una botica en Sevilla despachaban un medicamento *"que untando en la parte que [digo] se vigore y fortalesca para conseguir el fin del matrimonio"*. Le habían dicho además que ese medicamento *"es receta del doctor don Juan de Peralta que se halla hoy en Madrid"*. El paciente pidió a su amigo que se fuese a dicha botica para conseguir aquel remedio y que se lo remitiese con "brevedad". El hecho que esta carta anónima se encontraba dentro de la correspondencia de Peralta, confiscada en su casa en Madrid, significa que el amigo o el boticario Alonso de Reyes debió haber seguido los caminos oficiales, enviando la petición a Madrid para que Peralta les proporcionase la receta que luego daría derecho a su confección y venta[88].

Aparte de manifestar la fama que gozaban las recetas de Peralta, lo que queda patente en esta carta es otra funcionalidad más del espacio virtual de la correspondencia: recurrir a este espacio permitía al enfermo tratar de resolver con discreción y en anonimato una enfermedad que se percibía como vergonzosa. La carta y la colaboración de un amigo en otra ciudad le aseguraban que su afección quedaba dentro de los límites de la intimidad.

Antes de terminar el presente trabajo, se presentará un último caso que refleja cómo las píldoras de Peralta configuraban en cierto modo la relación del paciente con el médico.

Una de las últimas relaciones epistolares que Peralta mantuvo con sus pacientes antes de iniciarse el proceso inquisitorial en marzo de 1721 era la de Nicolás Antonio de Gaicitua y Xtascarua, un paciente de Bilbao. En su carta de 2 de febrero de 1721 le informó sobre la última evolución que había experimentado con el tratamiento prescito por Peralta. Según el enfermo, el problema de indigestión se alivió inicialmente con solo tomando "la tintura de

---

[88] Ídem.

rosa y el jarabe boiliano" pero como después volvieron los mismos síntomas (*"el humor acre y mordaz"*) había empezado a tomar las píldoras que Peralta le había enviado con el último correo de la semana anterior. No omitió expresar la esperanza que depositaba en las mismas: *"Con que siendo estas pildoras tan grandes en sus efectos, espero, como Vuestra Merced me asegura, atajarme este mal tan molesto"*.

Debida a esa gran confianza y porque temía mucho la recaída, Nicolás de Gaicitua le hizo a Peralta otro pedido de las mismas píldoras sin haber esperado el efecto real que tenían. Sólo una semana después el enfermo redactó otra carta en la que lamentó que las "píldoritas" no habían surtido el efecto que esperaba ya que todavía le quedaban *"reliquias del achaque tan impertinente"*. A pesar de la crítica expresada, le pidió al médico otra ración más, *"pues tengo tanta fe en ella que no dudo conseguir lo que deseo"*. Este ejemplo de la conducta de los pacientes de Peralta en torno a "sus" fármacos pone de relieve la enorme confianza que depositaban algunos enfermos en ellos. Una confianza que, como ha mostrado este caso, existía ya antes de conocer el resultado del medicamento y que se mantenía pese a no cumplir con las expectativas.

Mientras que una experiencia negativa con los polvos y píldoras de Peralta podía resultar una gran decepción, como en el caso de la "Dama enferma" de París, otras veces la confianza en las capacidades de Peralta, materializada en forma de su fármaco, era tan imperturbable que aún la falta de eficacia no causaba ningún tipo de distanciamiento. La fama que rodeaba y sostenía las píldoras les proporcionaba un importante bagaje emocional de esperanza de curación, de modo que creaban a la vez una mayor dependencia hacia aquel médico que controlaba su distribución. En ese sentido, por su poder de aumentar o, en casos negativos, de disminuir la dependencia del paciente al médico, las píldoras adoptaban la función de un tercer actor que configuraba la relación médico-paciente. De ahí, la alta demanda respecto a las píldoras, así como las recetas de Peralta, al final influía considerablemente en el juego del poder entre ambas partes, esta vez muy a favor del médico[89]. Antes de concluir cabe señalar otro aspecto general de dicha demanda que no podemos dejar de mencionar: la preocupación por conseguir los preparados chymicos de Peralta quizás sea un reflejo de la asimilación de la iatroquímica por parte de una clientela privilegiada. En otras palabras, el éxito que gozaban estas píldoras en una parte influyente de la población era relevante, ya que implicaba al menos la aceptación de remedios terapéuticos que no eran los propios de la medicina galénica-tradicional y, *nolens volens*, de los planteamientos teóricos que los sostenían.

Conclusión: acceder al espacio virtual de la correspondencia con el médico Juan Muñoz y Peralta, médico de Cámara y figura destacada del movimiento novator de la medicina española, no era siempre fácil, ni siquiera para una clientela que procedía de los grupos más privilegiados de la sociedad española. Así, para conseguir la asistencia epistolar de Peralta, los solicitantes empleaban una serie de estrategias que podían implicar tanto la participación activa de mediadores influyentes como la introducción de tácticas retóricas en el discurso narrativo de la carta. Frecuentes elementos retóricos eran subrayar el mismo origen geográfico, mencionar a conocidos en común, enfatizar la única fe en las capacidades singulares de Peralta o mostrarse dispuestos a emprender un viaje a la Corte.

Representarse como buen enfermo e indicar desde el principio las preferencias terapéuticas, eran pasos no menores para aumentar las opciones de poder codiseñar el futuro dictamen. A través de las cartas que nacían de un tratamiento en curso con Peralta ha sido posible analizar la relación entre médico y paciente que se desarrollaba en un contexto particular del espacio virtual de la correspondencia. Este análisis indica que, dentro de la franja entre docilidad y rebeldía, los enfermos raramente intervenían activamente –y mucho menos criticaban de forma abierta– los tratamientos prescritos por Peralta. La asimetría en términos de poder que caracterizaba sustancialmente la relación médico-paciente que se llevaba a cabo dentro de un intercambio epistolar

[89] Schmitz, Carolin: "Práctica médica en el espacio virtual: Relaciones a distancia entre Juan Muñoz y Peralta (1665-1746) y sus pacientes". Medicina e Historia. Revista de Estudios Históricos de Ciencias de la Salud. Nº 1. 2017. Quinta Época.

condicionaba la forma en la que el enfermo interactuaba con el médico. En vez de expresar francamente sus quejas y opiniones, las revestían con diversas fórmulas de cortesía, procurando así que la correspondencia continuase y que la respuesta de Peralta no se hiciera esperar.

Otro elemento que fomentaba todavía más la posición superior del médico era el medicamento especial que vendía. La alta demanda en torno a sus afamados polvos y píldoras creaba por lo general una mayor dependencia de los pacientes hacia el médico real. Las características que determinan la relación médico-paciente están por un lado estrechamente vinculadas a las funciones de Peralta por su condición de médico real, defensor de la medicina moderna y suministrador de un medicamento especial.

Por otro lado, era el espacio virtual de la correspondencia el que también condicionaba el trato entre ambos. Mientras el mismo Peralta, cuando atendía a sus pacientes en sus casas, estaba acostumbrado a recibir notas de aviso que no carecían de un tono imperioso y categórico y allí es donde experimentaba el poder del paciente. Aquí, en el espacio virtual de la correspondencia, se manifiesta una situación inversa: es el paciente quien asume una posición inferior y sumisa frente al médico corresponsal, quien en muchos casos representaba la última instancia tras una larga búsqueda de la salud.

Esa dialéctica sugiere por un lado que no existe un único modelo médico-paciente, sino que el mismo profesional podía experimentar relaciones de poder inversas. Por otro lado, invita a pensar que no sólo eran las personas que determinaban la relación, sino también el contexto, el espacio en el que se realizaba la asistencia[90].

[90] Ídem.

Pero este tipo de cartas no sólo estaban escritas en castellano, durante la estancia de Muñoz y Peralta en Francia, también recibió algunas de ellas. Como la siguiente que plasmamos:

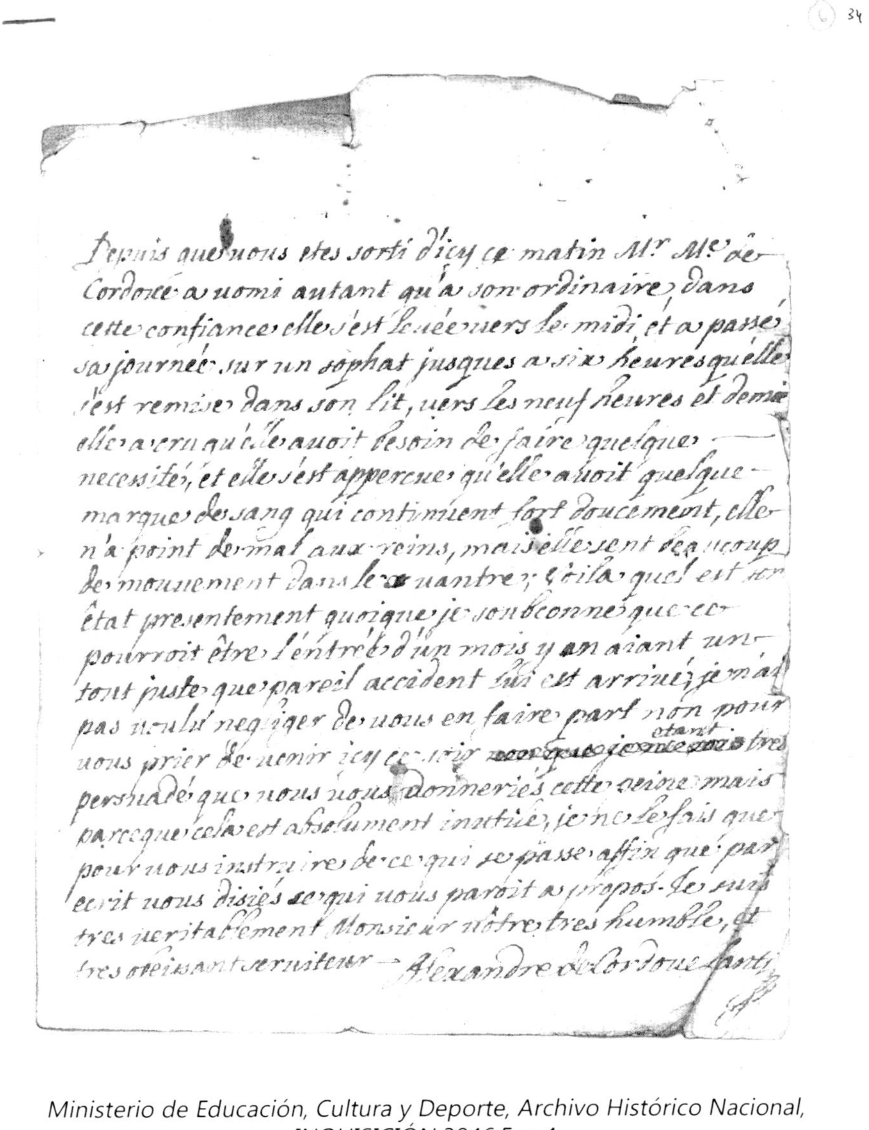

Depuis que uous etes sorti d'icy ce matin Mr. Me. de Cordoue a uomi autant qu'a son ordinaire, dans cette confiance elle s'est leuée uers le midi et a passé sa journée sur un sophat jusques a six heures qu'elle s'est remise dans son lit, uers les neuf heures et demi elle a cru qu'elle auoit besoin de faire quelque necessité, et elle s'est apperceue qu'elle auoit quelque marque de sang qui continuent fort doucement, elle n'a point de mal aux reins, mais elle sent beaucoup de mouuement dans le uantre; voila quel est son état presentement quoique je sonbconne que ce pourroit être l'entrée d'un mois y an aiant un tout juste que pareil accident lui est arriué, je n'ai pas uoulu negliger de uous en faire part non pour uous prier de uenir icy ce soir [illegible] étant tres persuadé que uous uous donneriés cette peine mais parceque cela est absolument inutile, je ne le fais que pour uous instruire de ce qui se passe affin que par ecrit uous disiés se qui uous paroit a propos. Je suis tres ueritablement Monsieur nôtre tres humble, et tres obeisant seruiteur — Alexandre de Cordoue [illegible]

Ministerio de Educación, Cultura y Deporte, Archivo Histórico Nacional, INQUISICIÓN,3946.Exp.4.

Desde que Usted salio de aqui esta mañana señor, la señora Cordone ha vomitado tanto como ultimamente, ella se ha levantado hacia las doce de la mañana y hasta las seis ha estado en el sofa, a las nueve treinta ha vuelto a la cama, estando alli ella necesitaba hacer algunas necesidades, y se ha dado cuenta de que tenia algunas manchas de sangre que continuan aun.

A ella ya no le dolian los riñones pero sintio molestias en el vientre. Este es su estado, sin embargo, yo sospecho que podria ser la entrada de un mes lleno de molestias (accidentes) como este.

Yo no he querido dejar de decirselo, no para pedirle que venga, no porque no nos gustase sino porque seria totalmente inútil.

Yo solo se lo digo para que lo sepa y me escriba diciendome lo que le parece a Usted.

Yo soy verdaderamente, señor su modesto y obediente servidor.

Alejandro de la Cordone Lauti.

Tenemos otra carta, fechada en París el 29 de mayo de 1716, la misma está escrita en castellano, en la que nos habla también del tratamiento de una señora enferma. Probablemente se trate de la anterior paciente, pero no tenemos datos para confirmarlo.

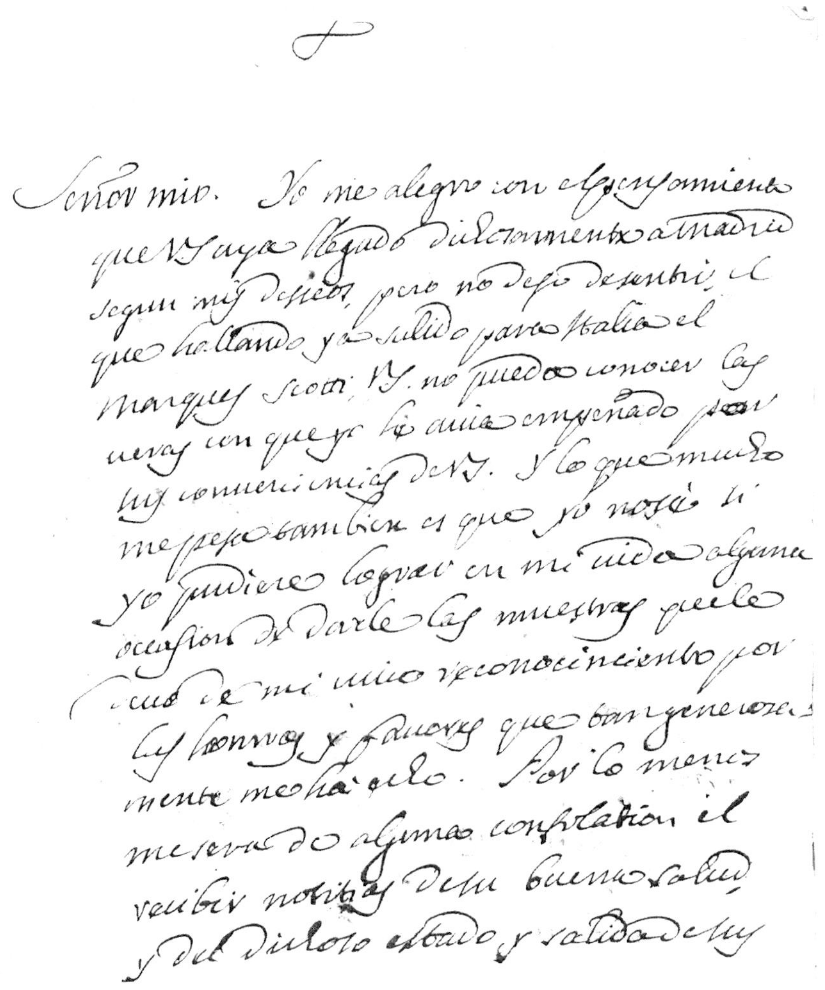

Señor mio. Yo me alegro con el [illegible]
que V.S. aya llegado dichosamente a Madrid
segun mis deseos, pero no dejo de sentir el
que hallandose ya salido para Italia el
Marques Scotti V.S. no puedo conocer las
veras con que yo he avia empeñado por
las conveniencias de V.S. Y lo que mucho
me pesa tambien es que yo no sé si
yo pudiere lograr en mi vida alguna
ocasion de darle las muestras que le
[illegible] de mi vivo reconocimiento por
las honras y favores que tan generosa-
mente me ha echo. Por lo menos
me servira de alguna consolacion el
recibir noticias de su buena salud
y del dichoso estado y salida de las

Ministerio de Cultura y Deporte, Archivo Histórico Nacional, INQUISICIÓN,3946.Exp.4.

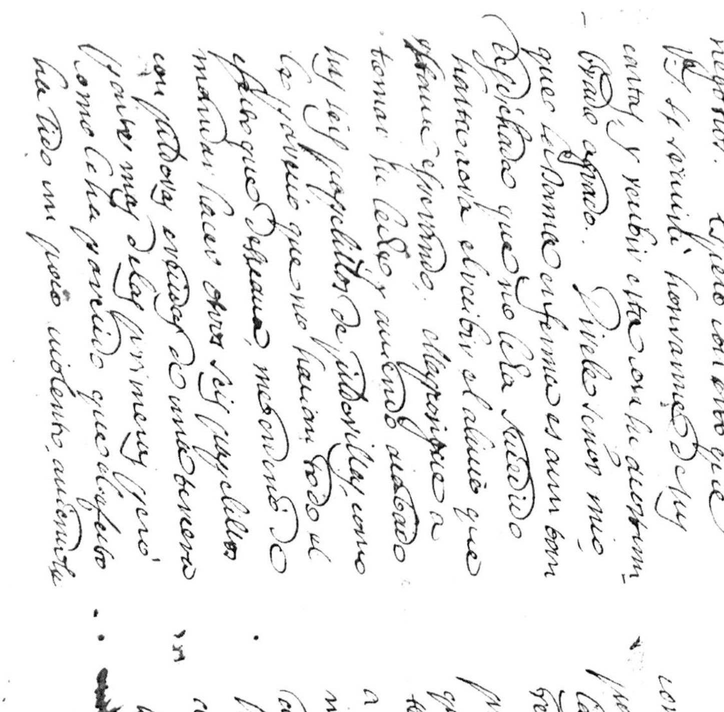

Segunda página de la carta.

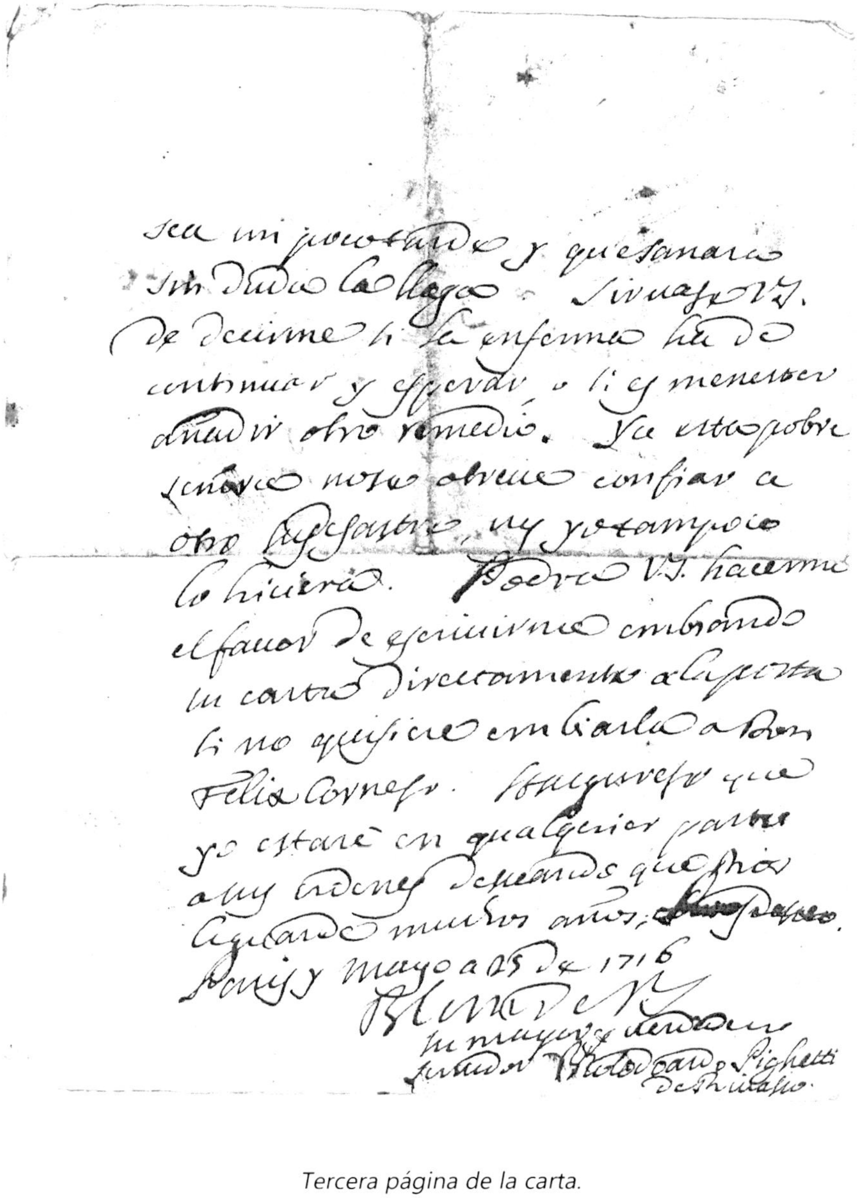

sea un poco tardo y que sanara
sin duda la llaga. Sirvase V.S.
de decirme si la enferma ha de
continuar y esperar, o si es menester
añadir otro remedio. Ya esta pobre
señora no se atreve confiar a
otro Zirujano, ni yo tampoco
lo hiciera. Podra V.S. hacerme
el favor de escrivirme embiando
su carta directamente a la posta
si no quisiere embiarla a Don
Felix Cornejo. Asseguro que
yo estaré en qualquier parte
a sus ordenes deseando que Dios
le guarde muchos años.
Paris y Mayo a 25 de 1716
B.l.m. de V.S.
su mayor servidor
Bartolomé Pichetti

Tercera página de la carta.

El contenido de la carta es el siguiente:

Señor mio. Yo me alegro con el pensamiento que V.S. haya llegado a Madrid segun mis deseos, pero no dejo de sentir el que hallando ya salido para Italia el Marquez Scott, Vsia no pueda conocer las nuevas con que yo le habia empeñado por sus conveniencias de V.S. y lo que mucho me pasa tambien es que yo no se si yo pudiere lograr en mi vida alguna ocasion de darle las muestras que le debo de mi unico reconocimiento por las honras y favores que tan generosamente me ha hecho. Por lo menos me sirve de alguna consolacion el recibir noticias de su buena salud y del dichoso estado y salida de sus negocios. Espero con esto que V.S. se servira honrarme de sus cartas, y recibir esta con su acostumbrado agrado.

Direle, señor mio que la dama enferma es aun tan desdichada que no le ha sucedido el recibir el alivio que estaba esperando, ella prosigue a tomar su lecho y habiendo acabado sus seis papelillos de pildorillas, como le parecio que no hacia todo el efecto que deseaba, me ordeno de mandar hacer otros seis papelillos con pildoras crecidas de una tercera parte mas de las primeras, pero como le ha parecido que el efecto ha sido un poco violento, habiéndola como exagerado e irritado las llagas por dolor agudo que ha sentido, las ha dejado de tomar y mandado reducir las medidas y el peso de las primeras. Sin embargo, quiere que el dolor no se extienda por toda la parte de atras desde los riñones abajo, mas su dolor es alguna vez muy fino y muy agrio en la parte a donde todavía se mantiene la llaga, que es algunos dedos más arriba de la que llaman aquí "fondamerl".

Yo voy a asegurarla que el remedio que V.S. le ha dejado no puede acertar de hacer su efecto aunque sea un poco tarde y que sanara sin dudar las llagas.

Sirvase V.S. hacerme el favor de escrivirme enviando en carta directamente a la puerta si no quiere enviarla a D. Félix Cornejo que yo estare en cualquier parte a sus ordenes, deseando que Dios le guarde muchos años, como deseo.

París 29 de mayo de 1716

La firma dice : su mayor servidor. Y se distingue un nombre: Bartolomeo Odoardo Pighetti.

CAPÍTULO 12.

Procesado por la Inquisición. Proceso. Acusación de los dos médicos. Médicos judíos y judaizantes.

Pero antes de continuar tenemos que hablar de en lo que consistía un proceso inquisitorial en la España del primer tercio del siglo XVIII, todo ello, para darnos cuenta de la magnitud del problema al que se enfrentaban Matheo Zapata y Muñoz y Peralta.

El Santo Oficio se establecía en distritos y al comienzo de ejercer su jurisdicción concedía un *edicto de gracia* por el que mientras estaba en vigor no se castigaban las confesiones voluntarias. En el proceso inquisitorial la delación servía de inicio del juicio y si se consideraban que los hechos denunciados podían constituir herejía, se examinaban los testigos, los cuales debían prestar juramento de guardar secreto, tras la denuncia venía la *calificación*.

Estos hechos eran estudiados por teólogos que emitían un dictamen sobre si los hechos imputados constituían delito. Si los calificadores consideraban la existencia de herejía, acto seguido el denunciado era detenido e ingresaba preso en la cárcel de la Inquisición.

A partir de este momento daba comienzo un proceso (lentísimo) llamado inquisitivo y de todo punto secreto. Según García Martín, el proceso inquisitivo implicaba la pérdida de ciertas garantías procesales, pero lograba mayor eficacia en la persecución de los delitos. El secreto alcanzaba a los testigos con el fin de poder hacer más fácil la indagación de los hechos y así se evitaba que fueran amenazados e incluso asesinados, aunque bien es cierto que el secreto de estos procesos lograba que estos estuvieran rodeados de unas sombras, de unos miedos y unas indefensiones para el preso, que no conocía a sus denunciantes.

A los tres días del ingreso del denunciado en prisión, se producían tres audiencias (moniciones) en las cuales se realizaban los interrogatorios que servían para fundamentar la acusación y comprobación de los hechos imputados en las que se amonestaba al preso para que dijese la verdad. Mediante las declaraciones del detenido (prácticamente ya reo y condenado), se descubría la biografía y genealogía del preso, consiguiendo al mismo tiempo que delatara a otras personas debido a que el detenido ignorante de la acusación que se había formulado contra él, confesaba otros delitos que se iban acumulando en el proceso en los que se solía implicar a otras personas.

A continuación se practicaba la denominada confiscación de bienes del acusado, quedando estos en poder del tribunal y del monarca y que eran utilizados para hacer frente a las costas procesales y los gastos de encarcelamiento del reo. El inventario de los bienes se efectuaba por el alguacil, el notario de secuestros y un representante de receptor.

Tras las audiencias, el fiscal hacía su acusación contra el reo y si se sospechaba que no decía la verdad, se le sometía a tormento. El tormento se utilizaba como medio para extraer la confesión y la verdad. En sus declaraciones había de ratificarse el reo más tarde, generalmente en el plazo de veinticuatro horas. Las clases de tormento más comunes eran el potro, la garrucha y el agua. A estas degradantes prácticas asistían el inquisidor, el médico, el secretario y el verdugo[91].

Para Pérez Marcos (...) *El procedimiento inquisitorial se caracterizó porque el acusado carecía de las más elementales garantías para demostrar su inocencia. No había en la jurisdicción inquisitorial ningún mecanismo de defensa (...) y se usaba la tortura (...) para obtener la confesión del acusado, que constituía la prueba por excelencia, si bien la confesión obtenida mediante tortura había de ser ratificada después.*

El proceso testifical comprendía los testimonios de los testigos que habían fundamentado la acusación contra los cuales se podían presentar otros favorables. Los testigos debían ser cristianos, mayores de catorce años, con plenas facultades mentales, situación económica solvente y no ser parientes ni enemigos del acusado. La declaración de los testigos favorables servía para probar la falsedad de la acusación.

[91] FERNÁNDEZ CARRASCO, Eulogio: La Inquisición y autos de fe en el Antiguo Régimen. Colección Historia UNED. Sanz y Torres; págs. 314-315.

En un momento determinado del proceso, se le permitía conocer al reo las actuaciones practicadas. Consistía en que como al reo no se le comunicaba por escrito la acusación, el secretario en la sala leía al preso las acusaciones en presencia del inquisidor y una vez terminada la lectura, se le preguntaba al acusado si quería hacer defensa, nombrándosele un abogado de la propia Inquisición.

La asistencia de abogado era restringida y se exigía que este fuera teólogo y eclesiástico, siendo infrecuente que pudiera contratar el acusado a uno particularmente, aunque de todas formas esta poca defensa podía hacer por miedo a que también él fuera acusado. La asistencia del abogado al detenido era limitada ya que no podía hablar a solas con él y además no le era entregado el original del proceso sino sólo un resumen.

El acusado entregaba una lista donde reflejaba los enemigos suyos y en el caso de que figurara en esta lista un acusador este era nuevamente interrogado y en caso necesario se le apartaba del proceso.

Finalizadas las pruebas se publicaban las listas de testigos y probanzas. Se volvía a llamar a los calificadores y estos entregaban una nueva clasificación. Concluida la causa se convocaba al ordinario y entre todos dictaban sentencia comunicándosela al reo y ejecutándose en los autos de fe.

El auto de fe consistía en la lectura pública de la sentencia en presencia de los reos y las autoridades. Una vez realizada la lectura se entregaba a los condenados a las autoridades civiles para que ejecutasen las penas de muerte en caso de que hubiesen sido condenados a dicha pena.

La sentencia produce la absolución o condena del reo y supone la finalización del proceso. A la lectura de la sentencia se convocaba al acusado, al que después de leérsela en voz alta, se le preguntaba si había comprendido los términos de la misma. Si la condena era aceptada por el reo se pasaba a la ejecución de la sentencia. Si el reo no comprendía o no aceptaba el fallo tenía derecho a la apelación del mismo. La última instancia a que estaban subordinados los tribunales de distrito era el Supremo Consejo de la Inquisición.

Para Alvarado Planas (...) *La preeminencia de la jurisdicción inquisitorial era cuestión indiscutible, sus prerrogativas intocables y sus decisiones infalibles porque el valor superior que se protegía por encima de otros era el del orden público, el buen gobierno católico y el administrar justicia sin ruido*[92].

La condena del reo podía consistir en abjuración de las culpas (de levi o vehementi), llevando el sambenito (vestidura especial que después se guardaba en la iglesia para infamia del reo y sus descendientes), reconciliación o por último relajación al brazo secular, para ser quemado. En el caso de existir arrepentimiento, en el último momento se le estrangulaba antes de ser quemado. Si el Santo Oficio no conseguía tener presente al reo, porque hubiera muerto o huido, se quemaban sus huesos o efigie (estatua).

Estas condenas conllevaban otras penas accesorias como eran los azotes, cárcel (podía consistir en una cadena perpetua, aunque a veces se trataba de una especie de arresto domiciliario, ya que el condenado era recluido en su propia casa), destierro, galeras, confiscación de bienes o inhabilitación para ejercer cualquier oficio público. Además, se les obligaba a otras penas espirituales como eran acudir a romerías, oír misa, rezar, etc,. para evitar la desviación de la fe católica.

Los impenitentes (los que no cumplían las penas a las que habían sido condenados) y los relapsos (reincidentes) eran condenados a pena de relajación, así que una vez terminado el auto de fe eran entregados a la justicia secular para ser quemados. Los condenados por la Inquisición transmitían a sus herederos las penas. quedando manchados, no pudiendo obtener la limpieza de sangre, tan necesaria en aquella época para ejercer muchos oficios[93].

[92] Ídem, págs. 315-316.
[93] Íbidem, 317-318.

Pero en España siempre ha ocurrido igual, de una forma u otra, pasan los tiempos pero el pecado capital de la envidia nos sigue afectando a los españoles en una medida u otra, tanto es así que uno de los autores de esta obra tiene para ello una frase de acuñación propia: *en España se tolera el fracaso, pero no se perdona el éxito*[94].

Los médicos judíos asistieron a muchos reyes, sobre todo, en el siglo XVI; la creencia de que los médicos judíos se servían de su profesión para aniquilar a los cristianos, parece ser una idea extrema; pero volvemos a la Historia, existió una carta de los judíos de Constantinopla dirigida a los judíos en España por medio de la cual se aconsejaba que se hicieran médicos y boticarios para poder así maltratar y hacer morir a los cristianos.

El médico de la Inquisición de Llerena, don Francisco de Carvajal, llegó a dirigir un memorial al rey en contra de Muñoz y Peralta. En el mismo se recuerda cómo los Reyes Católicos defendían *a los medicos libres de mala raza y que los medicos judios eran enemigos de los cristianos, aunque sean bautizados y convertidos, debido esto a su mala raiz.*

Muchas de las acusaciones de la Inquisición contra los judíos se basaban en las Leyes 3ª y 4ª del Título III del Libro VIII de las Nuevas Recopilaciones, por las que se excluían a los judíos de todo oficio honroso, y por la Bula Alias del Papa Gregorio XIII, renovada por los Decretos de Paulo IV y de Pío V, para que los cristianos no llamasen a médicos judíos, prohibiciones cuyos precedentes se hallan en las conclusiones del IV Concilio de Letrán.

La Tertulia de Muñoz y Peralta hacía su trabajo y lo hacía bien, y su fama se extendía imparable. Por ello, pronto se desataron envidias y la crítica solapada hizo su aparición. Los mediocres, lucharon torpemente para borrar la sombra que la Tertulia proyectaba sobre su propia nulidad. De ese modo, como dice el *Libro Fundacional: ...satisfacer su indignado enojo por cualesquiera medios que les pudiese suministrar la ocasión.*

[94] Frase de Francisco Morillas Caro.

Como ya hemos dicho, Muñoz y Peralta había dejado la enseñanza universitaria, por estar en contra de quienes la regían y de sus anticuados métodos. Pues bien, la Universidad Hispalense, se puso en contacto con otras Universidades, para hacer un frente común contra la *Veneranda Tertulia* y de su promotor: *valiéndose para este fin de una carta circular, cuyas mejores clausulas fueron las exclamaciones contra la Sociedad.* La causticidad de las invectivas empleadas debía ser muy fuerte y alarmaron a más de uno. Lo deja entrever la respuesta que se recibe de Zaragoza, solicitando con urgencia que les escribiesen los puntos de novedad tan escandalosa.

Siguiendo por ese camino, llovieron las denuncias ante la Autoridad, acusando al Presidente y también a los contertulios de cismáticos y herejes. Intervino la Audiencia, a instancias de la Universidad, porque decían que se habían publicado las Ordenanzas, antes de ser aprobadas por el rey. Pero la propia aprobación, en mayo de 1700 acalló a los disonantes. Dice el *Libro Fundacional: cuando se persuadian a que ia habia llegado el total exterminio de la Tertulia, se hallaron con la Celula del Real Consejo.*

Curiosa también es la adversa y enconada postura de algunos miembros del Protomedicato. La historia es curiosa. en 1702 bajo la Presidencia de don Juan Muñoz y Peralta siendo ponente don Miguel Melero, se celebraron varias reuniones de la Veneranda Tertulia, para aprobar unas determinadas *Conclusiones*[95].

Pues bien, el Dr. Boix y Moliner, se las refiere a un Protomédico, cuyo nombre oculta, si bien, con su elegancia habitual, afirma que el tal Protomédico, *...a la verdad era doctisimo.* Las ideas de los Socios provocaron la ira del Protomédico y entonces juró en una Cruz, que hizo en el suelo, que *á todos los de la Academia de Sevilla y yo que los patrocinaba nos habían de quemar.* Cuando la Tertulia tuvo el apoyo Real, entonces los envidiosos y maledicentes, que no cesaban en su empeño, no desmayaron en sus ataques, se cebaron en don Juan Muñoz y Peralta, al que consideraban... *culpable de toda heregia.* (Libro Fundacional).

---

[95] Dr. José María Montaña y Ramonet. Académico Numerario Bibliotecario de la Real Academia de Medicina de Sevilla. "Un hijo ilustre de El Arahal el Dr. Juan Muñoz y Peralta". Mauror, págs. 25.

Pero sus enemigos, fueron más allá y pensaron que debía caer también otro de los grandes, don Diego Matheos Zapata, que por estar cerca del rey, era un baluarte desde el cual defendía con fervor a la Tertulia. No en balde, Ordóñez de la Barrera le llamaba *Antemural de la Academia Medica de Sevilla*. Y entonces, anónimamente llegó al Tribunal del Santo Oficio, una doble denuncia. En ella se decía que los dos famosos médicos eran judíos conversos, que seguían observando la ley mosaica y debían ser perseguidos por ello y por haber faltado a la verdad, en los informes de limpieza de sangre dirigidos a la Corte. Era el 22 de mayo de 1725. El expediente, parece ser se guarda en el Archivo Histórico Nacional y el proceso en los Archivos del Palacio Real, el cual escribe un Memorial en el que habla de la mala raíz de los médicos judaizantes, enemigos de los christianos[96].

¡España, Patria mía!
Por la maledicencia y la envidia lastrada,
siglos de pugnas entre la oscuridad y la luz.
Que el sol radiante ahuyente a las sombras,
que la luz del saber y del conocimiento
derroten a las españolas fuerzas oscuras.
Que las españolas de la luz alcancen la victoria para siempre.
¡Sé feliz Patria mía!

Francisco Morillas Caro

Los enemigos de Peralta aprovecharon para el juicio, la abdicación temporal de Felipe V, por padecer neurastenia, en su hijo Luis, que tuvo un reinado breve, volviendo Felipe V al trono tras el fallecimiento de su vástago.El problema que arrastraban los judíos, venía de muy antiguo y era el reflejo del odio general hacia la raza judía. Recordemos como el Arcipreste de Hita, en la primera estrofa del *Libro del Buen Amor*, llama a los judíos pueblo de perdición. Se creía de ellos, cosas tan pueriles y peregrinas como que tenían rabo demoníaco y despedían mal olor.

[96] Ídem, pág. 26.

En verdad, entre el siglo XVI y el XVII, la mayoría de los médicos eran judíos. Por ello, durante muchos años, se sospechó de todos los médicos en general, los cuales estaban siempre bajo el prejuicio *ex genere iudaeorum*. Lo cierto es que gozaban de un gran prestigio profesional y muchos monarcas y personajes principales eran asistidos por médicos judíos. Pero el vulgo decía de ellos que se aprovechaban de su situación para dar muerte a más de un cristiano, de los que se confiaban a sus cuidados. Se afirmaba que *quintaban* a los enfermos cristianos, o sea que, de cada cinco, sacrificaban a uno.

Esas creencias eran comunes en todos los pueblos de Europa, y en el nuestro no es raro leer párrafos como el de Suárez de Rivera, *Socio y medico de diferentes Grandes de España,* quien dice: *es tanto el mal que hacen los judios medicos que aun imaginado debe ser grandemente temido, pues siendo tan engañosos con su falaz cautela, ni el fuego calificado (llama así a la hoguera del Santo Oficio), suele cortar los daños, que en su engaño oculto han introducido.* El Padre Feijoó también dice cosas serias. Después de negar lo del rabo y el mal olor de los judíos, dice así: *lo que ya unicamente creere es que algunos de essa canalla hagan en los christianos tal qual homicidio, especialmente en las personas que consideran mas utiles a la Iglesia o mas zelosas de la verdadera creencia. fuera de los que acaso sacrifican a su odio personal. Y eso basta para huir y abominar de los medicos judíos.*

Uno se sorprende que una mente tan lúcida como la de Feyjoó, concibiera el asunto en estos términos, cuando realmente la Iglesia Romana, sólo ponía reparos a que los cristianos fuesen asistidos por médicos judíos. El argumento expresaba que estos, no se preocupaban de aconsejar el auxilio religioso de los enfermos graves, en referencia especial al sacramento de la confesión, tal como los médicos cristianos estamos especialmente obligados[97]. Pero por aquel entonces, había una exclusividad. Ese es un dato muy importante. Era el médico y sólo el médico el encargado de procurar la asistencia religiosa. Así estaba establecido desde principios de la Edad Media, con el Papa Inocencio III, Concilio de Letrán de 1215

[97] Íbidem, pág. 26.

y sigue en varios Concilios. Se lee en la Encíclica *Super gregen*, de San Pío V (1566), y en la *Alias piae memoriae* de Gregorio XIII, en el Concilio de Roma del año 1725, que hace partícipes a parientes y amigos de la obligación de preparar al enfermo para la confesión. Así y todo, cincuenta años más tarde, en 1775, la Recopilación de las *Leyes Civiles Españolas*, todavía seguían considerando la obligación exclusiva del médico, la materia espiritual, frente al enfermo grave y amenazaban con pena de apercibimiento y multa de diez mil maravedís: *el dinero recaudado es para nuestra Camara y Fisco.* Con esos postulados, la denuncia era lo más fácil. Así pues, los absurdos procesos contra Muñoz y Peralta y Matheo Zapata, siguieron su curso lento y angustioso.

El período comprendido entre los años 1721 y 1724 fue una época dura para nuestro paisano Juan, su proceso por la Inquisición coincide con el último período álgido de persecuciones de judíos en España, enmarcado entre los años 1716 y 1725. Durante los primeros años del siglo XVIII se observa una amplia sociedad criptojudía en Madrid, que se pone de manifiesto por varias causas observadas en los tribunales inquisitoriales que arranca en 1716. De estos procesos surgen las acusaciones que incriminan a Muñoz de Peralta y Matheos Zapata. Las dos primeras acusadas fueron Luisa del Valle y su hija María de Tudela, que fueron apresadas el 8 de abril de 1717 por el Tribunal de la Corte, acusadas del delito de judaísmo y relapsia.

En los meses de junio, julio y agosto de 1717 Muñoz y Peralta manda tasar y vender un importante número de joyas de su propiedad operación realizada por el tasador de joyas de la Cámara de la Reina y Contraste en la Corte y cuya venta asciende a 5.554 ducados de plata. Puede ser que Peralta, al enterarse del apresamiento de ambas mujeres se sintiese amenazado. Juan Muñoz y Peralta es recluido en las cárceles secretas del Tribunal de Corte de la Inquisición en los últimos días de febrero o primeros de marzo de 1721, puesto que en estas fechas se produce el inventariado de todos sus bienes y pertenencias por un grupo de inquisidores encargado por el referido Tribunal[98].

[98] Castellanos Guerrero, Jesús (Coord.). VARIA histórico-médica. Sociedad Española de Historia de la Medicina, 2001, Málaga, pág. 209.

Paradójicamente el tasador de joyas de la Cámara de la Reina se llamaba Juan Muñoz. Hemos encontrado tres de los documentos en los cuales se prueba parte esta tasación de joyas. Seguidamente los colocamos junto con su transcripción-traducción.

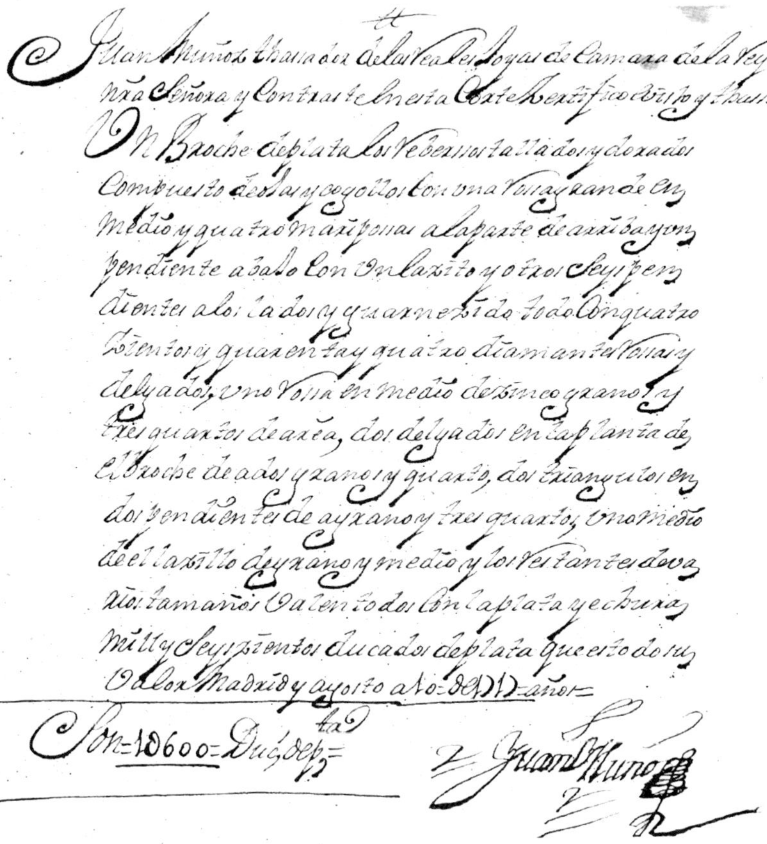

Juan Muñoz tasador de las Reales Joyas de Camara de la Reyna nra Señora y Contraste en esta Corte certifico visto y tasado
Un Broche de plata los veberos tallados y dorados compuesto de hojas y cogollos con una roza grande en medio y quatro mariposas a la parte de arriba y un pendiente abajo con un lazito y otros seys pendientes a los lados y guarnecido todo con quatro cientos y quarenta y quatro diamantes rosas y delgados, uno rosa en medio de cinco granos y tres quartos de area, dos delgados en la planta de el broche de a dos granos y quarto, dos triangulitos en dos pendientes de a grano y tres quartos, uno medio de el lazito de grano y medio y los restantes de varios tamaños valen todos con la plata y echura mill y seyscientos ducados de plata que es todo su valor Madrid y agosto año de 1711 años

Son=1600= Duc. de plata=

Juan Muñoz

Ministerio de Cultura y Deporte, Archivo Histórico Nacional, INQUISICIÓN,4267. Exp.8.

Juan Muñoz, tasador de las reales joyas de Camara de la Reina Nuestra Señora y Consorte en esta Corte certifico lo visto y tasado:

Un broche de plata los reversos tallados y dorados compuestos de olas y cogollos, con una rosa grande en medio y cuatro mariposas a la parte de arriba y un pendiente abajo con un lacito y otros seis pendientes a los lados y guarnecido todo con cuatro lienzos y cuarenta y cuatro diamantes rosas y delgados, uno rosa en medio de cinco gramos y tres cuartos de area, dos delgados en la planta de el broche de a dos gramos y cuarto, dos triángulos en dos pendientes de a gramo y tres cuartos uno medio de el lacillo de a gramo y medio y los restantes de varios tamaños, valen todos con la plata y hechuras mil y seiscientos ducados de plata que es todo su valor.

Madrid y agosto año del 1717.

Son: 10.600 ducados de plata.

Firmado: Juan Muñoz.

Juan Muñoz tasador de las Reales Joyas de Camara de la Reyna nuestra Señora y Contraste en esta Corte Zertifico lo e tasado=

Una Caxa de oro redonda estriada y zincelado el Vaxo de Cartones y encima de la tapa una guarnizion de plata blanca de ojas Caladas y en el Cuerpo doze trechos de dicha plata guarnezido todo Con ziento y diez y nueve diamantes delgados el mayor que haze medio de dos granos y medio de area y los restantes de varios tamaños valen todos Con el oro plata y hechura quatrozientos y ochenta y zinco ducados de plata — 0485

Dos Anillos de oro guarnezidos Con ocho rubies pequeños y seis granos de aljofar y pendientes dos ygas esmaltadas de verde guarnezidas Con veinte y ocho granos de aljofar de Cadenilla y sortijillo valen quinze ducados de plata Sin bala — 0015

Suman las dos partidas referidas quinientos ducados de plata que son todos su valores Madrid y agosto a 12 de 1712 años= — 0500=

Son=500= Duc.s de p.ta= Juan Muñoz

Ministerio de Cultura y Deporte, Archivo Histórico Nacional, INQUISICIÓN, 4267.Exp.8.

Juan Muñoz tasador de las reales joyas de Camara de la Reyna nuestra Señora y Consorte en esta Corte, certifico lo visto y tasado:

Una caja de oro redonda estriada biselado el cuerpo de cartones y encima de la tapa una guarnicion de plata blanca de las caladas y en el cuerpo doce trechos de dicha plata guarnecido todo con ciento diecinueve diamantes delgados el mayor que hace medio de dos gramos y medio de area y los tres restantes de varios tamaños valen todos con el oro y la plata y sin hechura cuatrocientos ochenta y cinco ducados de plata----0485.

Cuatro anillos de oro guarnecidos con ocho rubies pequeños y seis gramos de aljofar y pendientes. dos joyas esmaltadas de verde y guarnecidas con veintiocho gramos de aljofar de cadenillas y rostrillo, valen quince ducados de plata sin baja-------00015

Suman las dos partidas referidas quinientos ducados de plata =0500= que son todos sus valores.

Madrid a 12 de agosto de 1717.

Son= 500 ducados de plata.

Firmado: Juan Muñoz.

En esta página relacionada con la tasación de joyas, el tasador, Juan Muñoz, hace constar: *hizo encargo Juan de Peralta.*

Hizo encargo, el Sr. Jn. Juan de Peralta

Ministerio de Cultura y Deporte, Archivo Histórico Nacional, INQUISICIÓN, 4267. Exp.8.

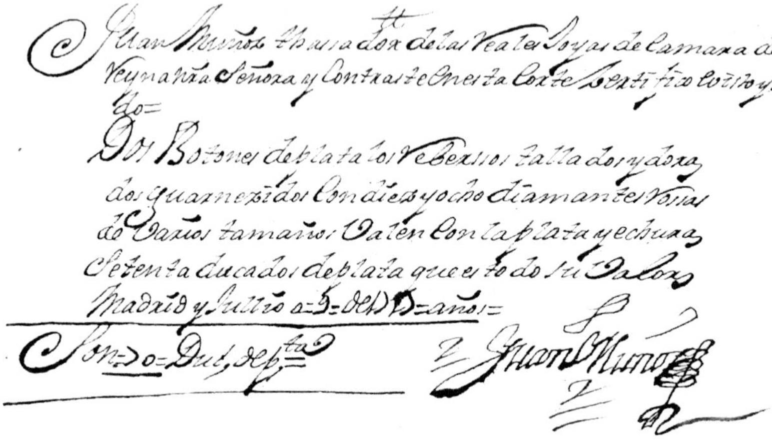
Juan Muñoz thasador de las Reales Joyas de Camara de la Reyna nra Señora y Contraste en esta Corte Certifico he visto y tasado=

Dos Botones de plata los reversos tallados y dorados guarnezidos con diez y ocho diamantes rosas de varios tamaños valen con la plata y echura setenta ducados de plata que es todo su valor

Madrid y Julio a 5 del [illegible] años=

Son 70 Duc. de plata

Juan Muñoz

Ministerio de Cultura y Deporte, Archivo Histórico Nacional, INQUISICIÓN, 4267. Exp.8.

Juan Muñoz tasador de las reales joyas de la Camara de la Reina nuestra Señora y consorte certifico lo visto y tasado:

Dos botones de plata los reversos tallados y dorados guarnecidos con dieciocho diamantes rosas de varios tamaños valen con la plata y hechuras setenta ducados de plata que es todo su valor.

Madrid a 5 de julio de 1717.

Son: setenta ducados de plata.

Firmado: Juan Muñoz.

Con lo que hemos leído hasta ahora y lo que leeremos más adelante, hemos descubierto y descubriremos muchas cosas sobre la personalidad de Juan Muñoz y Peralta:

*Era hombre inteligente, culto, educado, con inquietudes, muy vivaz y con sentido del humor.
*También era emprendedor, aparte de buen profesional tuvo negocios relacionados con la venta de medicamentos.
*Su vida sentimental fue muy ajetreada.
*Era un hombre de su época pero al mismo tiempo un adelantado a ella.
*Pertenecía al estamento de los privilegiados y, en momentos clave como el proceso por la Inquisición, para no perder sus privilegios y prerrogativas, tras ser declarado inocente colaboró con el Santo Oficio. (Nada nuevo bajo el sol, hoy en día, y salvando las distancias, también ocurre, o te montas en el carro o te bajas).
*Estaba muy bien relacionado a nivel social y político.

*Fue un verdadero pionero, adalid de sus ideas y defensor a ultranza de los que comulgaban con las mismas.
*Era inasequible al desaliento, en lo que se refiere a la lucha por sus derechos.
*Pero lo que no sabíamos era que le gustaran tanto las joyas y las féminas, hombre de buen gusto en todos los sentidos ¡Vive Dios!

La primera semana del año 1721 se dedica a inventariar todo lo hallado en su vivienda, sita en la calle Mayor de Madrid, muy próxima al Alcázar donde ejercía de médico de Cámara superhonorario. Posteriormente se procede a la tasación de joyas y objetos de valor y a la venta de coches, mulas, caballos y cosas comestibles. Todo ello, pasará a manos de un inquisidor encargado de su custodia hasta que se dicte sentencia. Una pequeña parte de lo embargado se distribuye entre Josefa Malla, tercera esposa de Peralta y Juan Montero de Espinosa, hijo menor.

En los siguientes meses Peralta es llamado a declarar sobre los bienes económicos de que dispone así como las deudas que tiene contraídas con diversas personas, deudas que son saldadas con el dinero que le ha sido requisado. La instrucción del proceso dura todo el año 1721 y parte del siguiente. En mayo de 1722 se remite toda la documentación y la siguiente noticia que tenemos del mencionado proceso es que en julio de 1724 se dio mandamiento de desembargo sobre sus bienes, saliendo Peralta de las cárceles inquisitoriales el 1 de agosto. Tras este proceso del cual sale inocente de todo cargo, Muñoz y Peralta entra a formar parte del Santo Oficio como familiar, así como su mujer Josefa Malla de Salcedo[99].

[99] Castellanos Guerrero, Jesús (Coord.). VARIA histórico-médica. Sociedad Española de Historia de la Medicina, 2001, Málaga, pág. 209.

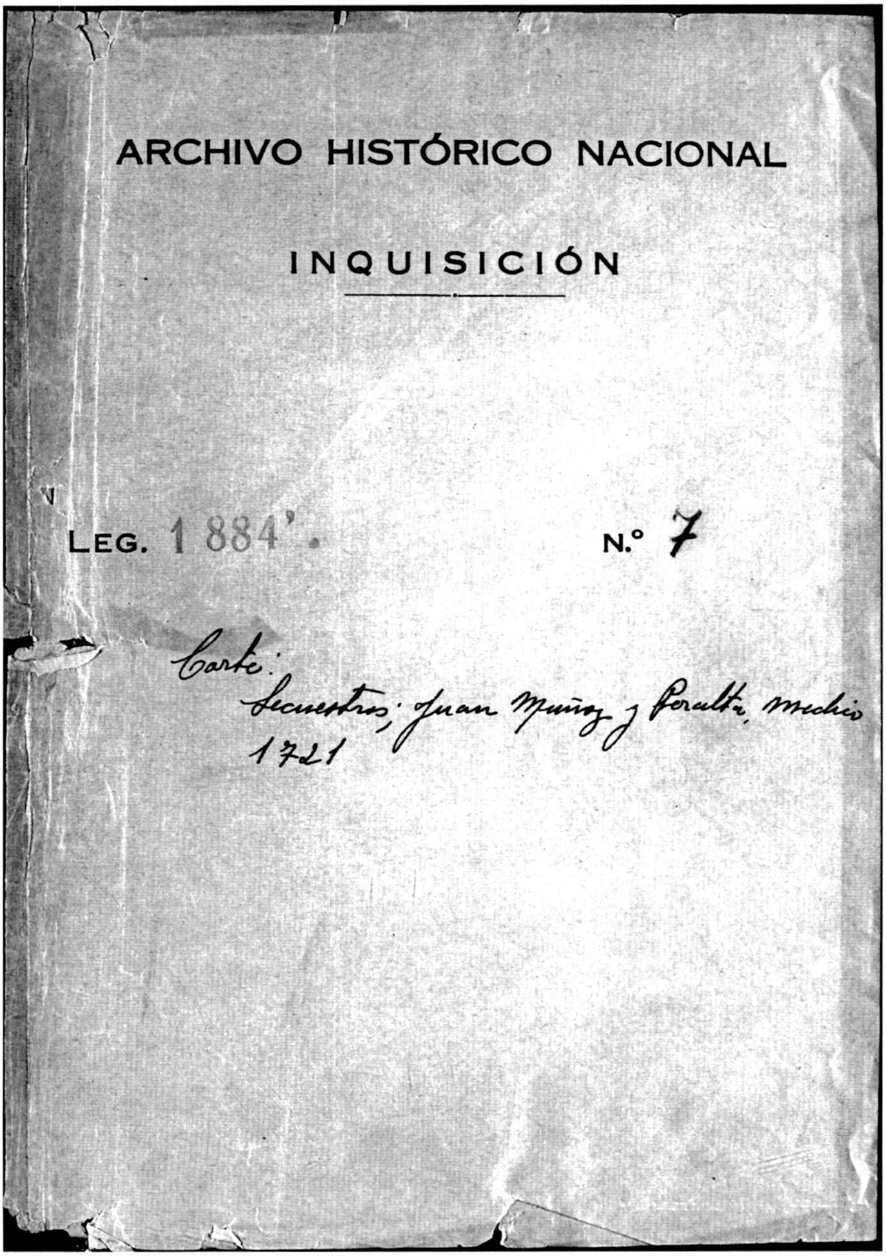

Ministerio de Cultura y Deporte, Archivo Histórico Nacional, INQUISICIÓN, 1884. Exp.7. En el encabezamiento se puede leer: Secuestros, Juan Muñoz y Peralta, 1721.

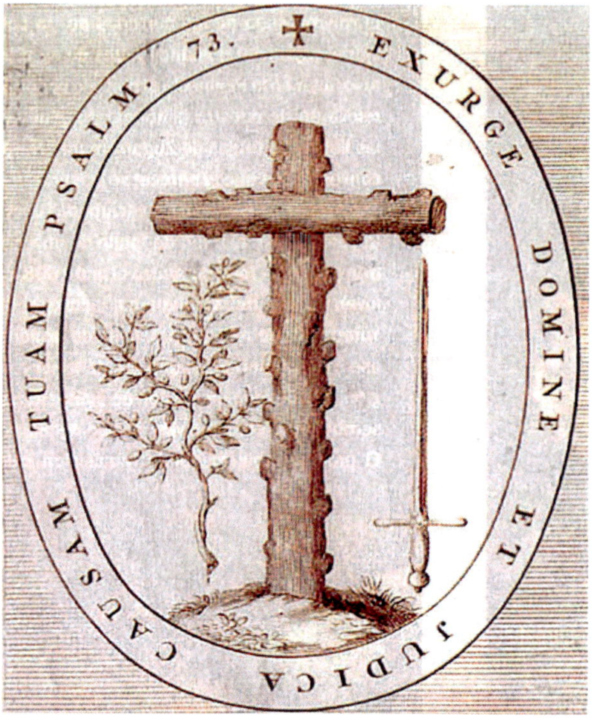

Escudo del Santo Oficio. A ambos lados de la cruz, la espada simboliza el trato a los herejes, la rama de olivo la reconciliación con los arrepentidos. Rodea el escudo la leyenda «EXURGE DOMINE ET JUDICA CAUSAM TUAM. PSALM. 73», frase en latín que traducida al castellano significa: Álzate, oh Dios, a defender tu causa, salmo 73 (74).

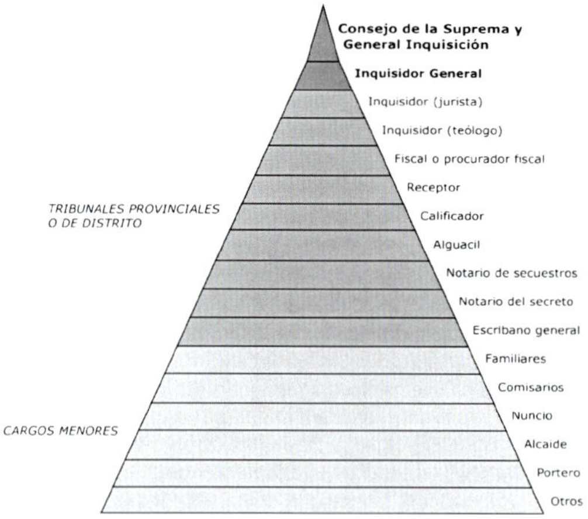

Organización de la Inquisición.

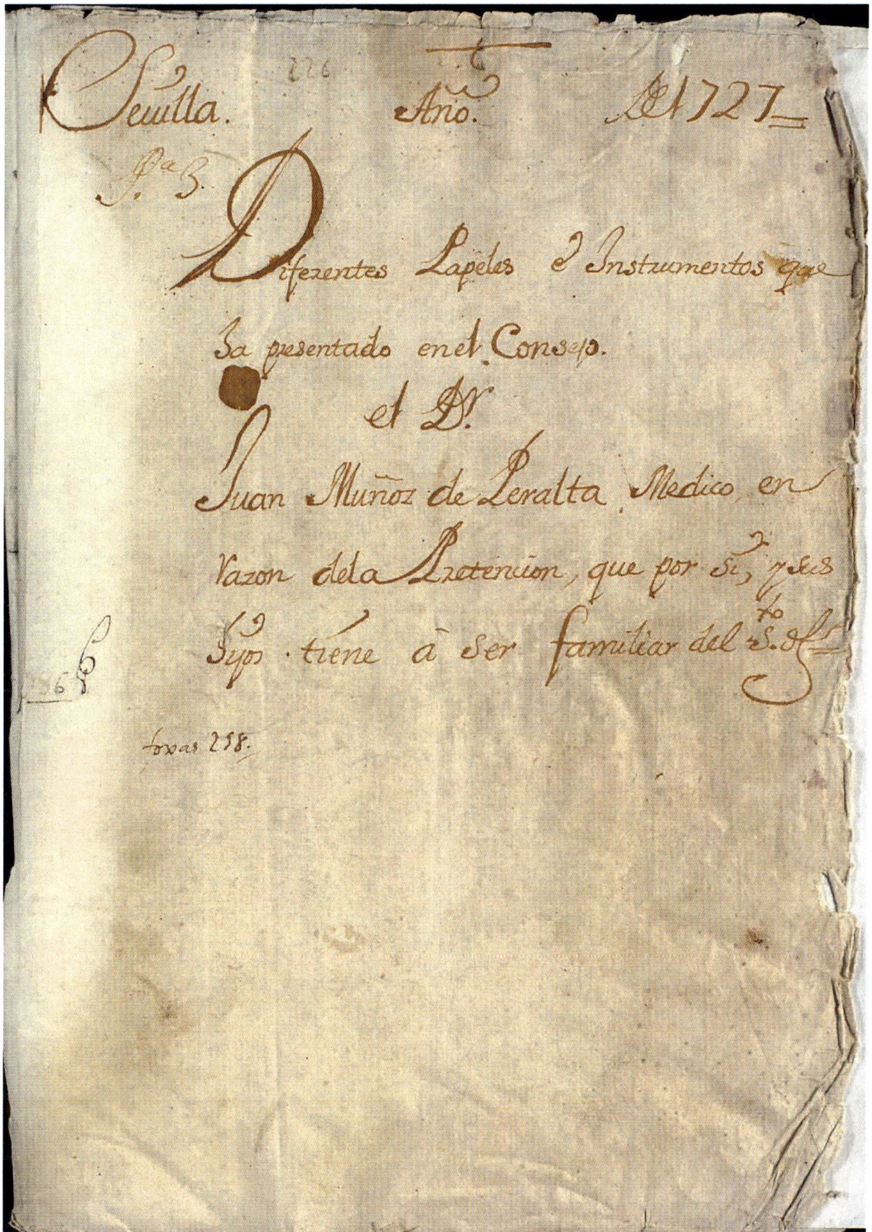

Sevilla. Año 1727

Diferentes Papeles, é Instrumentos que ha presentado en el Consejo el Dr. Juan Muñoz de Peralta, Medico en razon dela Pretencion, que por si, y sus hijos tiene á ser familiar del S.to Off.o

foxas 258.

Documento que se halla en el Archivo Municipal de Arahal (Sevilla), en el que queda claro que Muñoz y Peralta presentó por escrito su pretensión de ser familiar del Santo Oficio. Año 1727. Archivo Histórico Nacional, Inquisición, 1505. Exp. 1.

Ya hemos dicho que Juan Muñoz y Peralta fue un adelantado a su tiempo, pero no dejó de ser un hombre de su época también, como veremos en las siguientes líneas. Tras el proceso inquisitorial y su posterior absolución, pasa a formar parte del Santo Oficio como familiar, vemos cómo esto pudo ser una forma de protegerse para no ser molestado más, pero ¿en qué consistía ser familiar de esta institución?

Acompañante y salvaguarda de los inquisidores considerado como miembro de su propia familia, de ahí el nombre. Con la creación de la Inquisición moderna, el familiar se desliga de la persona del Inquisidor, vinculándose a la Institución inquisitorial -dentro del grupo de los oficiales sin sueldo-, aumentando sus privilegios y funciones, y desarrollando su actividad dentro de los límites del Tribunal.

La admisión del Familiar se formaliza recibiendo el título de familiatura y realizando el juramento de lealtad ante los inquisidores del Tribunal en una ceremonia privada. En su incorporación se especifica si se es familiar de a caballo (los que pertenecen a la oligarquía urbana, y dan al Tribunal prestigio social y apoyo político) o familiar de a pie, si bien ambos tienen los mismos privilegios y similares funciones, designándoles conjuntamente como familiares de número, en contraposición a los «familiares supernumerarios» que son los que están en espera de una vacante, y no son todavía oficiales. En ocasiones excepcionales también se nombra un capitán de familiares que está al frente del resto de familiares cuando se prestan obligaciones militares.

Para ser Familiar se exigen una serie de requisitos que perfilan al oficial ideal, pero que se contradicen con la realidad en bastantes ocasiones: acreditar la limpieza de sangre, ejemplaridad de vida, no realizar oficios considerados de baja clase (como carnicero, cortador, zapatero, pastelero, cordonero, cocinero, sastre, herrero...), ni actividades comerciales, ser hijo legítimo, mayor de 25 años, no ser clérigo, ni extranjero y vivir con honestidad.

A cambio, además de beneficios espirituales recibe importantes privilegios y atribuciones: puede llevar armas ofensivas y defensivas, se le exime total o parcialmente de los gastos de guerra (hasta mediados del siglo XVII), y sobre todo participa de la jurisdicción inquisitorial, motivo de frecuentes enfrentamientos entre las Cortes y el Santo Oficio.

Su principal misión y competencia se define en el hecho de ser el intermediario entre el Tribunal y la población, detectando la herejía. Recibe testificaciones de encausados en presencia del notario, vigila a sospechosos, detiene herejes, traslada los reos a las cárceles del Santo Oficio, colabora en las revisiones e inspecciones a establecimientos de cualquier tipo -principalmente las librerías-, colabora en la supervisión del comercio exterior y la saca de caballos, controla los sambenitos e incluso algunos preceptos de la Iglesia; y participa en los actos religiosos y del Santo Oficio, principalmente en los Autos de Fe.

Como ejemplo podemos decir que, el número de familiares en el distrito aragonés va creciendo desde los primeros años de la Inquisición, se desarrolla durante el siglo XVI, época de máximo auge numérico y control social, y a partir del siglo XVII comienza un período descendente que genera casi la desaparición de familiar durante el siglo XVIII.

Su status socioeconómico es en general muy desahogado, y gran parte pertenece a la nobleza o tiene algún cargo relevante, siendo numerosos los mercaderes, artesanos, hombres de leyes y de ciencia. Es a un tiempo odiado y admirado, rechazado y temido, acusador y acusado. Servidor de la Fe, se inmiscuye en todos los aspectos de la vida social, gozando de una preeminencia singular, y siendo en numerosas ocasiones motivo de discordia, enfrentamiento y alteración social dentro de su entorno[100].

Eran nombrados por los inquisidores de distrito. Solían proceder del pueblo llano, eran artesanos y mercaderes, aunque,

---

[100] Familiar del Santo Oficio de la Inquisición". GEA, Gran Enciclopedia Aragonesa. El Periódico de Aragón, 25/03/2011.

cuando la figura del familiar se fue alejando de sus fines iniciales -milicia al servicio del Santo Oficio-, se unieron a éstos, caballeros que veían el puesto como una fuente de prestigio y privilegios de toda clase.

Como datos curiosos, pasamos a plasmar en esta página unas líneas recogidas en el estudio que realizó Gonzalo Cerrillo Cruz, perteneciente al Instituto de Historia de la Inquisición, "Los familiares de la Inquisición en época borbónica", páginas 177 a 178: "La llegada al trono de Felipe V permite acotar una etapa de estudio de los familiares de la Inquisición española poco tratada todavía. En este período, de algo más de una centuria, se acentúa la decadencia de la familiatura, cuyos efectivos y privilegios disminuyen progresivamente. Esto último debido en gran parte a la política regalista seguida por los ministros de Felipe V que implicaba, entre otros aspectos, una drástica reducción de privilegios. De esta forma, el cargo de familiar carecía de aliciente, convirtiéndose cada vez más en un mero puesto honorífico reservado a personas de elevada posición social. Así, a título de ejemplo, en 1701, los primos Joseph Aracil y Sepúlveda, presbítero de la Santa Iglesia de Valencia y Diego Sepúlveda, Beneficiado de la Parroquial de Enguera solicitan el nombramiento de familiares alegando que desean continuar la honra que tuvieron muchos de sus ascendientes".

Como muestra de esta situación es significativo el memorial presentado en 1706 por los familiares de la Inquisición de Toledo en el que exponían lo siguiente: «Por la Concordia y Ley Real esta limitado y señalado el numero de los familiares que a de aver en cada ciudad, caveza de partido, arciprestrazgos, vicarias, y pueblos, cuio numero a benido a descaecer en el referido distrito, de tal manera que no llega en lo general a la quarta parte de los que determina dicha Concordia, obligando a el tribunal de Toledo, para muchas causas de fe y otras, cometer las diligencias de ellas a ministros que residen en lugares mui distantes de aquellos donde se a de actuar, que sobre ser los mas negocios a costa de ellos, tienen el travajo de lo dilatado y penoso de los viajes, y transporte de los reos, siendo causa de estos daños el no aver ministros en muchos lugares, pues siendo Talavera, Alcala y Guadalajara y otras ciudades y villas caveza de partido, se alian sin comisarios, y en otras muchas sin familiares y notarios, sin que aya persona que se aliente a pretender estos empleos, causando sumo desconsuelo a los pocos que oy han quedado, pues en Toledo siendo su numero de cincuenta familiares, no ai oy la mitad, siendo la principal causa de lo referido en lo general y particular el ser tan cortos los privilegios y exempeiones de que gozan y por no aliarse remuneradas sus continuas asistencias...».

También, en el mismo estudio aparecen recogidos datos de los familiares de la Inquisición que se hallaban dados de alta al comienzo del reinado de Felipe V en varios pueblos de la provincia de Sevilla (vemos como en Arahal existían 6 de ellos):

Alcalá de Guadaira 2, Arahal 6, Brenes 1, Bollullos de la Mitación 2, Coronil 2, Carmona 6, Carrión de los Céspedes 1, Castillo de las Guardas 1, Castilleja de Guzmán 1, Camas 1, Coria 2, Castilleja de la Cuesta 2, Dos Hermanas 1. Espartinas 1, Fuentes 1. Gandul 1, Guillena 1, Gelbes 1, Ginés 1 y Guadajoz 1.

Por esta época, médicos judaizantes situados en posiciones más humildes también cayeron en manos del Santo Oficio. Así, en el auto de fe celebrado en Granada el 21 de diciembre de 1720 fue agarrotado y quemado después Diego de la Mera, médico de Málaga que sufrió la muerte junto con su madre Leonor de la Peña y su tía Antonia.

Antes de ser detenido, Zapata parece ser que aún seguía siendo un convencido de la verdad de la religión de Israel, que debía ser también la que profesaba en privado el flamante médico de cámara de Felipe V (es decir, Muñoz y Peralta), y sabemos que, por lo menos hasta 1707, siguió en esa actitud religiosa. Acaso en épocas posteriores se debilitó algo su fervor, pero justamente en esta época fue cuando empezaron a llover denuncias contra él. Cuando lo detuvo el Santo Oficio negó sus creencias pero sometido a tormento reconoció algunas de ellas[101].

[101] Caro Baroja, Julio: Los judíos en la España Moderna y Contemporánea. Ed. Istmo. Madrid. 1986, págs. 87-89.

Para Domínguez Ortiz, la intervención de la Inquisición en contra del doctor Zapata se debe a la combinación de dos causas principales, por un lado, la intriga y envidia profesionales, ya que se trataba de un médico prestigioso que gozaba del favor real y por otro, la ola antisemítica que sacudió los años centrales del reinado de Felipe V. La comunidad criptojudía de Madrid a principios del siglo XVIII gozaba de una importante influencia política, social, y económica. Dentro de este grupo, de diversa procedencia y extracción destacaban profesionales de la medicina como Zapata y Muñoz y Peralta[102].

Como botón de muestra del profundo antisemitismo que existía en la sociedad española en esta época podemos poner lo que decía Francisco Sánchez de Ribera, médico de la misma generación en un raro libro *Espejo del verdadero medico: son los medicos judios llanos, aparentes, soberbios y aduladores para que son sus gratulaciones no intenten los cristianos averiguar sus atroces atrevimientos*[103].

Una tarde de lluvia de 1976, uno de los autores de este libro, estaba en clase de Ciencias Sociales, de la antigua EGB en 8º curso. Un viejo profesor, estudiando un tema de la Historia de España dijo: *Así paga España a sus héroes...*[104]

Entre los años 1720 y 1725 más de 2.000 personas fueron condenadas en España por la Inquisición, de ellas 100 condenas fueron de muerte[105]. Al final los dos médicos cortesanos quedan libres, Muñoz y Peralta recibe la comunicación del fallo absolutorio por mano del duque de Frías, Sumiller de Corps.

Es el año 1730. Han pasado cinco largos y amargos años. Es de observar que este proceso, impidió a los dos médicos estar presentes en la audiencia que Felipe V, concede a la Regia Sociedad

---

[102] Fernández Carrasco, Eulogio: La Inquisición, procesos y autos de fe en el Antiguo Régimen. Colección Historia.

[103] Caro Baroja, Julio: Los Judíos en la Época Moderna y Contemporánea. Editorial Istmo. Madrid, 1986.

[104] Reflexión de Francisco Morillas Caro.

[105] Schmitz Carolin: Tesis Doctoral Inédita: Los enfermos en la España Barroca (1600-1740) y el pluralismo médico: espacios, estrategias y actitudes. Valencia 2016. Dirigida por María Luz López Terrada y Álvar Martínez Vidal (tutor). Instituto de Historia de la Medicina y de la Ciencia "López Pilero". UV, pág. 288.

el 20 de febrero de 1729, cuando la Corte se traslada a Sevilla. Acuden al Alcázar veinte Socios, encabezados por el Dr. Cervi, y después de ver al rey, visitan a los infantes, don Carlos, don Felipe (al que posteriormente cuidaría Muñoz y Peralta) y don Luis. No pasó mucho tiempo y el propio rey le restituye su título de Real Médico de Cámara, con todos sus bienes y prebendas.

De todos modos, hubo quienes siguieron intrigando contra Muñoz y Peralta. En realidad, se le hizo un cerco ignominioso. Un tal Antonio Sánchez, que ambicionaba la plaza de Médico de Cámara, escribe un memorándum al rey, y afirma que cuando Muñoz y Peralta salió de la prisión, el Dr. Juan Higgins, del Consejo de S.M., Primer Médico y Presidente del Protomedicato, ordenó que *ninguno de los medicos de fama y honra, asi de Camara, como de la Real Casa de Borgoña, concurriese a juntarse con el; lo que se ha observado hasta hoy*[106]. De forma ruin, el escrito manifiesta, entre otras bajezas, que la esposa de Muñoz y Peralta se halla separada y no cohabita con él.

No es de extrañar que para un hombre tan destacado como Muñoz y Peralta, ese proceso vejatorio, y sus consecuencias, lo que él llama con elegancia, mi accidente, marcara su vida. Él siempre fue y se consideró cristiano viejo, y, como otros Venerandos, era miembro de la Santa Caridad de Miguel de Mañara. Este último dato, nos descubre la existencia de un hermano, cosa que ignorábamos perteneciente también a la Hermandad.

Su vida se torna gris, y a partir de aquí, nada más se sabe ya de él, excepto el lugar y la fecha de su muerte[107].

---

[106] Dr. José María Montaña y Ramonet. Académico Numerario Bibliotecario de la Real Academia de Medicina de Sevilla. "Un hijo ilustre de El Arahal el Dr. Juan Muñoz y Peralta". Mauror, págs. 26-27.

[107] Ídem, pág. 27.

CAPÍTULO 13.
Libros y polémicas.

A modo de resumen podemos decir que Juan Muñoz y Peralta publicó las siguientes obras, correspondientes todas ellas a las polémicas entre galenistas y *novatores*, en su *Escrutinio phisico médico* (1699) criticó el tardío ataque que al uso de la quina había publicado el catedrático de Salamanca José Colmenero. En *Residencia piadosa* (1699) impugnó el libro del catedrático sevillano Alonso López Cornejo contra las ideas modernas del miembro de la "Veneranda Tertulia" Salvador Leonardo de Flores. Su *Triumpho del antimonio* (1702) fue una defensa frente a los galenistas de la *Crisis médica sobre el antimonio* que Matheos Zapata había publicado el año anterior. Menor interés tiene su respuesta a un folleto anónimo que había atacado a un miembro de la Regia Sociedad (1702) y su *Contraconsulta* (1706) dirigida a Miguel Melero.

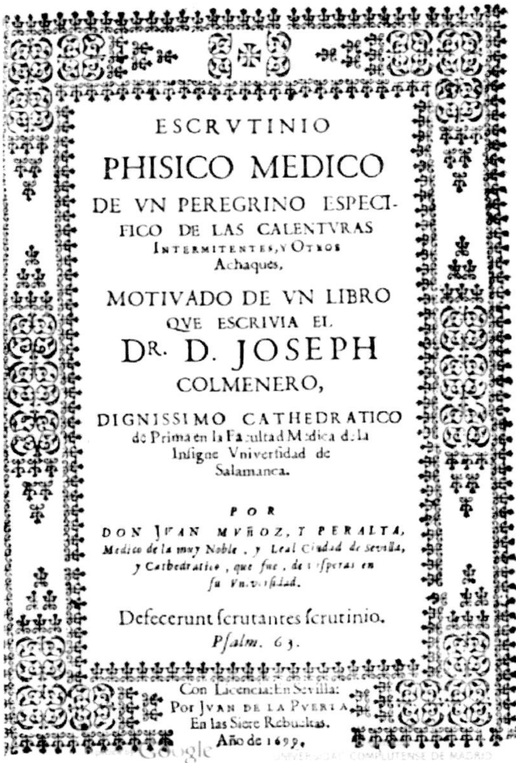

ESCRVTINIO
PHISICO MEDICO
DE VN PEREGRINO ESPECI-
FICO DE LAS CALENTVRAS
INTERMITENTES, Y OTROS
Achaques,
MOTIVADO DE VN LIBRO
QVE ESCRIVIA EL
DR. D. JOSEPH
COLMENERO,
DIGNISSIMO CATHEDRATICO
de Prima en la Facultad Medica de la
Insigne Vniversidad de
Salamanca.

POR
DON JVAN MVÑOZ, Y PERALTA,
Medico de la muy Noble, y Leal Ciudad de Sevilla, y Cathedratico, que fue, de Visperas en su Vniversidad.

Defecerunt scrutantes scrutinio.
Psalm. 63.

Con Licencia: En Sevilla:
Por JVAN DE LA PVERTA.
En las Siete Rebueltas.
Año de 1699.

Primera página de la obra de Juan Muñoz y Peralta: Escrutinio Physico Médico de un Peregrino específico de las Calenturas Intermitentes y otros Achaques (1699).

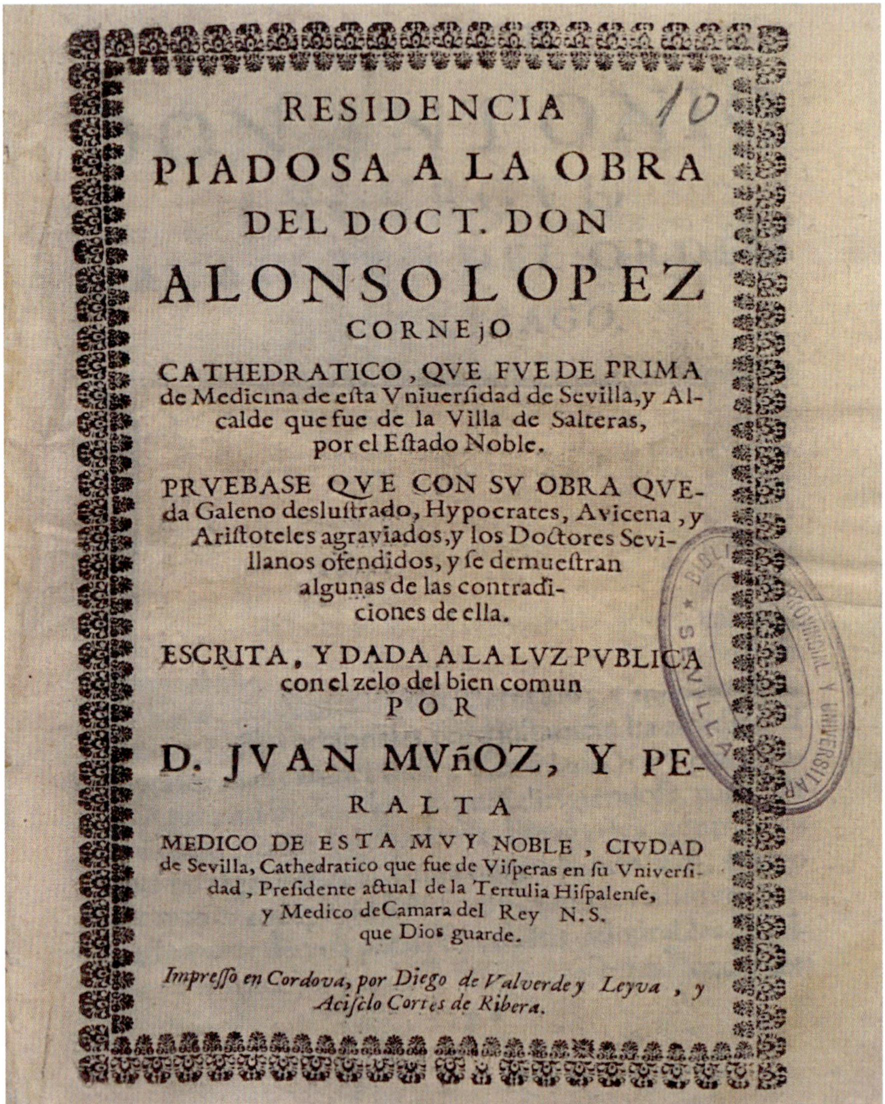
RESIDENCIA
PIADOSA A LA OBRA
DEL DOCT. DON
ALONSO LOPEZ
CORNEjO
CATHEDRATICO, QVE FVE DE PRIMA
de Medicina de eſta Vniuerſidad de Sevilla, y Al-
calde que fue de la Villa de Salteras,
por el Eſtado Noble.
PRVEBASE QVE CON SV OBRA QVE-
da Galeno desluſtrado, Hypocrates, Avicena, y
Ariſtoteles agraviados, y los Doctores Sevi-
llanos ofendidos, y ſe demueſtran
algunas de las contradi-
ciones de ella.
ESCRITA, Y DADA A LA LVZ PVBLICA
con el zelo del bien comun
POR
D. JVAN MVñOZ, Y PE-
RALTA
MEDICO DE ESTA MVY NOBLE, CIVDAD
de Sevilla, Cathedratico que fue de Viſperas en ſu Vniverſi-
dad, Preſidente actual de la Tertulia Hiſpalenſe,
y Medico de Camara del Rey N. S.
que Dios guarde.
Impreſſo en Cordova, por Diego de Valverde y Leyva, y Aciſclo Cortes de Ribera.

Primera página de la obra Residencia Piadosa, de Juan Muñoz y Peralta (Córdoba, 1699). Biblioteca de la Universidad de Sevilla.

TRIVNFO
DEL ANTIMONIO,
Y CONTRA-RESPVESTA

A LA CARTA ANONIMA, QVE CONTRA LA Docta Crisis del Doctor Don Diego Matheo Zapata, produxo el Triumvirato de la ignorancia; la invidia, la audacia, y la malevolencia.

ESCRIVIALO

EL Dor. DON JVAN MVÑOZ, Y PERALTA, Cathedratico proprietario, que fue de Visperas en la facultad de Medicina, Medico del Exc^mo^ Señor Conde de Montellano, Virrey de Cerdeña, Mayordomo primero de la Reyna nuestra Señora: Socio Fundador de la Regia Sociedad Sevillana, y Actual Presidente de ella, y Medico de Camara de nuestro Rey, y Señor D. Phelipe V. (que Dios guarde.)

Væ vobis! Qui dicitis bonum malum.

IMPRESSO EN CORDOVA EN LA IMPRENTA del Em^mo^ y R^mo^ Señor Cardenal Salazar, Obispo de Cordova, por Diego de Valverde, y Leyva, y Acisclo Cortès de Ribera.

Obra Triunfo del antimonio (1702). Juan Muñoz y Peralta.

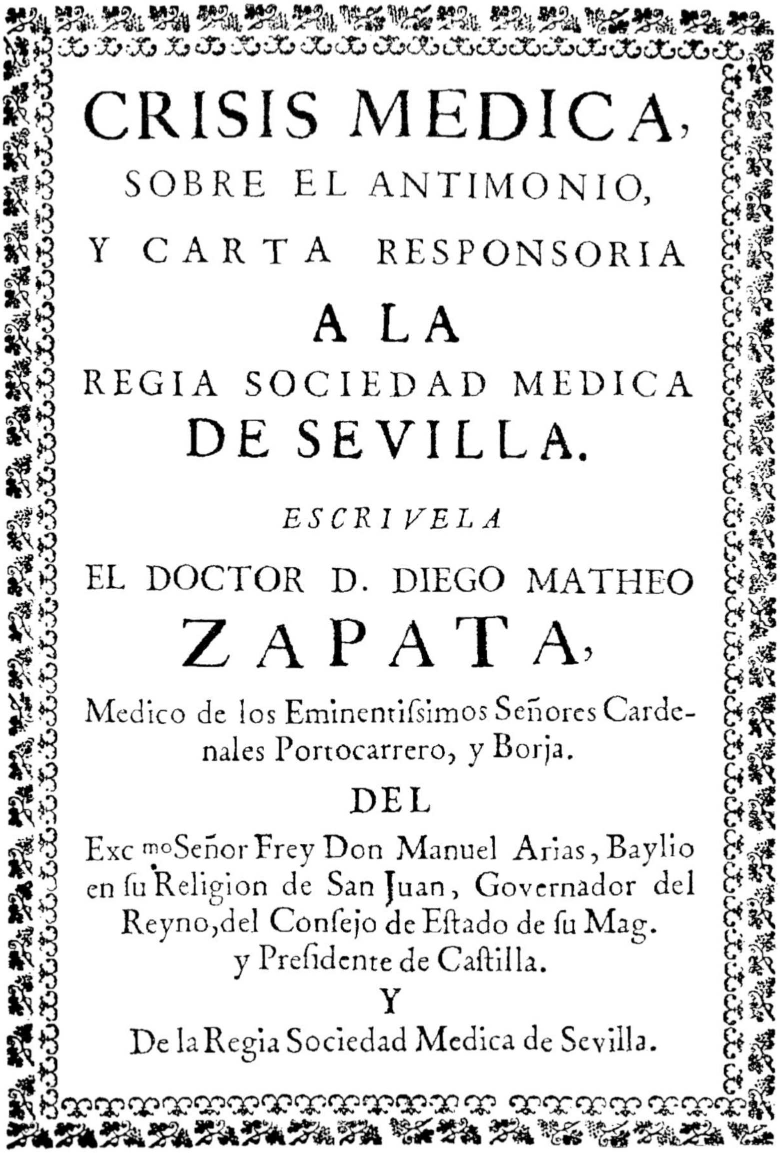

CRISIS MEDICA,

SOBRE EL ANTIMONIO,

Y CARTA RESPONSORIA

A LA

REGIA SOCIEDAD MEDICA

DE SEVILLA.

ESCRIVELA

EL DOCTOR D. DIEGO MATHEO

ZAPATA,

Medico de los Eminentiſsimos Señores Cardenales Portocarrero, y Borja.

DEL

Exc.mo Señor Frey Don Manuel Arias, Baylio en ſu Religion de San Juan, Governador del Reyno, del Conſejo de Eſtado de ſu Mag. y Preſidente de Caſtilla.

Y

De la Regia Sociedad Medica de Sevilla.

Crisis Médica sobre el Antimonio (1702), de Diego Matheos Zapata. La obra anterior de Muñoz y Peralta, Triunfo del Antimonio fue una respuesta a las críticas realizadas por los galenistas a esta obra.

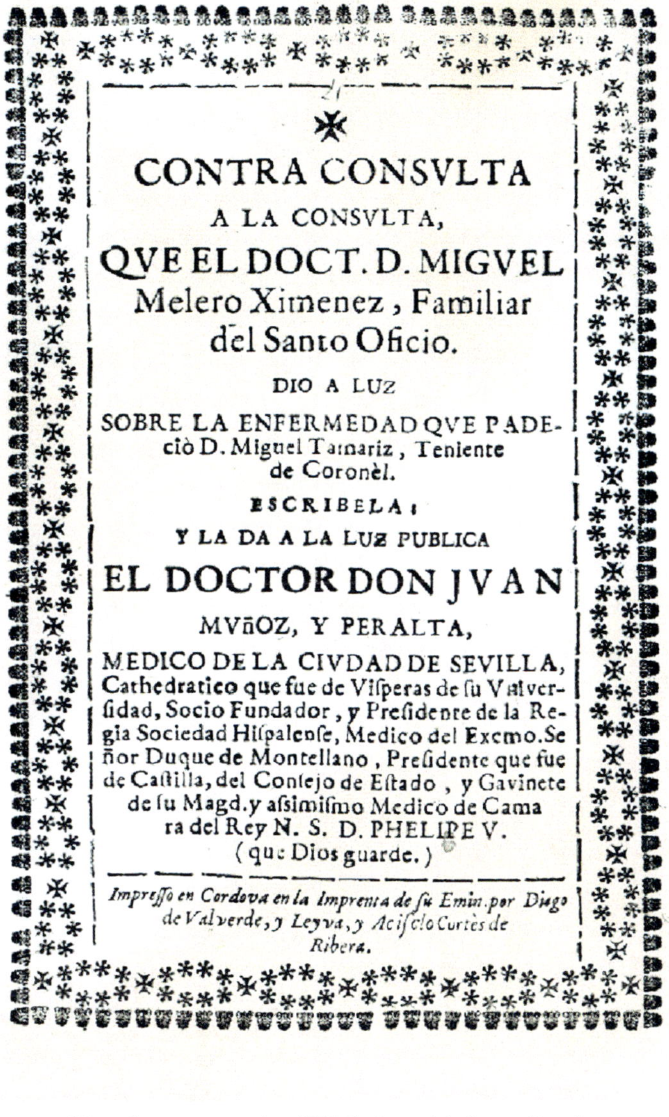
CONTRA CONSVLTA
A LA CONSVLTA,
QVE EL DOCT. D. MIGVEL
Melero Ximenez, Familiar
del Santo Oficio.
DIO A LUZ
SOBRE LA ENFERMEDAD QVE PADEciò D. Miguel Tamariz, Teniente
de Coronèl.
ESCRIBELA;
Y LA DA A LA LUZ PUBLICA
EL DOCTOR DON JVAN
MVñOZ, Y PERALTA,
MEDICO DE LA CIVDAD DE SEVILLA,
Cathedratico que fue de Vìſperas de ſu Vniverſidad, Socio Fundador, y Preſidente de la Regia Sociedad Hiſpalenſe, Medico del Excmo. Señor Duque de Montellano, Preſidente que fue de Caſtilla, del Conſejo de Eſtado, y Gavinete de ſu Magd. y aſsimiſmo Medico de Camara del Rey N. S. D. PHELIPE V.
(que Dios guarde.)

Impreſſo en Cordova en la Imprenta de ſu Emin. por Diego de Valverde, y Leyva, y Acisclo Cortès de Ribera.

Obra Contraconsulta (1706). Juan Muñoz y Peralta.

Lo primero que llama la atención es el hecho de que un hombre de la talla de Juan Muñoz y Peralta, no dejara escrita ninguna obra que podamos considerar doctrinal. No hay constancia de que interviniera con alguna lección en las sesiones académicas. Al menos su nombre no aparece ni en las *Memorias*, ni en el *Tomo de Disertaciones* ni en los *Catálogos*. Y no se ha podido encontrar tampoco ningún manuscrito o referencia en los Archivos.

Escribe libros, eso sí, pero lo hace para demostrar la verdad que en sus publicaciones defienden los otros Socios, defensores del uso del antimonio, la quina y los preparados opiáceos, partidarios como él de la química: *el medico que a la comun Philosophia y Medicina, añade las noticias de los Spargyricos promueve a la cumbre de la perfeccion su facultad.*

Ninguno acepta el *magister dixit* escolástico, ya que todos creen en la experimentación y en el valor de la experiencia. Don Juan Muñoz y Peralta, como un Sísifo intrépido, aúpa la pesada mole de la Sociedad, y defiende, una y otra vez, con su autoridad y pluma ágil y mordaz, lo que dicen los *Venerandos*.

Desde hacía tiempo estaban en boga los escritos polémicos, sin más apoyo que la pura controversia filosófica, sin apenas soporte científico. Los escritores modernos han criticado abiertamente el hábito ilustrado de la polémica por asuntos baladíes, *sólo disputas disparatadas, sin acercarse al enfermo.*

Las desavenencias se producían en un ambiente de *inmovilismo pernicioso vegetante*. Alguien escribía un libro y ello originaba una cadena de libros, uno en refutación de otro. Fechado en Sevilla, el más antiguo que se conoce data de 1661.

Las obras de los Socios, entran en ese círculo porque inmediatamente sufren el ataque de quienes se ejercitaban en ese tipo de literatura. Los tertulianos dicen con sorna, que las polémicas surgen porque los argumentos *se toman por el corte y no por la empuñadura*. De todos modos, los socios no rehúyen la polémica y dicen: *siempre fueron celebradas y bien vistas las controversias que tienen honesto fin*[108]. En 1697, don Salvador Leonardo de Flores, después de atender a los enfermos de una epidemia de tercianas graves habidas en Sevilla, publica su Método racional... El autor había tratado a sus enfermos con los métodos clásicos sin obtener resultados. Entonces se decide por aplicar los medicamentos espargíricos, polvos de quina y eméticos antimoniales, con lo que consigue buenos resultados.

Inmediatamente surge la objeción del Catedrático de Prima, de Sevilla, doctor López Cornejo, con un libro titulado *Galeno ilustrado*. En este texto se refuta el uso de los medicamentos químicos y especialmente el antimonio, por gravemente perjudiciales. La respuesta de don Salvador Leonardo de Flores, no se hace esperar. Su título *Antipologia Medica*. Ahora el autor reprocha a López Cornejo desconocer las ideas acerca de la circulación de la sangre: *¿Es posible señor Doctor que con todo el Sol de la Circulacion de la sangre que confiese se halle todavia a buenas noches?*

La polémica se alarga e intervienen varios doctores, unos a favor, otros en contra. Incluso se llega a escribir en verso. Existe un largo romance, una de cuyas cuartetas es una perla que dice así: *es su rara habilidad / y es sin exemplar el caso / que juzgue á los vivos muertos / y á los muertos crea sanos.*

En 1708, o sea once años después, don Juan Muñoz y Peralta toma cartas en el asunto, con su obra: *Respuesta piadosa a la obra del dr. Lopez Cornejo*. Aquí pone claramente las cosas en su sitio y Ordóñez de la Barrera, dice en el prólogo *que Muñoz y Peralta con su real Cordura compone todo lo que su adversario descompone.*

No cabe duda que para los criterios de Muñoz y Peralta, el tal López Cornejo, estaba totalmente desacertado. A don Alonso no le gusta nada que huela a novedad y dice: *la quimica es cosa demoniaca y heretica. Segundo: el antimonio es un veneno, lo mismo que la quina y el opio. Tercero: de acidos y alcalis no quiere saber*

[108] Dr. José María Montaña y Ramonet. Académico Numerario Bibliotecario de la Real Academia de Medicina de Sevilla. "Un hijo ilustre de El Arahal el Dr. Juan Muñoz y Peralta". Mauror, pág.28.

nada. Muñoz y Peralta se muestra bastante duro con su oponente, el cual mezclaba sin mucho tino los asuntos. Por ejemplo: *pregunta a que viene decir que se horroriza el vulgo por no seguir los Socios la filosofia de Aristoteles, cosa que nada tiene que ver con los santos padres*[109].

Asegura que *el Sr. doctor no ha logrado la inteligencia en las doctrinas Modernas, ya que si se hubiera ajercitado en la lectura de los Modernos, o hubiera entrado en la Docta Tertulia Hispalense, donde no se niega el ingreso a Profesor alguno que dessea saber, no propusiera clausulas tan disonantes. ¿Ignora, acaso, las maravillosas virtudes del Antimonio, Mercurio, Láudano?*

Además, López Cornejo, se excedía en sus escritos, llegando a insultar y agraviar a don Salvador Leonardo de Flores, cosa que Muñoz y Peralta no perdona. Para Peralta, Leonardo de Flores era *Medico docto y de ingenio conocido, de esta utilisima Tertulia Hispalense. Por ello, llega a advertirle que si persiste en su actitud y ataca a los Socios, con esas indecentes voces, entonces no podra la pluma contenerse.*

A pesar de ello, aún no habrían de intervenir otros autores, incluso en tono jocoso. Finalmente, en 1713, don Luis Henríquez pone punto final con su libro *Juizios sin pasion.*

Otros textos de los Socios también sufrieron ataques y hubo que responder a ellos. Se puede comprobar como en todos los casos, intervino don Juan Muñoz y Peralta, o encargó expresamente la respuesta a algún miembro destacado de la Regia Sociedad. Cuando lo hacía él en persona, sus críticas rezumaban un fino humor. Así lo hace constar el doctor Boix, cuando dice: *y asi me persuado, que lo que (Peralta) defiende en esas Conclusiones, mas tiene de sutileza y de matraca, que dà à su competidor ò competidores.*

Ese humor es el humor que Stuart Mill reconoce en las personas cultivadas. Y Muñoz y Peralta era un hombre culto, y en

[109] Ídem, pág. 28.

sus textos no resultan extrañas citas, tanto de los clásicos, como de los textos científicos y filosóficos más modernos, y van desde Gassendo a Boyle, pasando por Legran, Colbert, Dujamel y muchos más. También Petrarca. Refiriéndose a la experiencia personal: *nutro la mente de un tan noble alimento*. Esas palabras corresponden a la primera estrofa de uno de los sonetos de Petrarca a Madonna Laura, exactamente el 193. De Petrarca es también: *mi adversario, con agrios reproches...*[110]

Al filo del siglo XVIII Muñoz y Peralta publica su famoso libro *Escrutinio Phisico-Medico* de un específico de las calenturas intermitentes. En esta obra se iniciaba una polémica, con un tal doctor Colmenero, Catedrático de la Universidad de Salamanca, hombre de gran prestigio, pues había enseñado todas las disciplinas médicas, catedrático de Anatomía, de Método, de Simples, de Pronósticos, de Vísperas y de Prima. Este profesor, había escrito un desafortunado libro en contra del uso de la quina en las llamadas calenturas intermitentes. En él, llega a decir que peca mortalmente quien usa de los polvos de la quina contra febrífugo.

Ya sabemos que Muñoz y Peralta defiende la eficacia de la quina y contesta al doctor Colmenero, en tono apaciguador: *viendo un varon tan grande, empeñado en desterrar tan alta medicina en tiempo que yo lo estoy usando con continuos efectos felices y de la misma suerte los doctos Medicos de mi Tertulia, no hemos visto en catorce años que practicamos, los daños que pondera sino por el contrario prodigiosos efectos, y esto me impulsa a defenderlo con este breve Escrutinio*. Luego se extiende a favor de la importancia de la química en el tratamiento de enfermedades.

También el ilustre Cabriada, es partidario de la quina. Dijo que *el tratamiento con ella es el mas poderoso que hasta ahora tenemos y digo hasta ahora, porque los tiempos y las experiencias pueden dar a conocer otros mejores*. Cabriada era hombre de gran prestigio y Ordóñez de la Barrera le llamó *doctisimo y prudente varon*. Muñoz y Peralta le alaba como *Galeno Chymico, en quien observanse*

[110] Íbidem, págs. 28-29.

prodigios con los medicamentos Spargiricos administrados por un tal docto Medico. La polémica del uso del antimonio se dio en toda Europa y en ella entraron personas tan destacadas como van Helmont, Guy Patin, Renaudot, Chartier, Coussinote incluso, Descartes.

Su nombre era *stibium*. Lo de antimoine, *anti-monje* se dice proviene de un religioso benedictino, Fray Basilio Valentín, el cual, quiso probar el efecto del antimonio, y lo administró muy dosificado a los cerdos que cuidaba en el convento. Estos engordaron y mejoraron de aspecto. Entonces se lo dio a los monjes, y la dosis no debió ser la adecuada, ya que algunos enfermaron y uno de ellos murió, de ahí el nombre[111].

Sevilla, centro de la Medicina en España, no podía escapar de la controversia. En el caso que nos ocupa, la frase que desata la batalla es la siguiente: *el antimonio es poderoso veneno y si el arte quimica consigue privarle de su vehemencia en el purgar, prueba que es veneno per se.*

Muñoz y Peralta, escribe: *el antimonio es el mas celebre remedio que ministra el Arte para utilidad de los hombres.* Y Tomás Fernández, Socio, afirma que el *antimonio* no es como dicen sus adversarios, el antimoine, cosa que solamente pudiera darse en manos de los *ignorantes barberos.*

La polémica por el antimonio se hace larga. Replica el Socio Dr. Ramírez Calderón, que aparte de clérigo era también boticario. Por otro lado, don Marcelino Boix y Moliner, Socio y Presidente del Protomedicato, autor de varios libros. Don Miguel Melero, explica en un libro, como a un tal don Juan Bohórquez, afecto de un *mal orthomnico que le sufocaba*, le administró un preparado de antimonio, obteniéndose un mal resultado. Demuestra con pruebas fehacientes que el perjuicio se debió a una errónea confección, por parte del boticario, de la fórmula prescrita por él.

---

[111] Dr. José María Montaña y Ramonet. Académico Numerario Bibliotecario de la Real Academia de Medicina de Sevilla. "Un hijo ilustre de El Arahal el Dr. Juan Muñoz y Peralta". Mauror, pág.29.

Muñoz y Peralta vuelve a intervenir con un folleto sin lugar de edición, ni fecha, que podía ser de 1702. En este texto, el autor se muestra contundente y algo subido de tono. La verdad es que algunas de las afirmaciones del tal Cuspriillii, se lo merecen. Entre otras cosas afirma que los medicamentos químicos acaban con la vida del enfermo. Dice textualmente: *poderoso veneno que abrasa los cuerpos y los enfermos mueren al año*. Finalmente la furia de nuestro biografiado se exalta y envía a la prensa el famoso: *Triunpho del antimonio*, donde acusa sin recato de ignorancia, envidia, audacia y malevolencia. No se queda corto.

Al parecer don José Pablo Fernández también era sacerdote y en cierto modo Muñoz y Peralta, le ataca por ese flanco, por *...escribir libros difamatorios es feo e inhumano y mas siendo sacerdote*.

El último texto al que vamos a hacer referencia, es un exponente de esa libertad de opinión de que gozaban los contertulios. Muñoz y Peralta toma la pluma para oponerse a su consocio y buen amigo don Miguel Melero[112].

Era éste, un hombre de amplia cultura, buen médico, de quien Ordóñez de la Barrera decía que *se trataba de uno de los ingenios reformados de la Doctrina Galenica, ingenio conocido y adelantado de nuestra Veneranda Tertulia*. Así mismo se manifestó como un excelente cultivador de la moderna Filosofía, a través de un libro publicado en 1706, del cual Hernández Morejón opina que es de difícil comprensión.

La historia es que ambos habían visitado al mismo enfermo y ambos se arrogaban su curación. Se trataba del teniente coronel Tamariz, que padecía unas fiebres tercianas, seguidas de un *insulto apoplético*, ocurrido el 15 de septiembre de 1705. El caso se somete a debate en la Sociedad Médica, y la controversia debió ser fuerte. Entonces Melero publica un escrito, con la historia y el feliz resultado, gracias a la sangría.

---

[112] Ídem, pág.30.

Muñoz y Peralta, contesta con un libro en que se manifiesta enemigo de las sangrías tanto en la apoplejía, como en las tercianas. *¿Es que no hay otro remedio en la medicina? La sangria no es saludable en toda apoplexia y principalmente quando es originada de crudeza de estomago.*

En el caso del Sr. Tamariz, administró un vomitivo y el militar a la semana estaba sano. El escrito sentenciosamente termina: *...con lo que el sr. don Miguel lleva perdida la mano.* La cosa siguió enconada, don Miguel Melero era duro de pelar. Dos años más tarde vuelve a la carga con otro libro.

Juan Muñoz y Peralta, haciendo alarde de prudencia, deja el asunto y lamenta el desacuerdo... *con especial sentimiento por la antigua amistad que le he profesado (al dr. Melero) y por la singular aficion que siempre he aplicado a sus prensas, virtud y literatura.* Tenemos que reconocer que al doctor Melero le gustaban las polémicas[113].

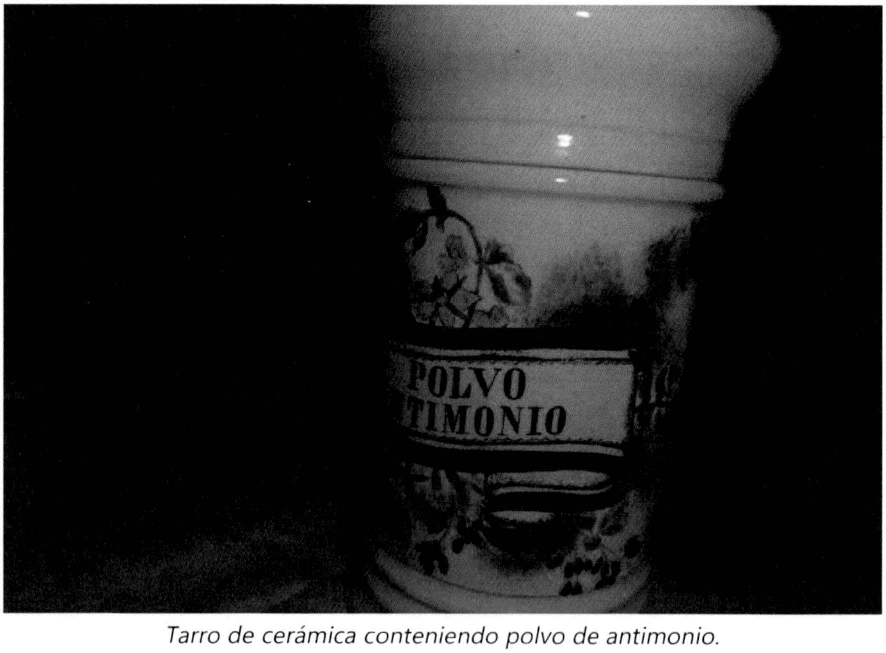

Tarro de cerámica conteniendo polvo de antimonio.

[113] Íbidem, pág. 30.

En las páginas anteriores hemos dirigido la mirada hacia los primeros años de la Regia Sociedad y el papel que Peralta jugó en la fundación, defensa y difusión de la misma. Sin lugar a dudas, estos años iniciales, que además coincidían con el cambio dinástico a resultas de la Guerra de Sucesión y con una nueva política centralizada, fueron momentos de gran impacto para la ciencia y la sociedad española.

No obstante, debemos ser cautelosos frente a la tentación de ver en la fundación de la Regia Sociedad "el inicio de la modernidad", puesto que diversos elementos complican una imagen heroica de progreso. En primer lugar, no debe olvidarse que los socios de la Regia Sociedad o los partidarios del movimiento novator formaban un núcleo pequeño rodeado por posiciones adversas, en su mayoría ancladas en un galenismo tradicional que era especialmente fuerte en las facultades de medicina de las Universidades. En segundo lugar, como afirman Valera Candel y López Fernández, tras el período inicial de la Regia Sociedad, hubo un declive en sus actividades, así como un estancamiento en la inscripción de nuevos socios, de manera que hasta su "refundación" en los años 1730 no se la puede considerar como una sociedad activa.

Para ratificar esta tesis nos falta aún un estudio más pormenorizado del período anterior a 1730, pero no puede negarse que la academia experimentó esos años ciertas dificultades para mantener el nivel de producción y ampliación que había tenido al principio. En tercer lugar, el protagonista se vio directamente afectado por una actuación inquisitorial muy lesiva para la Regia Sociedad: en 1721, la Inquisición acusó y encarceló por judaizantes a los dos primeros presidentes de la Regia Sociedad: Juan Muñoz y Peralta y Diego Matheo Zapata.

Junto con Peralta y Zapata fue procesado otro compañero, Francisco de la Cruz, otro médico de la familia real. Enfrentados a una misma situación, las consecuencias fueron diferentes para cada uno de los tres médicos. Zapata fue el único que pudo mantener después su clientela cortesana y aristocrática, si bien salió del proceso con daños económicos, e infamado en algunos círculos. En cambio, la vida de Francisco de la Cruz se truncó definitivamente al fallecer en la cárcel inquisitorial[114].

Por su parte, Juan Muñoz y Peralta fue puesto en libertad en 1724, tras tres años de prisión, pero no logró recuperar una posición semejante a la anteriormente disfrutada, a pesar de sus reiterados e incansables intentos.

En resumen, si se tienen en cuenta el contexto general y las circunstancias en torno a la fundación y primeros años de la Regia Sociedad, resulta difícil ver su empresa únicamente en la luz de la modernidad, el desarrollo o el avance científico. Las ideas y nuevos conocimientos adquiridos gracias a la labor de sus socios fueron muy relevantes para el progreso futuro de la Medicina y Ciencia española –y europea–[115].

---

[114] Gutiérrez Fuentes, J.A.: (Coord.). Reconocimiento a Cinco Siglos de Medicina Española. Edit. Ramón Areces, Madrid, 2019; pág. 82.

[115] Ídem, pág. 83.

CAPÍTULO 14.
Últimos años (1739-1746).

En el año 1730, falleció uno de los médicos de cámara del rey Felipe V, el Dr. Aquenza, y queda así libre una plaza, que el sumiller de corps, duque de Frías concede directamente a Juan Muñoz y Peralta, sin previa consulta al monarca ni espera de su Real Decreto.

La concesión de la plaza está fechada el 23 de marzo de 1730. Tras la muerte del Dr. Aquenza, Muñoz y Peralta acudió al sumiller de corps para manifestarle que él era el médico de cámara más antiguo de todos los que tenían derecho a gozar de los gajes que quedaban vacantes. Había jurado la plaza en 1719, y tenía un decreto del rey donde certificaba que en cuanto quedase una plaza libre, él sería el primero en ocuparla.

El sumiller de corps comprobó que era cierto todo lo que decía y por eso no recurrió al método habitual en estos casos para elegir médico de cámara y que consistía en proponer al Protomedicato a los tres más antiguos para que el Tribunal eligiese al más apropiado. Este hecho a pesar de ser correcto, provoca la ira de otros pretendientes a este cargo, entre los que destacan Alfonso Sánchez y Antonio Díaz, médicos de familia.

Ambos redactan un escrito que envían al rey, donde hacen constar que Muñoz y Peralta no es apto para ocupar esta plaza puesto que fue procesado por la Inquisición y aún no ha sido rehabilitado, este escrito llega a manos del secretario de Felipe V, quien manifiesta un desconocimiento absoluto de lo expuesto por los médicos de familia y recomienda pedir información a los Consejos de Castilla y de la Inquisición. El Consejo de la Inquisición informa que, de la causa seguida contra Muñoz y Peralta, no resultó ningún impedimento para que éste siga ejerciendo su profesión.

Entre los firmantes está el propio inquisidor que llevó el caso, Luis de Velasco. Por su parte, el Consejo de Castilla certifica la veracidad de todos los datos presentados por Muñoz y Peralta y acredita su rehabilitación tras la salida de las cárceles de la Inquisición. Por tanto, como resolución final, se declara que todo lo realizado por el sumiller de corps no ha sido un exceso de poder, si bien cree que hubiera sido necesaria una nueva resolución del monarca, a favor de la antigüedad de Peralta para la plaza de médico de cámara, después de su salida de la prisión. Una vez consultados los dos Consejos, el secretario del rey incluye que es decisión real la aceptación o no de Peralta[116].

En la esta carta dirigida al Dr. José Cervi se remite al Consejo de Castilla la consulta de si Juan Muñoz y Peralta puede ejercer como médico de cámara del rey.

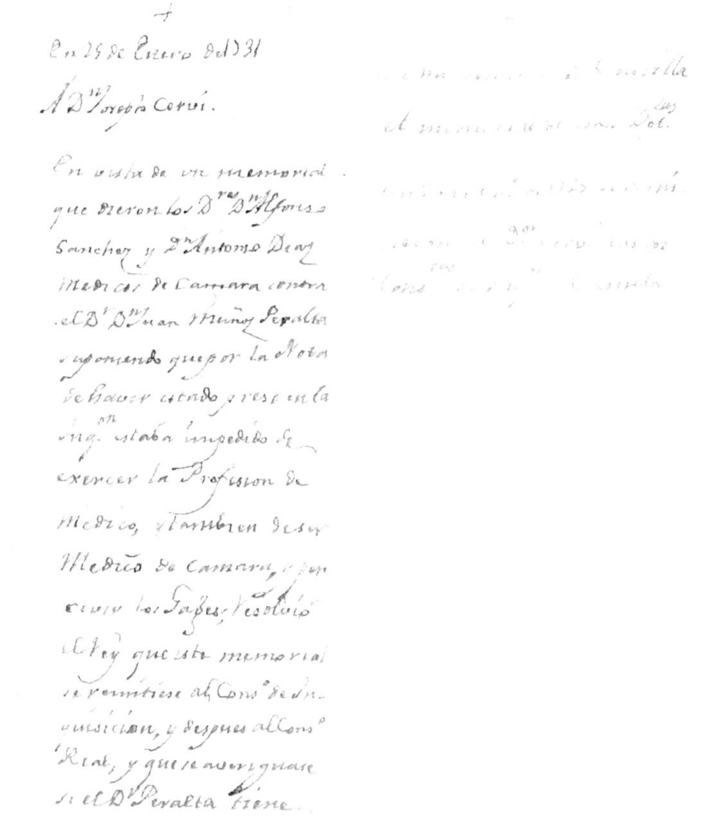
En 25 de Enero de 1731
A D. Joseph Cervi.
En vista de un memorial que dieron los Dres. D. Alfonso Sanchez y D. Antonio Diaz Medicos de Camara contra el Dr. D. Juan Muñoz Peralta suponiendo que por la Nota de haver estado preso en la Inqon. estaba impedido de exercer la Profesion de Medico, y tambien de ser Medico de Camara, y por [illegible] los Papeles resolvió el Rey que este memorial se remitiese al Consº de Inquisicion, y despues al Consº Real, y que se averiguase si el Dr. Peralta tiene

Ministerio de Cultura y Deporte, Archivo Histórico Nacional, INQUISICIÓN, 4267. Exp.8

[116] Castellanos Guerrero, Jesús (Coord.). VARIA histórico-médica. Sociedad Española de Historia de la Medicina, 2001, Málaga, págs. 210-211.

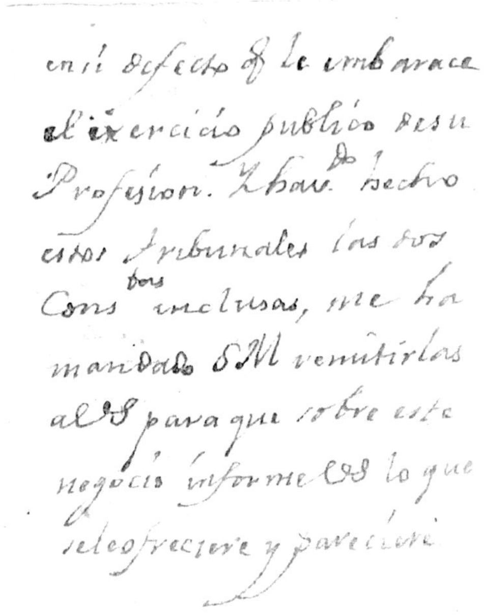

en él defecto q le embarace
el exercicio publico de su
Profesion. Y haviendo hecho
estos Tribunales las dos
Consultas inclusas, me ha
mandado S.M. remitirlas
a V.S. para que sobre este
negocio informe V.S. lo que
se le ofreciere y pareciere

Ministerio de Cultura y Deporte, Archivo Histórico Nacional,
INQUISICIÓN 4267, 2. Exp.8.

En 25 de enero de 1731.
A don Joseph Cervi.
En vista de un memorial
que dieron los Doctores D. Alfonso
Sánchez y D. Antonio Díaz
Medicos de Camara contra
el Doctor D. Juan Muñoz y Peralta
exponiendo que por la nota
de haber estado preso en la Inquisicion
estaba impedido de
ejercer la Profesion de
Medico de Camara y percibir
los gajes, resolvio el Rey
que esta memoria se remitiese
al Consejo de la Inquisición y despues al Consejo Real
y que se averiguara si el Doctor Peralta tiene
en si defecto que le embarace
el ejercicio publico de su Profesion.
Habiendo hecho estos tribunales las dos
consultas, me ha mandado S.M. remitirlas
a vos para que sobre este negocio informe V.S. lo
que se le ofreciere y pareciere.

Seguidamente plasmamos la contestación del Consejo de Castilla que se remite al Dr. Joseph Cervi y que a su vez, éste dirige al marqués de la Compuesta.

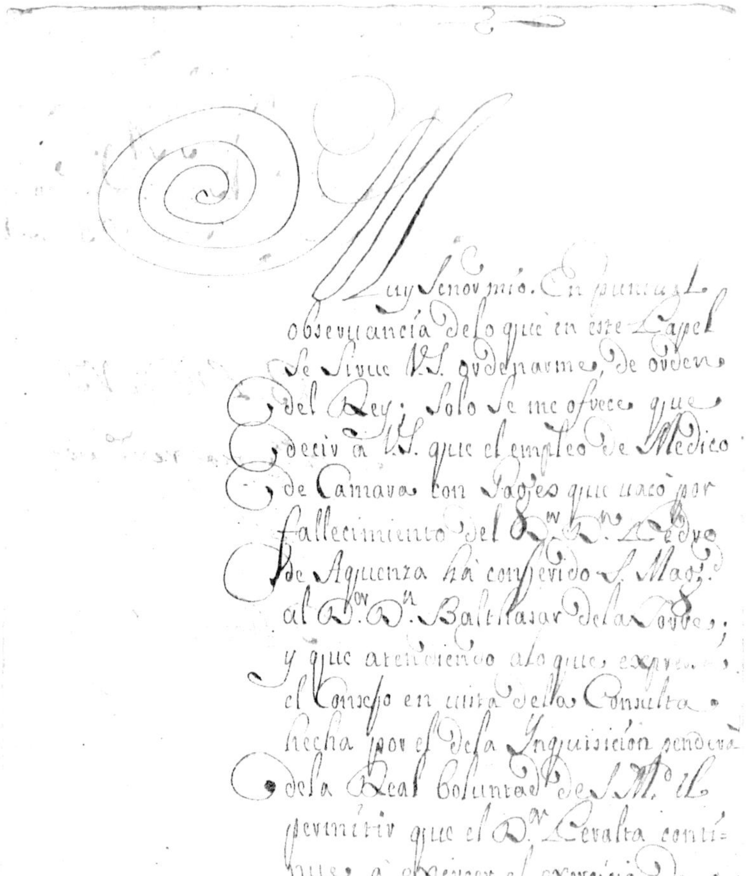
Muy Señor mío. En puntual
observancia de lo que en este Papel
se sirve V.S. ordenarme, de orden
del Rey; solo se me ofrece que
decir a V.S. que el empleo de Medico
de Camara con Gajes que vacó por
fallecimiento del Dr. Dn. Pedro
de Aguenza ha conferido S. Mag.d
al Dor. Dn. Balthasar de la Torre;
y que atendiendo a lo que expresa
el Consejo en vista de la Consulta
hecha por el de la Inquisición pendería
de la Real Voluntad de S.M. el
permitir que el Dr. Peralta conti-
nue a exercer el exercicio de
Medico; y si hallara por combe-
niente que vista a mas Reales

Ministerio de Cultura y Deporte, Archivo Histórico Nacional,
INQUISICIÓN 4267. Exp.8.

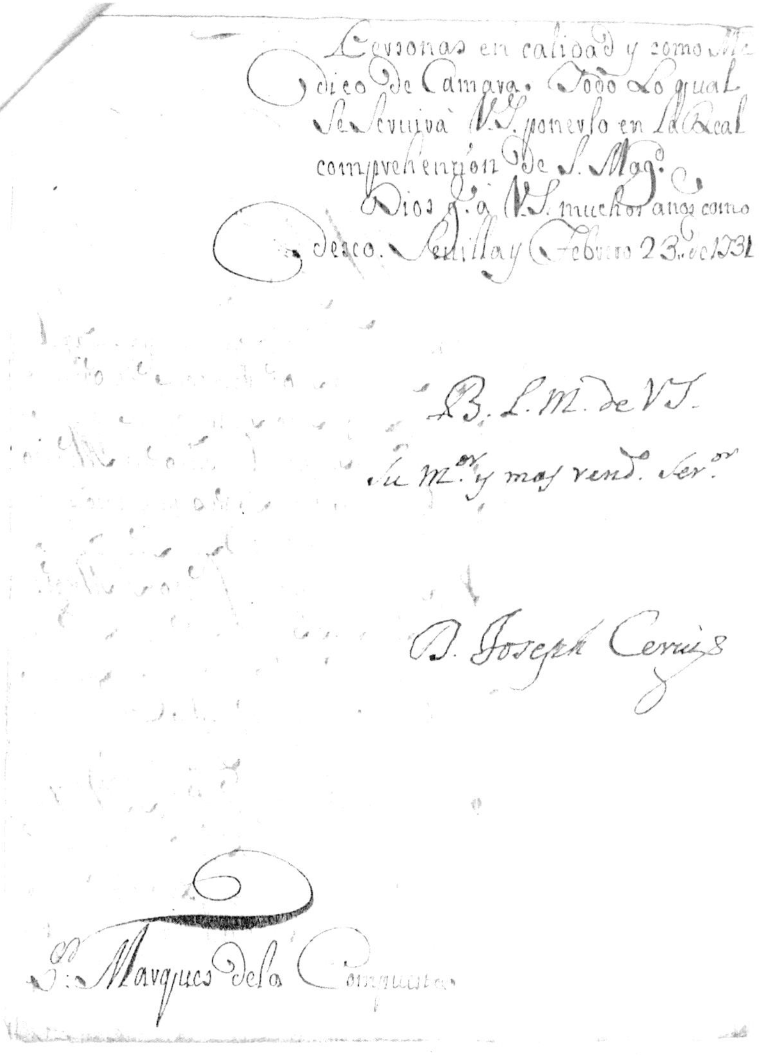

Personas en calidad y como Me-
dico de Camara. Todo lo qual
Se servira V.S. ponerlo en la Real
comprehension de S. Mag.d
Dios g.e a V.S. muchos años como
deseo. Sevilla y Febrero 23 de 1731

B. L. M. de V.S.
Su m.or y mas rend.o Ser.or

D. Joseph Cervi

S.r Marques de la Conquista

Ministerio de Cultura y Deporte, Archivo Histórico Nacional,
INQUISICIÓN, 4267. Exp.8.

Muy Señor mío. En puntual observancia
de lo que en este papel se sirve V.S. ordenarme
de orden del Rey; solo se me ofrece que
decir a V.S. que el empleo de Medico de Camara
con gajes que vacó por fallecimiento del Doctor
D. Pedro de Aquenza ha concedido S. Mag.
al Doctor D. Baltasar de la Torre;
y que atendiendo a lo que expresa el Consejo
en vista de la Consulta hecha por el de la Inquisición
siguiendo la Real voluntad de S.M. de permitir que el Doctor Peralta
continue a ejercer el ejercicio de Medico; y si hallara por conveniente
que asista a sus Reales Personas en calidad como Medico de Camara.
Todo lo cual se sirva V.S. ponerlo en la Real comprension de S. Mag.
Dios guarde a V.S. muchos años como deseo.

Sevilla 23 de febrero de 1731.

Firmado: Joseph Cervi.

Sr. Marqués de la Compuesta.

Por Real Decreto de Felipe V decide mantener la plaza a Muñoz y Peralta, aunque el 22 de febrero de 1731 se nombró como sustituto de la plaza del Dr. Aquenza al Dr. Baltasar de la Torre. Muñoz y Peralta no quedó registrado como médico de cámara en los Libros de la Real Cámara hasta 1736.

Conocemos el dato de que Juan Muñoz y Peralta falleció en 1746 debido al testimonio de Tomás Monleón, médico de familia de Felipe V y contemporáneo suyo[117].

Tras nuestro estudio es inevitable realizar una reflexión que no es otra que cuando colisionan ciencia y poder, gana generalmente el poder y el perjuicio a la ciencia y a las personas puede ser considerable. Estos hechos, los estamos viviendo en la actualidad, con la crisis del COVID-19, en algunos países como Estados Unidos y Brasil. Como vemos, transcurren los tiempos pero el poder siempre intenta acaparar todos los ámbitos de la vida cotidiana de la Ciencia y de las personas[118].

El incipiente foco novator madrileño, formado en la última década del siglo XVII, va desapareciendo progresivamente en los primeros años del siglo XVIII. Tras el fallecimiento de Carlos II, el nuevo monarca va prescindiendo, uno a uno, de los médicos novatores reunidos en torno a su predecesor, encumbrando a posiciones elevadas a los galenos franceses o italianos por él y sus esposas cuando llegan a España. Para que el cambio no sea muy brusco, se deja a los médicos españoles situados en los escalafones más bajos de la Sanidad Real. La desaparición de los principales novatores como Juan de Cabriada, o el regreso a su patria de Dionisio de Cardona y Tomás Donzelli, pueden ser los principales motivos por los cuales este foco novator pasase desapercibido a los investigadores hasta el momento actual, cuando ya destacaban con luz propia los otros círculos renovadores españoles: Sevilla, Valencia y Zaragoza.

[117] Castellanos Guerrero, Jesús (Coord.). VARIA histórico-médica. Sociedad Española de Historia de la Medicina, 2001, Málaga, pág.211.

[118] Opiniones de los autores.

El caso concreto de Juan Muñoz y Peralta, se prolonga en el tiempo, por ser el único que permanece al servicio de Felipe V. Si bien le vemos encumbrado en elevados puestos durante los primeros años del siglo XVIII, tras finalizar la Guerra de Sucesión e instaurarse sólidamente la dinastía borbónica en España, van a ser eliminados sus derechos a los más altos cargos palatinos en favor de médicos franceses e italianos[119].

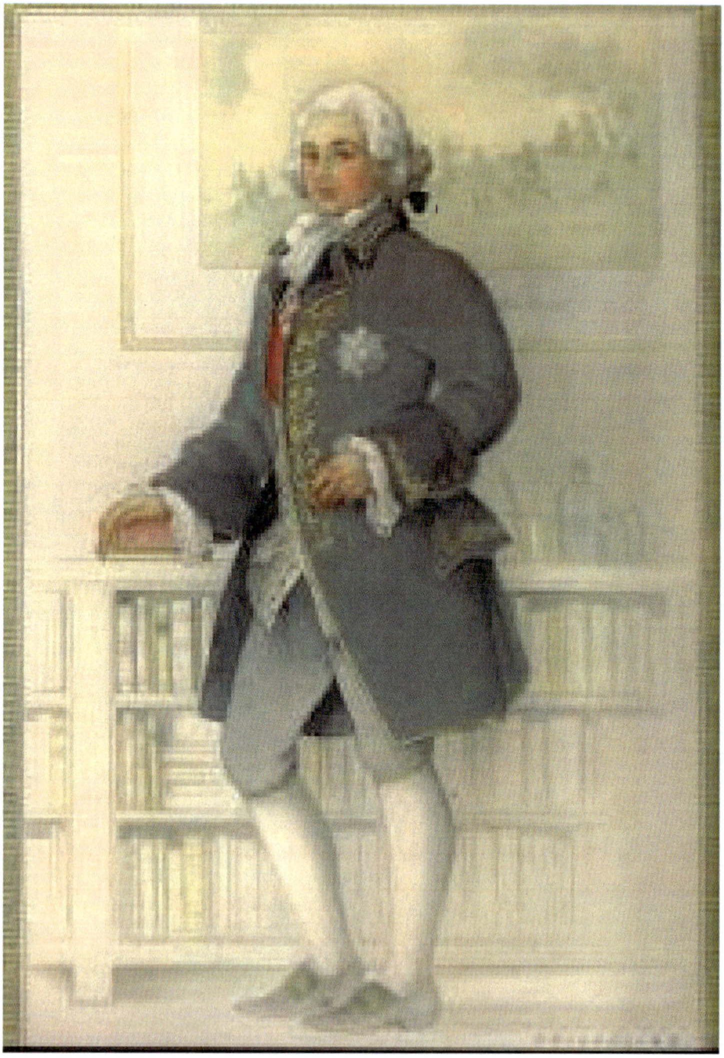

Médico de Cámara francés del siglo XVIII.

[119] Castellanos Guerrero, Jesús (Coord.). VARIA histórico-médica. Sociedad Española de Historia de la Medicina, 2001, Málaga, pág.211.

Uno de los parámetros que se utiliza para medir el nivel de progreso alcanzado por una sociedad, no es otro que el de honrar a sus hijos más destacados en vida. Esto, en el caso de Juan Muñoz y Peralta no se pudo realizar en su época. Sin embargo, Arahal no se olvidó de uno de sus hijos más destacados, y en el año 1993, cuando se inauguró la Casa de la Cultura, se la denominó Centro Cultural Juan Muñoz y Peralta, en aquella época, los autores de esta obra no eran conscientes de la dimensión que alcanzó nuestro paisano, hoy, tras escribir este libro ya sí conocen su verdadera valía. Como bien decía el sabio griego Euclides: *enseñando se aprende*. Extrapolando esta reflexión al tema que nos ocupa, podemos decir que: *escribiendo se aprende*. Lo que se pretende hacer es difundir a nuestro personaje, su vida y obras; para que las generaciones venideras de arahalenses sepan que uno de los suyos fue un verdadero prócer de la Medicina y uno de los más importantes médicos de su época[120].

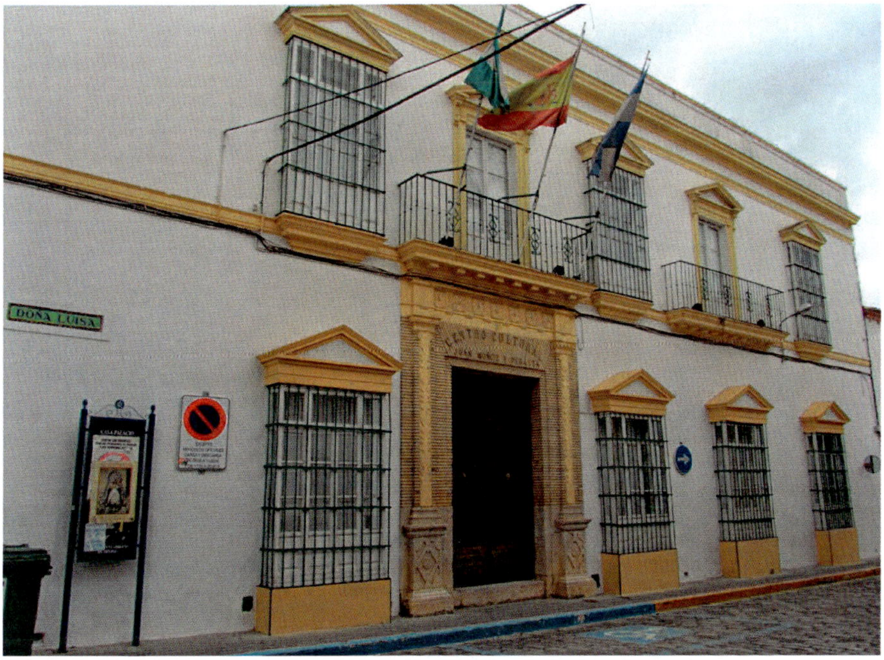

Casa de la Cultura de Arahal, sita en calle Doña Luisa,1.

[120] Reflexiones de los autores.

CAPÍTULO 15.

Muñoz y Peralta sí tuvo descendencia.
Como prueba el pleito de Miguel Serrano (yerno de Juan Muñoz y Peralta), casado con María Muñoz Vela.

Dentro de este apartado terminaremos con dos grandes dudas sobre Juan Muñoz y Peralta, la primera de ellas es sí tuvo o no descendencia, en concreto tuvo un hijo, Juan Rufino Muñoz y Montero (hijo de la primera esposa de Muñoz y Peralta) y una hija María Muñoz Vela (datos inéditos hasta ahora, que fueron recabados gracias a la investigación que realizó el escritor y estudioso, José Carlos Mena Sánchez y plasmados en el siguiente documento). Otra de las cuestiones que hemos descubierto es que la segunda esposa de Peralta (la cual hasta ahora no se había identificado), sí sabemos por lo menos que era de apellido Vela, o sea, que María fue fruto del amor entre nuestro personaje y la referida señora.

Seguidamente plasmamos un pleito que tuvo que transcribir José Carlos Mena Sánchez, completo ya que no era posible hacerle al documento original ni fotocopia siquiera, debido a impedimentos oficiales. Es el siguiente:

PLEITO POR PEDIMENTO DE PAGA Y PORCIÓN DE HERENCIA.

De: Pedro de Estepa y Capulino y Doña Maria Michaela Serrano (nieta de D. Juan Muñoz y Peralta).
Contra: Miguel Serrano (yerno de D. Juan Muñoz y Peralta).

ARCHIVO HISTÓRICO DEL AYUNTAMIENTO DE SEVILLA.
LIBRO BLANCA DE LA CARNE. SECCIÓN 5ª; TOMO 300; LEG. 28.
AÑO DE 1747.

Don Miguel Maria ____ y Carreño, caballero de la orden de Calatrava del Consejo de Su Majestad y Alcalde en su Real Casa y Corte.-

Hago saber a los Corregidores, Gobernadores y otros Jueces y Justicias de Su Majestad, cualesquiera, asi de la ciudad de Sevilla como a todas las demas partes: Ciudades, Villas y Lugares de estos Reinos y Señorios, ante quien esta carta requisitoria fuere presentada y de lo en ella contenido, pedido su cumplimiento de Justicia que ante mi y el infrascripto _____ de Provincia se ha seguido y esta pendiente pleito de Pedimento de D. Pedro de Estepa y Capulino, como mando y conjunta persona de Doña Maria Michaela Serrano; con D. Miguel Serrano, su suegro y padre respetiva, veinticuatro de esa dicha ciudad y Alguacil Mayor de la Inquisicion y de la Villa de Arahal; sobre la paga de la parte y porción de Herencia que corresponde a la referida Doña Maria Michaela Serrano por su legitima materna como una de los cinco hijos y herederos de Doña María Muñoz Vela ("hija de D. Juan Muñoz y Peralta"), mujer que fue del nominado D. Miguel Serrano, y asi mismo el importe del tercio y quinto en que la se lo mejoraba; en cuyo pleito, ultimamente, por parte del mismo D. Pedro de Estepa, se introdujo la pretensión de que se despachase mandamiento de ejecucion contra todos los bienes del Expresado su suegro por la cantidad de mil quinientos diez pesos escudos de a quince reales vellon y dos reales y medio mas; expuso _____ a dicha Doña Maria Michaela Serrano, y la tocan como tal heredera en la quinta parte y mejorada en dicho tercio y quinto por los fundamentos que tiene manifestados, y por mas la Decima y Costas, con protestas_______ en cuenta justas pagas, y de pedir en otro juicio todo lo demas que le toca y pertenece de dicha legitima materna. Y anteriormente hizo el intento, el expresado D. Miguel Serrano, de que se le absolviese y diese por libre del pago de dicha herencia y mejora, y que se declarase en caso necesario estar satisfecha y pagada la mencionada su hija de la referida legitima y no tener que deber por este respecto cosa alguna.

El cual dicho pleito se principio en 19 de agosto del año 1745 y en el se presento el poder para testar, que en 17 de julio del año 1720, ante Nicolas Muñoz Naranjo, escribano publico de esa ciudad, otorgaron reciprocamente los dichos D. Miguel Serrano y Doña Maria Muñoz Vela, por el que consta que, de conformidad, hicieron la referida mejora del tercio y quinto a la referida Doña Maria Michaela, su hija, y nombraron por sus herederos de esta a D. Juan Maria, D. Jacinto Maria y D. Miguel Maria Serrano, tambien sus hijos. Y habiendo fallecido, bajo esta Disposicion, la Doña Maria Muñoz Vela, el citado D. Miguel, su marido, usando la facultad que le confirio el 16 de abril de 1727, ante el propio Escribano otorgo su testamento (que tambien se presento) y por otra de sus clausulas declaro que al tiempo y cuando contrajeron su matrimonio no se otorgo carta de dote alguna por estar de partida a los Reinos de Francia, D. Juan Muñoz y Peralta, padre de dicha su mujer, quien ofrecio su haria en volviendo y que por entonces se daria plaza de oficial de Covachuela y de Caballerizo de Su Majestad; que una y otra Gracia tenia concedida de bajo de cuyo contrato se habia desposado, y que interin volvia a España les socorreria, el suso dicho, para la manutencion de ambos de todo lo necesario, como, con afecto, en diferentes dias y partidas les dio y entrego hasta mil ciento treinta y cuatro pesos escudos, y asi mismo para ropa de vestir trescientos ocho pesos escudos, habiendo llevado la citada Doña Maria Muñoz Vela, ademas de lo expresado en otros y ropa de su vestir, hasta ciento noventa y dos pesos escudos, cuyas cantidades y alhajas, mediante haberlas recibido para que en todo tiempo constase se habia pedido, dicha su mujer lo declarase asi, y cumpliendo con su voluntad lo declaraba.

Y por otra clausula de dicho testamento instituyo por herederos de tal nominada Doña Maria Muñoz Vela, su mujer, en el remanente de sus bienes y haciendas, deudas, derechos y acciones y otras cosas que perteneciesen a la Suso Dicha, a la explicada Doña Maria Michaela, D. Jacinto Maria, D. Miguel Maria, D. Andrés Maria y D. Antonio Maria Serrano, todos cinco sus hijos legítimos para que lo hubiesen y gozasen por iguales partes (a excepción de dicha mejora) previniendo que otro hijo llamado D. Juan Maria, contenido en dicho poder para testar, habia fallecido en la "Ciudad Pupilar", para que no se nombrara tambien por heredero. Y con estos documentos y otros que resultan de dichos autos, se han contravenido las referidas pretensiones y las demas que en ellos se han expuesto por una y otra parte. Y hallandose conclusos para determinarlas desde el 12 de enero de este año y tenido efecto su vista en 2 de este presente mes, se proveyo por mi cierto Auto que a su tenor y el de los dos alegatos últimamente presentados por ambos partes. Con una declaración hecha por la citada Doña María Michaela Serrano a instancia de la del nominado Su Padre es ________.

ALEGATO: Antonio Sanchez Buitrago, en nombre de D. Miguel Serrano, Veinticuatro de la Ciudad de Sevilla y Alguacil Mayor del Santo Tribunal de la Inquisicion en la villa de Arahal, en los Autos con D. Pedro de Estepa, marido de Doña Maria Serrano, hija de mi parte, sobre que entregue la que le corresponde en 2.634 pesos de legitima materna como uno de cinco hijos y herederos de Doña Maria Muñoz, su mujer, obedeciendo lo mandado por Vuestra Merced en sus Autos de 17 de agosto y 2 del corriente mes (septiembre) en cuanto a que conteste y responda derechamente a la demanda que le ha puesto el dicho D. Pedro Estepa en el referido asunto. Digo que, sin embargo y en meritos de Justicia, Vuestra Merced sea de servir de absolver y dar por libre a mi parte del pago de la cantidad que pretende, declarando en caso necesario estar pagada y satisfecha de ella la dicha Doña Maria y no tener que haber por este respecto cosa alguna con los demas pronunciamientos que sean favorables a mis partes, y condenacion en Costas a la contraria pues como lo Suplico, procede y de hacer por lo que de los Autos resulta general y siguiente. Y porque resulta constante que al tiempo y cuando caso la dicha Doña Maria con el enunciado D. Pedro de Estepa, llevo a su poder todas las alhajas, vestidos y ropas, que constan de la memoria escrita de mano de mi parte, que presento y juro, todo lo cual se regulo y aprecio a pedimento del chico D. Pedro, con asistencia de su mujer en la Villa de Arahal; sobre que protesto en nombre de mi parte, repetir a su tiempo la instancia para que se le libre el Despacho que tengo pedido en (los Autos) digo 2 del corriente (septiembre). Y porque así mismo es constante, cuando murio Doña Maria Muñoz, madre de la dicha Doña Maria Serrano, por el año de 1727, quedo esta de edad de 14 años y desde dicho tiempo hasta el año 1739 la mantuvo mi parte en distintos conventos de monjas como son el de Santa Maria la Real, el de la Encarnacion y el de Santa Isabel, dandoles en todos la ropa de vestir que necesitaba, pagando diariamente el piso de su clausura y dando para su manutención 2 reales cada dia. Y porque tambien es cierto (como todo se justificara) en dicho año de 1739, la llevo consigo mi parte a la Villa de Arahal, donde estuvo como Corregidor, manteniendola con la mayor decencia de Criados y Criadas y con coche en que pasearse, hasta que la saco por el Vicario el dicho D. Pedro de Estepa, cuyos ______________ debiendo entenderse y estimarse por cuenta de su legitima materna, viene a resultar tenerla consumida y por consiguiente no estarle mi parte obligado a satisfacerlas, debiéndosele absolver de la pretension y traducido en contrario, por tanto a Vuestra Merced SUPLICO, se sirva de probeer y determinar como llevo pedido y aqui se contiene, pues asi es Justicia.

OTROS a Vuestra Merced SUPLICO se sirva de mandar que la dicha Doña Michaela Serrano, con juramento que se le reciba en presencia de su marido, reconozca la memoria que llevo presentada y declare como es cierto, llevo cuando se caso todo lo que comprenden sus partidas, y como tambien es cierto estuvo todo el tiempo, que en este pedimento ha referido, en los Conventos expresados, pagando todo lo necesario para su manutencion, vestuario y piso, protestando como protesto estar en ______________ por su declaracion solo en lo favorable y la apruebe en caso de negativa, pido Justicia ______________ = Licenciado

Justo Manuel Faron = Antonio Sanchez Buitrago.-

De lo principal del pedimento traslado a la otra parte. Y en cuanto al OTROSI, Doña Maria Serrano, bajo el Juramento, en vista de la memoria que se presenta, haga la declaracion que se pretende en Orden a su contenido y demas que expresa dicho otrosi, lo que ejecute en presencia de su marido.

El Señor Alcalde, D. Pedro de Cantos y Benitez, lo mandó en Madrid de 20 de Septiembre de 1746 y lo señalo Francisco Garcia Colemo.

DECLARACION DE MARIA SERRANO: En la Villa de Madrid a 8 de octubre de 1746; y el mismo en virtud de lo que se manda por el Auto que antecede. Recibi Juramento, por Dios Nuestro Señor y una señal de Cruz en forma de Derecho, de Doña Maria Serrano, en presencia y con asistencia de D. Pedro de Estepa, su marido. Y la suso dicha se hizo como se requiere y ofrecio decir verdad en lo que supiese y le fuere preguntado y siendolo al tenor del pedimento que motiva dicho Auto. Y mostrandole la memoria que en el se expresa, enterada de todo. Dijo que es cierto que recibio de su padre, D. Miguel Serrano, las alhajas y joyas que incluia la memoria que le ha sido mostrada; aunque la mayor parte de la ropa y demas "Cavos" que incluia dicha memoria lo costeo, la que declara, con distintos regalos de su Prima, Doña Teresa de la Parra, vecina de Sevilla; y que dichas alhajas y ropas, como todo lo demas que por razon de su legitima materna habia entregado dicho su Padre, sabe y le consta que dicho su marido tiene dado recibo, el que hizo viviendo el expresado, su padre, en una casa junto a la Aduana de esta Corte, con el que quedo el suso dicho para su resguardo. Y en cuanto a que, a pedimento de dicho su marido, se habia hecho aprecio y tasacion de dichas alhajas y ropa, lo que en esto hubo, fue que la que se hizo fue a pedimento del Padre de la que declara, a la que se hallo presente por haberse hecho en la casa en que la que depone estuvo depositada en la Villa de Arahal, lo que sabe por la razon expresada y que dicho su Padre reconoceria para en guarda de su Derecho; y sabe que los apreciadores fueron de orden del suso dicho, siendo cierto que por muerte de Doña Maria Muñoz, madre de la que depone, la entro, el nominado Don Miguel Serrano, en el Convento de la Real en Sevilla, contra su voluntad y por libertarse de las muchas pesadumbres que, para que lo ejecutase, tuvo que sufrir en donde estuvo como unos cinco años, con poca diferencia, pagando por el piso, cada año, nueve ducados de vellon, y por su alimento diario, un real, que es lo que todas las niñas seglares pagan en dicho convento, sin que fuese posible conseguir de dicho su padre, le diese mas aunque lo solicitaron algunos parientes que se hallaban en dicho convento y eran las que tenian el cuidado de alimentarla y le decian no poderlo ejecutar con propina tan limitada, y no obstante nunca dio mas.

Y en cuanto a la decencia que se dice llevo a dicho Convento, no fue otra que el luto que por muerte de su Madre se hizo que se reducia a una Pasquina y Jubon de Tafetan negro ordinario, que llaman en Sevilla "Tafetan de Écija" y para desechar dicho luto la hizo un habito de Santa Rita, compuesto de pasquina y jubon de esparragon negro, y para que trajera diariamente una pasquina de lamparilla musca y un delantal negro, que era lo que en dicho convento podia traer; y despues de rota la ultima pasquina la hizo otra de camellon con la que se mantuvo hasta que salio de dicho convento; siendo tambien cierto haber estado en los otros dos conventos que en dicho pedimento se expresan, pero tambien lo de haber sido en ellos mantenida a expensas de su tio Juan Rufino Muñoz y Montero (hijo de Juan Muñoz y Peralta y Magdalena Montero Espinosa), quien la señalo para su manutencion 3 reales de vellon al dia los que se la daban por mano de D. Alonso de los Reyes, Boticario en la que llaman de San Nicolas en Sevilla y por su muerte siguio con dicha entrega Don Juan Caballero, boticario en dicha botica, la que continuo hasta que, en virtud de suplica de la declarante, el nominado su tio la señalo 2 reales mas por dia, gozando de dicha razon, 5 reales diarios, aun despues de haber salido de dichos conventos, por que dicho su padre la decia continuase percibiendo las mesadas sin darse por entendida de si estaba o no en dicho Convento, sin que en ellos, el citado su padre, la costease ninguna ropa para su decencia, pues lo que necesitaba la hacia de lo que la sobraba del Diario que su tio la tenía señalado, como también valiéndose de hacer dulces para vender y algunas cantidades que por dia de Aguinaldos la enviaba D. Juan Muñoz y Peralta, su abuelo, y otras destinadamente para que comprase lo que le hiciese falta, y todo lo recibio por manos de dichos boticarios, pues saben que algunas veces pidio a su padre para algunas cosas, nunca consiguio la diese para ellas, siendo contra toda verdad que dicho padre la mantuviese coche para su decencia, pues si le mantenía para la suya propia, y ya le tenia cuando la que depone salio de dichos conventos, y despues que se caso, continuo su Padre sirviendose de su coche en Sevilla hasta que se vino a Madrid. Y tambien es contra verdad que la mantuviese criadas, dicho su padre, el tiempo que estuvo en su casa, pues las que tenia las necesitaba para el trabajo de ella, siendo la que depone como una de ellas en el trabajo y asistencia a su padre y hermanos.

Y tambien es cierto que muchas temporadas las pasaba, la que declara, en casa de dicha Doña Teresa de la Parra, a donde iba de huespeda, siendo todo lo que lleva declarado la verdad so cargo del Juramento que tiene hecho en que se afirmo y ratifico y que lo de edad de 29 años, poco mas o menos, y que lo firmo junto con dicho su marido, de todo lo cual, yo el escribano doy fe. Doña Michaela Serrano; Don Pedro de Estepa y Capulino; Ante mi L. Blas Dias de Rosas.

OTRO ALEGATO.- Gabriel Pedrero, en nombre de D. Pedro

de Estepa, como marido de Doña Maria Serrano, en los Autos con D. Miguel Serrano, su Padre, sobre paga de legitima materna y otros derechos, respondiendo del traslado del escripto contrario de 20 de septiembre de este año (1746) en que se pretende se le absuelva y de por libre del pago de la cantidad que mi parte pretende, declarando en caso necesario estar pagada de ella, su mujer, y no tener que haber por este respecto cosa alguna. Digo que, sin embargo, Vuestra Merced, en Justicia sea de servir de mandar despachar mandamiento de ejecucion contra todos los bienes de la contraria por mil quinientos diez pesos escudos de a quince reales de vellón y 2 reales y medio mas de dicha moneda que se deben y tocan a la mujer de mi parte, asi como una de cinco hijos y herederos de Doña Maria Muñoz Vela, su madre, como por la mejora de tercio y quinto que de conformidad se le hizo, con mas su decimas y costas causadas; y que se causaren hasta el íntegro pago con las protestas de recibir el que o los que lo sean legítimos y de pedir en otro juicio todo lo demas que le toca y pertenece de dicha legitima materna, que procede por lo favorable, que reproduzco general y siguiente.

Y porque por el poder para testar que reciprocamente se dieron la otra parte y la referida Doña Maria Muñoz y Vela, su mujer, ya difunta, madre que fue de la de la mia, y por el testamento, que usando de el la contraria, otorgo que esta compulsado con su situacion. Como asi mismo, el inventario de bienes que hizo por la muerte de la enunciada Doña Maria, consta que su Padre, el Doctor D. Juan Muñoz y Peralta, tambien difunto, dio a la otra parte hasta 1.134 pesos escudos, y para ropa de vestir 308, llevando, ademas de lo referido, la nominada mujer, en oros y ropa de su uso hasta 192; tambien consta que Doña Maria de Peralta (hermana de la madre de Juan Muñoz y Peralta), su tia, por su ultima disposicion, la hizo un legado de 1.000 pesos escudos, que asi mismo cobro la contraria; que todas estas partidas componen 2.634 pesos, con que siendo instrumentos publicos, los expresados en que constan dichas partidas y cantidades, y sus recibos, y que a la mujer de mi parte le son debidos, y no pagados, los expresados 1.510 pesos escudos y dos reales y medio de vellon por sus innegables derechos de legitima materna y mejora y mejora de tercio y quinto. Es clara y conforme la disposición legal, la ejecucion pedida por su efectiva cobranza, que debe tener su debido efecto con los referidos 2.634 pesos escudos, parte de los bienes que por su muerte dejo la referida Doña Maria y por que procede, más porque en todos y cada parte de ellos es interesada la mujer de mi parte, como en la cuenta creditaria, y que no se le señalo cosa fija y determinada su mejora de tercio y quinto, esta que debiendo percibir del todo de la herencia de su Madre, todos los respectivos derechos, es consiguiente preciso. Se obtiene lo mismo de la porcion de ella, porque la misma razon, que del todo versara la parte; y porque con lo que va referido era convencido el que no puede negarse el mandamiento de ejecucion. Y porque consiguiente, resulta que cuando la contraria tuviere alguna excepcion que proponer y justificar (que niega), lo debera hacer luego que este despachada y dentro de los 10 días de la ley, de que resulta desestimacion de que la mujer de mi parte llevo a su poder las alhajas, vestidos y ropas que consta en la memoria presentada, que se dicen apreciadas a su pedimento y con la asistencia de esa mujer; como asi mismo que la mantuvo y vistio en los Conventos que enuncia y en la Villa de Arahal, y con coche, en que parece y con la mayor decencia de criadas y criados, pues ó puestas dichas excepciones a su tiempo y cuando corresponde, protesta mi parte su satisfacción congruente, y que por ahora no deben tener aprecio alguno, aunque no se omite el que es bien de reparar quiera decirse.

Consumida la legitima de los pretestados alimentos sin considerarse que a ellos tiene obligacion la contraria por padre y por los frutos percibidos de ella, y que ni son los que explica, y todos los bienes de la mencionada memoria.

Por tanto,

A Vuestra Merced, suplica se sirva determinar, como llevo pedido, despachando la ejecucion, como en el ingreso de este escrito, que pretendida que es justicia. Costas.

Firma: Licenciado D. Jose Marin de Ruedas / Gabriel Pedrero.

AUTO: Traslada a el Señor Alcalde D. Pedro de Cantos Benítez; lo mando en Madrid a 9 de diciembre de 1746 y lo señalo = Francisco García Colomo.

OTRO AUTO: En conformidad de los instrumentos presentados por parte de D. Pedro de Estepa, como marido de Doña Maria Michaela Serrano, y de lo demas que resulta de estos autos, y sin embargo de lo expuesto y alegado por la de Don Miguel Serrano, su padre, se despacha, contra todos y cualesquiera bienes, rentas y efectos que se hallaren pertenecerle en esta Corte y fuera de ella, la ejecucion que tiene pedida el referido D. Pedro de Estepa por la cantidad de 1.510 pesos escudos de quince reales de vellon y dos reales y medio mas de dicha moneda, que expresa en su pedimento de 9 de diciembre del año próximo pasado de 1746, con las protestas que incluye y por mas la decima y costas, y para este fin se de el mandamiento y despacho correspondiente. El Sr. Alcalde, D. Miguel Maria _________ y Carreño, Caballero de la Orden de Calatrava, lo mandoo a 2 de junio de 1747 y lo señaló = Francisco García Colomo.

Prosigue: Y en consecuencia de lo por mi determinado en el citado Auto, inserto para que su contenido tenga efecto, doy la presente, por la cual, de parte de Su Majestad, cuya justicia en su real nombre administro, exhorto y requiero a Vuestras Señorias y Mercedes, y de la mia pido y encargo, que siendo presentada por cualquiera persona, en nombre del explicado D. Pedro de Estepa, como tal conjunto de Doña Maria Michaela Serrano, sin la pedir poder ni otro recado alguno, se sirva aceptarla y en su ejecucion y cumplimiento, mandar que por, ante escribano y en forma, se haga ejecucion en todos y cualesquiera bienes, rentas y efectos que se hallare pertenecer y ser propios del nominado D. Miguel Serrano, por cuantia de 1.510 escudos de a quince reales vellon cada uno, y 2 reales y medio mas de dicha moneda, y tambien por la decima y costas causadas y que se originaren hasta su real y efectiva paga; cuya ejecucion se hara y trabara en los bienes muebles y, a falta de ellos, en raices con Þanza de saneamiento que al mismo tiempo se de, por el mencionado D. Miguel Serrano, a satisfaccion de la parte de dicho D. Pedro de Estepa, su yerno, y no lo dando se embargaran todos los que le pertenezcan, sus frutos y rentas, y se depositaran en personas legas, llanas y abonadas, quienes los tengan en su poder, a la ley de Depositos y a mi entera orden y disposicion; y del Señor Juez que me subiera en mi audiencia y de esta causa conozcan, sin entregarlos a dicho D. Miguel Serrano ni a otra persona alguna, interin que, por mi o por el, se toma otra providencia; pena de lo contrario, haciendo incursión en las establecidas por derecho, lo volveran a pagar de los suyos propios, solo cual constituirán la obligacion correspondiente con sumision especial a mi fuero y demas alcaldes de esta Corte. Y luego, incontinenti, se notificara el estado de dicha ejecucion al expresado D. Miguel Serrano, apercibiendole si da o no los pregones de la ley por dados, para que no los dando se den y publiquen en esa ciudad, o en esta Corte, por los terminos del Derecho, y pasados estos se citará de remate en la propia ejecucion, para que si quisiera comparezca ante mi y el expresado escribano, de providencia, por si o su procuradora con poder bastante dentro de tercero dia sin los del camino a oponerse a ella y mostrar paga, quita o razon legitima que el remate impida que si teniere o enviare, le oire y guardare justicia en lo que la tuviere, y en su defecto sin demas citar llamar ni emplazar, que por la presente ley sito, llamo y emplazo sentenciare la causa como hallare por derecho, y los Autos que para _________________ se ofrezcan o requieran citacion, se haran y notificaran en los estrados de mi Audiencia que para ello, desde luego señalo; y le pasa el mismo perjuicio que si se hiciese y notificase en su persona; y si para hacer dicha notificación de estado o citacion de remate, el nominado D. Miguel Serrano no pudiese ser "localizado" o no diese lugar a ello, se practicaran en su busca tres diligencias en distintos dias y horas y en la ultima se le dejara memoria por escrito de su contenido a cualquier persona de su casa o vecino más cercano, con lo cual se declararan por bastantes las en esta razon ejecutadas, y por hecha la tal notificación o citacion, y hasta que todo se ataque en la forma dicha se serviran vuestras señorias y mercedes mandar hacer y que se hagan los autos y diligencias convenientes y en que administraran justicia y lo entregaran original a la persona que la presentare para que lo traiga ante mi, y en su vista provea la correspondiente, ofreciendome __________ siempre que las suyas vea; ella mediante fecha en Madrid a 12 de junio de 1747 = _______ = que se causaren = enmendado ____________ = Don Miguel Maria _____ y Carreño = Por su mandato = Francisco Garcia Colomo = Requisitota de ejecucion contra los bienes de D. Miguel Serrano a pedimento de D. Pedro de Estepa, su yerno, en fuerza de Auto en ella inserto.-

En Sevilla en 20 de junio de 1747 presentada ante el Señor teniente mayor D. Raimundo de Sobremonte y Castillo, la (escribe) D. Pedro de Alcova, vecino de esta ciudad, en nombre de D. Pedro de Estepa y Capulino, marido y conjunto de Doña Maria Michaela Serrano, vecino de la villa y Corte de Madrid, como mejor proceda parezco ante Vuestra Merced y Digo que por el Señor D. Miguel Maria _____ y Carreño, del orden de Calatrava del Consejo de Su Majestad y Alcalde de su Real Casa y Corte, se ha despachado, a pedimento de mi parte, requisitoria de

ejecucion que, en debida forma, presento contra todos los bienes de D. Miguel Serrano, vecino y Veinticuatro de esta ciudad, por 1.510 pesos escudos de a 15 reales de vellon y 2 reales y medio de dicha moneda; y por las costas y decimas.
Suplico a Vuestra Merced la haya por presentada la dicha requisitoria y se sirva mandarla cumplir y que en su consecuencia se practiquen sus diligencias hasta la citacion del remate como por ella se previene y que desde luego se embarguen y "secuestre" el oficio de Veinticuatro que ejerce y unas casas que el llegado a mi noticia, tiene en el Barrio de la Feria; pido justicia y que evacuadas todas la Diligencias, se me entreguen y para ello, firma = Pedro de Alcova.

AUTO:
El Sr. Teniente Mayor, D. Raimundo de Sobremonte y Castillo, en vista de esta peticion y requisitoria de ejecucion que con ella se presenta, mando que, sin perjuicio de esta Real Jurisdiccion, se cumpla y ejecute y en su consecuencia se embargue el oficio de Veinticuatro que usa D. Miguel Serrano y las casas que se expresan y fecho se le haga saber el estado de dicha ejecucion el enunciado D. Miguel, apercibiendole en la forma que se previene en dicha requisitoria, evacuando sus diligencias hasta la citacion de remate y asi lo Proveyo = Sobremonte = Jose Nuñez Cornejo, escribano.

Concuerda con la requisitoria, pedimento y Auto que en su cumplimiento original que para este efecto envio ante mi D. Pedro de Alcova, vecino de esta ciudad, el que volvia su poder a que me refiere, fecho en Sevilla a trece de diciembre de mil setecientos cuarenta y siete.

Fdo: Pedro de Alcova / ______________ Pimentel

CAPÍTULO 16.

La ciencia española durante el siglo XVIII.
Se sentaron las bases del progreso.

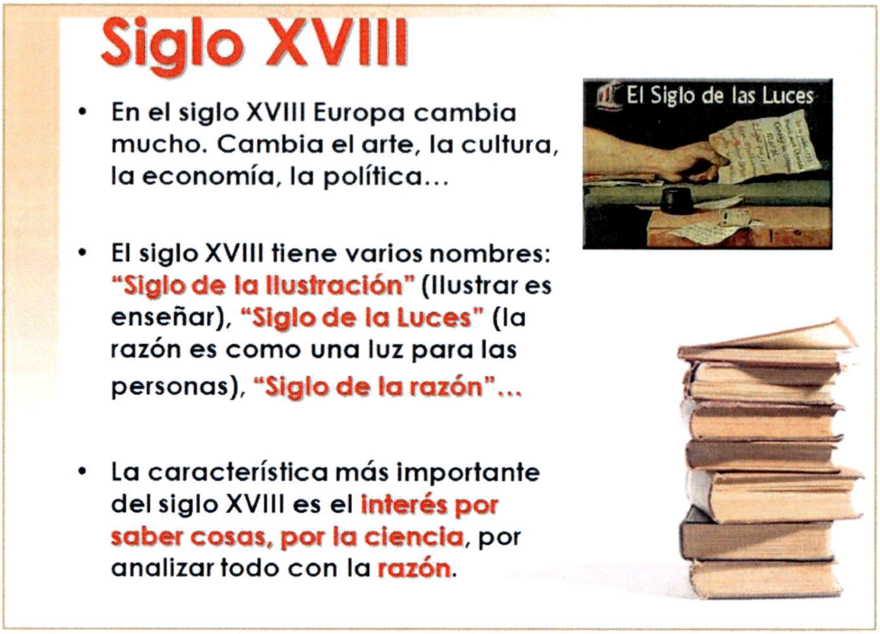

Hombres como Juan Muñoz y Peralta fueron los pioneros, los precursores de los cambios que se experimentaron en la España del XVIII en todos los ámbitos del saber, en el caso de nuestro protagonista, en Medicina. Ellos contribuyeron a sacar a España del letargo y el ostracismo en la cual se encontraba a nivel de avances científicos.

El desarrollo científico en España durante el siglo XVIII no fue un proceso superficial, protagonizado sólo por una minoría ilustrada, sino que, lo que podríamos llamar renovación científica, tuvo hondas raíces en el pasado. Ya durante la segunda mitad del siglo XVII se observan las nuevas tendencias hacia su renovación. El cambio dinástico que se produce en esta época va a favorecer el desarrollo científico, que alcanza su máximo esplendor durante el reinado de Carlos III, ya que el Gobierno, por medio de sus Ministerios, se erigió en el principal protagonista de la implantación de la enseñanza y el cultivo de las ciencias experimentales en España; para estabilizarse posteriormente en los años finales del siglo XVIII, precisamente cuando se recogen los frutos de la obra realizada durante el siglo. Durante este siglo, y sobre todo en su primera mitad, la actividad científica en las Universidades fue casi nula, permaneciendo la estructura de las mismas prácticamente invariable con respecto al modelo establecido en el siglo anterior, quizás debido a que las mismas estaban en su mayor parte en manos del estamento eclesiástico, que se oponía de forma decidida al cambio; de ahí que nacieran durante esta época otros organismos extrauniversitarios, tales como las Academias y las Sociedades Económicas, que tuvieron una decidida participación en la difusión de la ciencia.

El fenómeno de las academias se dio en las principales capitales del reino. En Barcelona, se creó en 1770 la Academia de Ciencias Naturales; en Lérida (1763) y Galicia (1765) se fundaron academias de Agricultura; en Sevilla se creó en el último tercio del siglo XVII el Real Colegio Seminario de San Telmo, que fue una institución destinada desde sus comienzos a la formación profesional del personal que iba a dedicarse a la marina mercante y en cuya biblioteca existían diversas obras de Matemáticas (entre las que se encontraba *Los Elementos de Euclides*) y de Geografía, y disponía de un pequeño laboratorio de instrumentos náuticos. Otro organismo sevillano fue la Regia Sociedad de Medicina y demás Ciencias y que desarrolló su actividad en los campos de Anatomía, Botánica, Física y Química. En Botánica llegó a organizar un completo jardín botánico para el cultivo de plantas de interés farmacológico. En 1785 se adquirió, por parte de la Sociedad, una máquina neumática de Boyle.

Igualmente y como consecuencia del carácter limitado y la orientación conservadora de los estudios universitarios, se fundaron diversos centros de enseñanza científica y técnica. En esta formación científica tuvieron un papel destacado las nuevas armas de artillería y de ingenieros, desarrolladas a partir de la Guerra de Sucesión, así como la Escuela de Guardiamarinas establecida en Cádiz (1717) junto a la cual se encontraba el Observatorio de Marina, que fue solicitado por Jorge Juan al marqués de la Ensenada y que por instigación del mismo dio un paso fundamental en la introducción de la ciencia moderna y del Newtonianismo en España, y por su recomendación se contrató a Benito Bails como profesor de matemáticas. Fruto de la labor de este científico será el más importante texto español de Matemáticas y Física, sus *Elementos de Matematicas*, escritos en su mayor parte entre 1772 y 1777 y publicados entre 1775 y 1805[121].

El Observatorio de Marina conoció su época de mayor esplendor durante la dirección de Vicente Tofiño y en él se realizaron importantes trabajos científicos, se organizó la expedición de Malaspina (1789-1794) alrededor del mundo, el levantamiento del Atlas de España (1783-1788), etc. En 1798 dicho Observatorio fue trasladado a San Fernando. En 1762 se fundó en Segovia una Academia de Artillería que dio gran importancia al estudio de las matemáticas y de la química. Su laboratorio era uno de los mejores de España y al frente del cual puso el gobierno, oída la recomendación de Lavoisier en 1786, al francés Proust con la obligación de impartir un curso de química y metalurgia de cuatro meses, a razón de tres lecciones semanales; su estancia en Segovia se prolongaría hasta 1799, fecha en la que se trasladó a Madrid. Su enseñanza se caracterizó por un método moderno, insistiendo en la necesidad de un estudio observacional y práctico de la química, siendo durante esta etapa cuando establecería su ley de las proporciones definidas.

También tuvieron gran importancia en la difusión de la ciencia moderna los laboratorios de Madrid, que fueron subvencionados por los Ministerios de Hacienda y Estado. Allí trabajaron personalidades como Domingo García Fernández, notable por sus aportaciones a las técnicas de tinción y del salitre y la pólvora; Pedro Gutiérrez Bueno, introductor de la nueva nomenclatura con la publicación de su traducción castellana del *Méthode de Nomenclature Chimique*, y el mismo Chabaneau, quien continuó sus estudios sobre el platino. Estas instituciones, junto a Vergara y Segovia, fueron centro de difusión de la nueva química francesa, científica y técnica, teórica y aplicada. A través de ellos el Estado intentó controlar técnicas como la del platino, mejorar la producción industrial y difundir las nuevas enseñanzas al público.

---

[121] Todo lo contenido en las páginas de la 284 a la 286 extraído de Bocanegra Yáñez, Ignacio: "La Ciencia Española durante el siglo XVIII". Cero Spin, pág. 59.

En 1799 el Ministerio de Estado tomó la decisión de unir los dos laboratorios de Madrid con el de Proust, constituyendo uno solo que pasaría a estar dirigido por el francés. Otras instituciones muestran también el cambio producido, tan notable como superestructural. Los Reales Estudios de San Isidro, el antiguo Colegio Imperial de los jesuitas, comienza también una etapa de renovación; se introducen los estudios de física experimental de la mano de Antonio Fernández Solano en 1722 y se crea un gabinete y taller de máquinas conducido por Diego Rostriega, instrumentista anteriormente en el Seminario de nobles y colaborador de Jorge Juan.

Los Estudios de San Isidro serán, con los observatorios de Madrid y el de Marina de San Fernando, en Cádiz, la institución de consulta y referencia científica española a finales de siglo. Muy a finales del mismo, la creación, a ejemplo de su homónima francesa, de la Escuela de Ingenieros de Caminos y Canales y también del Real Gabinete de Máquinas del Buen Retiro, debidas ambas a la figura de Agustín de Betancourt y Molina, antiguo alumno de San Isidro y San Fernando y pensionado en diversos países de Europa, significó una nueva caja de resonancia de la ciencia y la tecnología europeas. A estas instituciones, como a la marina, se encuentran ligadas las grandes figuras científicas de la Ilustración científica española. Los consulados de comercio mantuvieron escuelas para la formación de técnicos (Málaga, Sevilla, Santander y Barcelona). En principio se buscaba una enseñanza de utilidad inmediata: escuelas de náutica y pilotaje, de dibujo para el diseño de estampados, de química, etc. Pero progresivamente las enseñanzas adquirieron autonomía científica y ampliaron su ámbito de saber[122].

En Málaga, a finales del siglo XVIII, se creó un colegio de náutica, el Real Colegio Náutico de San Telmo, cuya actividad se extendería a lo largo del XIX. Fue creado a instancias del Consulado, al que José Gálvez, marqués de la Sonora y ministro de Carlos III, encargó el proyecto que serviría al Gobierno para determinar las bases de su creación, a imitación del existente en Sevilla que había sido creado en 1681, aludiendo a la necesidad de que hubiese un mayor número

[122] Ídem, 59-60.

de personas instruidas en la ciencia náutica dado el aumento de la actividad naviera, ya que el puerto malagueño, por el Reglamento del 12 de octubre de 1778, había sido autorizado a comerciar con las Indias. El Consulado y la Junta de Comercio fomentó también la enseñanza industrial en Málaga, creando incluso una cátedra de química que contó con un excelente laboratorio.

Las Sociedades Económicas también tuvieron un claro protagonismo, como ya antes apuntamos, en el desarrollo de la ciencia; su actividad docente estaba centrada fundamentalmente en dos sectores: el de las escuelas patrióticas y las enseñanzas especiales. La primera de estas sociedades fue la Sociedad Vascongada de Amigos del País. Miembros de dicha Sociedad buscaron en París a profesores propicios para impartir física y química; siendo seleccionados Chabaneau y Proust. El primero de ellos inició sus cursos de Física en el año 1778; estos cursos los simultaneaba con sus estudios sobre la platina.

El platino empezaba a ser estudiado como un metal útil y Chabaneau descubrió un apropiado sistema de aislamiento. En 1787 el Gobierno se interesó por este metal y llamó a Chabaneau para mantener en secreto y centralizar la nueva técnica en los laboratorios de Madrid. En septiembre de 1777 es aprobada la creación de la Cátedra de Química de Vergara (Guipúzcoa). La inauguración de la cátedra fue realizada por Proust en mayo de 1779, fecha en que se puede datar el comienzo de la enseñanza regular de la química en España.

Más tarde se inaugurarían las Cátedras de Química de Madrid (1788), Valencia (1791), Segovia (1792) y Cádiz (1795). La nobleza y burguesía vascas querían mejorar su técnica dirigida a sus ferrerías y la marina quería tener una menor dependencia del material extranjero, por lo que se pusieron de acuerdo para mandar al extranjero científicos, para que se formaran en escuelas, minas, etc. Son becados en 1778 para estos menesteres los hermanos Fausto y Juan José de Elhúyar; el salario lo pagaba el ejército, que deseaba que se dedicaran a enseñar la fabricación de cañones.

Los dos trabajarán en Vergara, de donde Juan José partirá pronto para América; en cambio Fausto se quedará encargado de la enseñanza de mineralogía y metalurgia hasta 1785, fecha en la que presentó su dimisión. En 1783 los hermanos Elhúyar publicaron su *Analisis Químico del Volfram y Examen de un nuevo metal que entra en su composicion*, obra que tuvo una gran transcendencia fuera de España y en la que se expone el descubrimiento del wolframio. Se creó el Real Seminario de Minería, fundado en 1792 y estructurado de acuerdo con la Escuela de Minería de Freiberg. El plan de estudios que estableció para la escuela era explícitamente moderno, dando importancia a una sólida preparación científica en Matemáticas, Química y Física experimental. Fausto fue director del Colegio de Minería. En este Colegio estuvo también Andrés Manuel del Río, descubridor del vanadio[123].

Las Sociedades Económicas de Amigos del País tuvieron especial importancia en Andalucía a finales del siglo XVIII, fundadas a imagen de la Sociedad Vascongada; hubo 33 sociedades, la primera de ellas fue la de Baeza, fundada en 1774, y la última fue la de Loja en 1804. La de Málaga fue creada en 1776 y tuvo una actividad tan efímera como insustancial en su primera época, celebrando en 1797 su última reunión.

A lo largo del período ilustrado, los logros conseguidos en el campo de la Química, como en el de otras ciencias, difícilmente serán superados en España con posterioridad. Baste recordar que de los 109 elementos químicos conocidos, tres de ellos fueron descubiertos o descritos por primera vez por científicos españoles, y precisamente en esa época: el platino (Antonio Ulloa, 1748), el wolframio (Juan José y Fausto de Elhúyar, 1783) y el vanadio (Andrés del Río, 1802).

La introducción de la nueva química se completó por los años de la Revolución Francesa. Se introducen nuevas teorías y el lenguaje técnico de la química moderna. Gracias a ello será posible un estudio más científico del análisis y las combinaciones, además

---

[123] Íbidem, 60-61

de encontrar un apoyo teórico a las técnicas químicas. En este sentido jugó un papel indispensable la obra de Juan Manuel de Aréjula *Reflexiones sobre la nueva nomenclatura química*. Aréjula dedicó los primeros años del Siglo XIX a combatir la fiebre amarilla que se había desencadenado en Andalucía.

A partir de 1807 se ocupó de la mejora sanitaria de la ciudad y de luchar contra el intrusismo para defender la profesión médica. Aréjula era un excelente conocedor de las nuevas teorías químicas.

Llegó a discutir con Lavoisier la conveniencia de considerar al oxígeno como engendrador de ácidos y llegó a mejorar la formulación de los procesos de combustión. No obstante, en nuestro país se dieron determinados factores que impidieron que calara adecuadamente el espíritu experimentador que surgió en otras naciones. En ello pudo influir de forma especial una coyuntura decisiva: la falta de profesores bien preparados y la carencia de libros de filosofía natural actualizados.

En una de sus *Cartas Eruditas*, el padre Feijóo resume la situación en España en los siguientes puntos: *el corto alcance de algunos de los profesores de entonces. La preocupacion que reina en España contra toda novedad. El errado concepto de que cuanto nos presentan los nuevos filosofos se reduce a curiosidades inutiles. Un vano temor a que las doctrinas nuevas en materia de filosofia traigan un perjuicio a la religion*[124].

[124] Bocanegra Yáñez, Ignacio: "La Ciencia Española durante el siglo XVIII". Cero Spin, págs. 60-61.

Todos y cada uno de nosotros soporta sobre sus espaldas,
sin saberlo, el peso de la Historia.

Francisco Morillas Caro.

ABREVIATURAS.

*a.C.: antes de Cristo.

*AHN: Archivo Histórico Nacional.

*Art.: Artículo.

*Coord.: Coordinador.

*CSIF: Consejo Superior de Investigaciones Científicas.

*COVID19: Co (corona), Vi (virus) d (disease, enfermedad en inglés). 19.

*D.: Don.

*d.C.: después de Cristo.

*Dr.: Doctor.

*Ed.: Editorial.

* ed.: edición de.

*EGB: Educación General Básica.

*etc.: etcétera.

*EUI. European University Institut.

* Exp.: Expediente

*dif.: diferentes.

*fol.: folio.

*g.a.: guarde.

*GEA: Gran Enciclopedia Aragonesa.

*Íbidem: citado anteriormente.

*Ídem: lo mismo.

*IMF: Institución Milá y Fontanals.

*IULCE: Instituto Universitario "La Corte Europa".

*Lib.: libro.

*Leg.: Legajo.

*Nº: Número.

*Núm.: Número.

*op. cit.: opus citatum / la obra citada / de la obra citada.

*p.: página.

*pág: página.

*págs.: páginas.

*Prof.: Profesor.

*s.: siglo.

*S.A.: Sociedad Anónima.

*sec.: sección.

*sic.: *sic erat scriptum* (así fue escrito).

*S. Mag.: Su Magestad.

*S.M.: Su Majestad.

*Sr.: Señor.

*St.: San.

*Text.: texto.

*UAM: Universidad Autónoma de Madrid.

*UAB.: Universidad Autónoma de Barcelona.

*UB.: Universidad de Barcelona.

*UPF.: Universidad Pompeu y Fabra.

*Vsia.: Usía.

*UV.: Universidad de Valencia.

*V.A.: Vuestra Alteza.

*Vm.: Vuestra merced.

*Vmcd.: Vuestra merced.

*Vol.: volumen.

*V.S.: Vuestra Señoría.

BIBLIOGRAFÍA CONSULTADA.

*Álvarez Vázquez, Jorge. Diccionario de Historia de la Medicina.

*Archivo Histórico del Ayuntamiento de Sevilla. Libro Blanca de la Carne. Sec.: 5. Tomo: 300. Leg.: 27. Año: 1747.

*Archivo Histórico Nacional (A.H.N.). Juan Muñoz y Peralta. Sección Inquisición.

*BARONA, José Luís, "El Escorial y las nuevas corrientes de la medicina renacentista", Universidad de Valencia.

*Bocanegra Yáñez, Ignacio: "La Ciencia Española durante el siglo XVIII". Cero Spin.

*CARRERAS PANCHÓN, A. "El reinado de los Reyes Católicos: hacia una regulación del arte de curar". En RIERA PALMERO, J. (ed.) La Medicina en la época del Tratado de Tordesillas. Salamanca: Sociedad V Centenario del Tratado de Tordesillas, 1995.

*Caro Baroja, Julio: *Los judíos en la España Moderna y Contemporánea*. Ed. Istmo. Madrid. 1986.

*Castellanos Guerrero, Jesús (Coord.). VARIA histórico-médica. Sociedad Española de Historia de la Medicina, 2001, Málaga.

*CELIEN GILARD, "Héroes y guapos: La Guerra de Sucesión española en los pliegos de cordel", Revista de Literatura Populares, año V, número 2, Julio-Diciembre de 2005.

*ecured.cu/Tratado_de_Utrecht

*"El Milagro de Sevilla". El devenir de la Ciencia. Historia de la Ciencia. Curiosidades Científicas. Actualidad Científica Cultura. Viernes 27 de mayo de 2011.

*ENCICLOPEDIA UNIVERSAL ILUSTRADA. Madrid: Espasa Calpe, 1958, tomo XLVII.

*Estatutos del Real Colegio de Boticarios de Madrid, aprobados y confirmados por su Magestad... Real Colegio de Boticarios de Madrid. En Madrid: en la Imprenta Real, 1737. http://bibliotecavirtualranf.com/i18n/registro.cod?id=10119

*Esteva de Sagrera, Juan: "La Farmacia del siglo XVIII". Elsevier Offarm. Vol. 26. Núm. 4.

*"Familiar del Santo Oficio de la Inquisición". GEA, Gran Enciclopedia Aragonesa. El Periódico de Aragón, 25/03/2011.

*Fernández Carrasco, Eulogio: La Inquisición, procesos y autos de fe en el Antiguo Régimen. Colección Historia.

*FERNÁNDEZ DÍAZ, Natalia, "La Historia de la medicina y de la enfermedad: Metáforas del cuerpo y de las instituciones de la edad media al siglo XIX", Thémata. Revista de Filosofía. Número 45. 2012

*FERNÁNDEZ DÍAZ, Roberto, "Historia de España". La España de la Ilustración. Los Borbones y el Siglo XVII, Vol. 7.

*Fernández García, Pedro Matías: Parroquias madrileñas de San Martín y San Pedro el Real. Algunos personajes de su archivo (18 Dif. fol. 179). Caparrós Editores.

*FRESQUET, José L., "La medicina en el Renacimiento", Universidad de Granada.

*González Enciso, Agustín. "Felipe V. La renovación de España". El Cultural. 31-07-2003.

*Gutiérrez Fuentes, J.A.: (Coord.). Reconocimiento a Cinco Siglos de Medicina Española. Edit. Ramón Areces, Madrid, 2019.

*https://farmaciamarcos.es/historia-farmaceutica/historia-de-la-farmacia/

*http://archivoarahal.blogspot.com/2014/02/documentacion-de-juan-munoz-y-peralta.html

*Jesús V. Cobo Gómez. Juan Bautista Juanini (1632-1691). Saberes médicos y prácticas quirúrgicas en la primera generación del movimiento novator. Tesis Doctoral Inédita. Programa Universitario de Doctorado (UAB, UB, UPF), en Historia de las Ciencias. Directores: Álvar Martínez Vidal y José Pardo Tomás.

*La Sociedad española del siglo XVIII. Arte Historia.

*"Los Farmacéuticos ayer y hoy". KERN PHARMA, 25/09/2017.

*Los médicos "Novatores" y sus polémicas con la Medicina tradicional (segunda mitad del siglo XVII-primera mitad del siglo XVIII). Don Félix Pacheco Ortiz, Médico de la Ciudad de Trujillo, "Novator" y polemista. José Abril Torres e Isabel Elena Abril Fernández.

*Martínez Millán, José: Los problemas de la Inquisición en tiempos de Carlos II (UAM-IULCE). Libros de la Corte. Monográfico 6. Año 9. 2017.

*Montagut Contreras, Eduardo: Doctor en Historia Moderna y Contemporánea. "La crisis demográfica del siglo XVII en España". Revista cultural losojosdehipatia.

*MONTAÑA Y RAMONET, José María, "Un hijo ilustre de Arahal. El Dr. D. Juan Muñoz y Peralta", Mauror, núm. 4, julio 1997.

*Navarro, Rafael: ¿Qué es la Espagiria?. Espacio Humano. Libro de Yabir. Criterium Naturae. Mandala Ediciones.

*PARDO TOMÁS, José, "Saberes y prácticas médicas a España. Texto, objetos e imágenes (Siglos XVI y XVII"), una propuesta de investigación. CSIC-IMF, Barcelona.

*Pardo, José y Álvarez Vidal, Tomás: El Tribunal del Protomedicato y los médicos reales (1665-1724): entre la gracia real y la carrera profesional.

*Protomédicos de Castilla durante el período (1673-1724). José Pardo y Tomás Álvarez Vidal. El Tribunal del Protomedicato y los médicos reales (1665-1724): entre la gracia real y la carrera profesional.

*Pérez Vaquero, Carlos: "Anécdotas y curiosidades jurídicas / Iustopía". Viernes 11 de agosto de 2011.

*Personajes de la Historia de España, ESPASA CALPE, S.A, Volumen 3, año 1999.

*Principales factores de la crisis demográfica y económica del siglo XVII, y sus consecuencias. Geografía e Historia.org. Bloque 3 siglos XVI y XVII.

*Quirós Rosado, Roberto: (Universidad de Alcalá). "Innovación y conflicto en las ciencias médicas. Medicina y Farmacia en tiempos de Carlos II".

*RUIZ ORTIZ, Miguel Ángel, "La Guerra de Sucesión Española: 1701-1715", Revista de Clases Historia, publicación digital de Historia y Ciencias Sociales, Articulo núm. 178, 15 de diciembre de 2010.

*Schmitz, Carolin: Tesis Doctoral Inédita: Los enfermos en la España Barroca (1600-1740) y el pluralismo médico: espacios, estrategias y actitudes. Valencia 2016. Dirigida por María Luz López Terrada y Álvar Martínez Vidal (tutor). Instituto de Historia de la Medicina y de la Ciencia "López Pilero". UV.

*Schmitz, Carolin: "Práctica médica en el espacio virtual: Relaciones a distancia entre Juan Muñoz y Peralta (1665-1746) y sus pacientes". Medicina e Historia. Revista de Estudios Históricos de Ciencias de la Salud. Nº 1. 2017. Quinta Época.

*TARRÉS, Antonio Simón / CONTRERAS, Jaime y GARCÍA CÁRCEL, Ricardo, "Historia de España. La España del Siglo XVII", en Los Austrias Menores, Política y Cultura en la Edad Moderna, Editorial ESPASA CALPE S.A, Madrid.

*TERRERO, José, "Historia de España", Biblioteca Hispania. Editorial Ramón Sopena, S.A, Barcelona, 1983.

*TUSELL GÓMEZ, Javier, "Introducción a la historia del mundo contemporáneo", Editorial Centro de Estudios Areces, Madrid, 1989.

*UNIVERSIDAD DE JAÉN. http://www.ujaen.es/investiga/cts380/historia/siglos_xvii.htm

Made in United States
North Haven, CT
05 November 2026

21758852R50168